U0353227

The Black Death

A Personal History

一个村庄的
微观史

John Hatcher

[英] 约翰·哈彻 著　欧阳敏 王晓燕 译

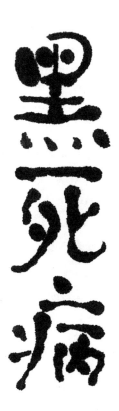

黑死病

中国出版集团 东方出版中心

图书在版编目（CIP）数据

黑死病: 一个村庄的微观史 / (英) 约翰·哈彻著;
欧阳敏，王晓燕译. 一上海：东方出版中心，2024.2
ISBN 978 - 7 - 5473 - 2347 - 2

Ⅰ.①黑… Ⅱ.①约… ②欧… ③王… Ⅲ.①瘟疫一
医学史一欧洲 Ⅳ.①R51-095

中国国家版本馆 CIP 数据核字(2024)第 031292 号

上海市版权局著作权合同登记：图字 09-2021-0238 号

黑死病: 一个村庄的微观史

著　　者　[英] 约翰·哈彻
译　　者　欧阳敏　王晓燕
责任编辑　刘　鑫
装帧设计　极宇林

出 版 人　陈义望
出版发行　东方出版中心
地　　址　上海市仙霞路345号
邮政编码　200336
电　　话　021-62417400
印 刷 者　上海盛通时代印刷有限公司

开　　本　890mm×1240mm　1/32
印　　张　13.625
插　　页　8
字　　数　272 千字
版　　次　2024 年 5 月第 1 版
印　　次　2024 年 5 月第 1 次印刷
定　　价　88.00 元

对《黑死病：一部日常生活史》的赞誉

一丝不苟的专业精神与非凡想象力的结合，令人回味悠长……这部日常生活史，读起来就像一本构思精湛的惊悚小说……它并非冷冰冰的历史分析专著，也不是历史小说，而是两者的结合，引人入胜。

……当然，黑死病比新冠肺炎要严重多了：80%的死亡率意味着欧洲有近一半人口丧生。但是，人们的应对还是有很多共同点……然而瘟疫还是降临了："圣马利亚教堂的丧钟几乎就没停过，似乎所有的人类都将死去，整个世界很快就要走到末日。"

——保罗·弗里德曼，耶鲁大学历史学切斯特·
D.特里普讲席教授、历史系前主任

这本书会让你彻底着迷，在围绕这起降临英伦诸岛的最可怕事件的记述中，它是迄今最优秀的。……大瘟疫这场非同寻常的悲剧……以一种甚少人尝试、更少人成功的方式变得栩栩如生……属于极少见的历史学佳作，堪立丰碑……这本书既有史实，又有依据充分的推测，在同类作品中几乎罕有其匹。

——西蒙·温切斯特，牛津大学圣凯瑟琳学院名誉研究员，
加拿大皇家地理学会院士，著名作家、记者

融合了确凿的史实与若干虚构成分。剑桥大学的约翰·哈彻用这样的方式，为我们呈现出一部具备文学气质的纪录电影……他描述了黑死病的真实症状……而尤其令人震撼的是有关人们的心理痛苦的记述，他们在那个宗教信仰浓厚时代，眼睁睁看着自己多半神志不清的亲人未做适当的忏悔就死去。最后，哈彻还特别提到黑死病带来的社会经济巨变，包括穷苦民众始料未及地从死于瘟疫的亲戚那里继承了土地，以及欧洲三分之一人口的死亡造成的严重劳动力短缺……

——《出版人周刊》

一场杀人的瘟疫如何摧毁了一个 14 世纪的英格兰村庄？这本书讲述了你想知道的一切。共饮这杯悲伤之水吧！

——《马克西姆》杂志

哈彻栩栩如生地描绘了当时这片土地上弥漫的集体歇斯底里情绪。

——《科克斯书评》

如果你对大瘟疫的知识完全来自蒙蒂·派森剧团，但想要知道更多，那么剑桥大学教授约翰·哈彻将以严肃又不失可读性的方式带你回顾这段历史。

——《纽约邮报》

哈彻带有虚构性的场景和人物，都牢牢基于沃尔夏姆村的真实村务，当时黑死病正夺走半数村民的性命，让人感受到中世纪众生的心态，包括他们对于如何才能涤荡心灵获得永生的焦虑。这种刻画遥远过去的方式并不常见，异常扣人心弦。

——《书单》

关于（黑死病）这一主题的出色入门读物，没什么门槛，又信息丰富。

——《图书馆杂志》

一本让人着迷的作品……这本书有助于增进我们对这场记录匮乏的灾难的了解，令人欣喜。

——《50+》

本书作者被赞誉为技艺精湛的社会历史学家，本书就像《骇人命案》剧集一样精彩。

——《金融时报》

杰出的经济史学家约翰·哈彻的新尝试：通过聚焦于一个惨遭重创的社区，来描述黑死病……比大多数纯粹的历史学阐述向我们提供了更多信息。

——《文学评论》

厄运逐步降临、恐慌与迷信蔓延的感觉，凭小说家般的笔触得以展现。

——《卫报》

迄今为止最扣人心弦的黑死病记录之一……哈彻对细节的关注和他对那个时期的深厚了解，让这个故事栩栩如生……

——国王特稿辛迪加（全球最大的报刊漫画和新闻发行商）

由哈彻重新讲述的黑死病故事充满悬疑，富有知识性，恐怖氛围恰到好处……一幕幕场景展示了哈彻选择的表现手法的优长。

——《星期日泰晤士报》

献给梅丽萨和扎拉，

她们生来就经受黑死病之苦。

中文版序

————

　　几乎毫无例外，迄今已写就的关于黑死病的丰富历史著作，通常都把黑死病作为一种全球性现象来研究，侧重讲述它如何在世界范围内肆虐，夺走了数以百万计的人命，改变了文明和历史的进程。然而，本书却与众不同，它主要关注一个英国村庄，即威洛斯河畔的沃尔夏姆（Walsham le Willows）村的居民，关注区间就在瘟疫来袭之前、期间和之后的各几周时间。这种疫病于 1349 年 4 月初来到沃尔夏姆村，仅仅 8 周后便离开，此时村民大约死亡了一半。这个小社区留下了异常丰富的记录，为我们提供了基础，来非常细致地讲述这个小社区的人们在这个时期如何生活、如何死去的故事。通过综合使用传统和非传统的方法，本书揭示了他们在这个动荡时期的经历、信仰和行为。

　　在 14 世纪 30 年代，一种难以想象的恶疾在东方出现，它无情地向西、向南然后向北蔓延，跨越了已知世界及更远的大陆，杀死了数以百万计的人。当它最终在 14 世纪 50 年代初平息时，世界人口减少了一半。在这场后来被称为黑死病的"大瘟疫"之后，还发生了一连串绵延不绝的流行病，它们直到 18 世纪初才在欧洲逐渐平息，而在亚洲和北非的一些地区持续的时间则更长。经过数十年的辩论和争议，现在我们已经知道这种疾病是鼠疫，而且早在这次大流行很久之前，就暴发过一轮致命鼠疫，大概始于6世纪中叶，一直持续到8世纪中叶。鼠疫至今仍然存在，但如果及时使用抗生素治疗，很容易治愈。如今虽然不再有大规模的鼠疫暴发，但非洲和亚洲的一些地区仍然会有人群不幸感染，美国西部农村地区和南美洲偶尔也会出现零星感染病例。

19世纪中叶，人们在鼠疫的细菌学和流行病学研究方面开始迎来决定性进展。其中有一项重大突破出现在1894年。当时在感染者的血液和组织中发现了一种新的细菌。它以其发现者亚历山大·耶尔森（Alexandre Yersin）的名字被命名为"耶尔森氏鼠疫杆菌"（Yersinia pestis）。由此，人们很快确定了老鼠和跳蚤是将这种细菌传播给人类的关键媒介，以及可能引发的三种不同疾病类型，分别是腺鼠疫、肺鼠疫和败血症。这三种疾病类型，恰好与大流行时期记录详细的观察者们对黑死病及其后流行病受害者症状的描述相吻合。但尽管有这些发现，鼠疫是否就肯定是黑死病和随后几个世纪中周期性袭击世界的大流行病的真正原因，其后还将有不少曲折和反复的争论。例如，在1970年，一位细菌学大家的著作声称，鼠疫造成的人口死亡不可能超过二十分之一。不久之后，一位动物学家的著作则断言，黑死病期间人口大规模死亡，鼠疫可能只是其中一小部分致死病因，黑死病更大可能是一种炭疽病大流行。一系列持怀疑态度的研究随之而来，其中有些声称，这些疾病传播的速度之快，造成的死亡规模之大，意味着它们一定是由病毒而不是细菌引起的，随后有人提出致死病因类似于导致艾滋病或埃博拉的病毒。一时间，人们开始普遍怀疑起先前认为鼠疫发挥了主导作用的观点，但是，提供令人信服的替代解释却非常困难。在这种乱局下，一位树木年轮学家出版了一本书，甚至主张黑死病是由一颗携带病原体的彗星坠落到地球上带来的；而一位历史学家以胜利者的姿态下结论称，黑死病可能是"任何一种疾病"导致的，但绝不可能是"由老鼠传播的腺鼠疫"所致。

直到最近几年，这场争论才最终得到解决。欧亚各地有大量群葬遗址的年代刚好与黑死病及其后的某个流行病大流行期吻合，对其中人体骨骼和牙齿提取 DNA 进行的分析取得了进展，确凿无疑地证明了墓葬中的人死于鼠疫。然而，这个关键问题的解决，立即给科学家和历史学家带来了一个令人困惑的任务，即，既然我们已经相信，这种啮齿类动物疾病就是因人被带菌的蚤类叮咬才传播开来的，那么如何解释，区区这样一种病能这么迅速、广泛地传播开来，以致造成这么惊人的死亡率？目前，研究团队正在集中精力探索鼠疫流行的准确动线，以及啮齿类动物和蚤类是不是耶尔森氏鼠疫杆菌传给人类及人传人的唯一途径。其中最有希望的答案之一是，被带菌的虱子叮咬可能是主要传播渠道，因为虱子广泛寄生在人类的身体、衣物和头发上。

除了研究鼠疫大流行的流行病学外，近几十年来，学者们还一直在努力评估它们对历史进程的影响。随着时间的推移，对这个问题的评判发生了巨大变化。19 世纪中叶，历史学家们一致认为黑死病是一个重大的历史转折点。然而，在 19 世纪末 20 世纪初，这个观点遭到了他们后辈的强有力驳斥。新一批学者不愿将如此强大的力量归因于流行病这种偶然出现的外部力量，而是主张，比起这些独立的外部力量，人类行为的内在力量才主导了社会和经济变革。因此，黑死病的影响力被大幅下调，人们认为它只是正好发生于一个已经在变化中的世界，对原本就存在的历史发展趋势起到了些许推动作用。最近，解释的风向再次转变。现在大多数历史学家认为，14 世纪中叶疫病大流行导致了大规模的人口死亡，具有相当大的长期影响。事实上，牛津大学的一位教授在去年出版的一本著作中甚至断言，正是黑死病在整个中世纪世界引发了革命性的变革，并且开启了近代的进程。

约翰·哈彻

2024 年 1 月

黑死病

× × ×

目录

插图在第 196 页后

黑死病

× × ×

地图列表

前 言

本书的性质

这本书是将历史与虚构相结合的一次实践。它是从一项研究衍
生出来的：寻找一种新的方式来增进我们对一个特定历史主题的知识和理解。这个历史主题虽然与我们相距遥远，却极其重要，而且有点被讲滥了。虽然书中包含了大量的历史事实与历史情境，书的内容也尽可能基于我们对 14 世纪中叶和黑死病所知的一切，但其中也有若干虚构之处。之所以加入虚构，是想为事实的呈现提供一个框架，也为我们观察它们的方式增加更多的生动维度。作者极尽谨慎之能，务必确保这些虚构不会与事实发生冲突，由此产生的结果可以说是带有文学性质的纪录电影（docudrama），而不是传统的历史学著作。

我已研究 14 世纪的历史四十余年，出版了多部相关著述，如今，想要写一本关于黑死病的书。黑死病是迄今为止全世界出现过的最严重的自然灾祸。在 14 世纪中叶短短几年的时间里，这场恐怖的瘟疫就横扫了整个已知的世界，让全世界的人口损失至少 35%，甚至超过 40%。直到如今，虽然我们已经对历史转折点的说法极度怀疑，通常更接受历史演进而不是革命，但黑死病仍然被广泛认可为具有极大重要性的事件。

可我一直没决定好要写一本什么样的书。长期以来，黑死病对研究和阅读历史的学者、学生和广大读者始终充满吸引力。如果说人们研究它的兴趣极为高涨，那么，能填饱这种饥渴需求的书籍和文章的数量同样也是相当可观的。摆在我面前最触手可及的选择，是撰写这样一本书，细致地追踪这场瘟疫在欧洲令人悲伤的行进轨迹，从它自 14 世纪 40 年代初起源于亚洲大草原，一直到它于 14 世纪 50 年代在俄罗斯终结。按照这类专著的惯常方式，可以追随瘟疫肆虐过各座城市和国家的顺序一一道来，并利用当时描绘了瘟疫造成的景象的诸多文献资料，从薄伽丘对佛罗伦萨沦为废墟的绝佳报道，到马克里兹（al-Maqrizi）对这场瘟疫在中东的传播历程充满反思的描述，以及拜占庭皇帝约翰六世·坎塔库泽努斯（Ioannes Cantacuzenos）对黑死病在君士坦丁堡如何肆虐的亲眼见证。如果这么写，那么它就将以很传统的方式再增加一份对这场疾病及其引发的症状本质的阐述；所依据的，将是时人留下的证词，以及现代医学研究的成果。随后，书中应该会尝试计算一下惊人的死亡率。最后，结论做出了，却无非是再重申一遍针对黑死病以及随后暴发的其他瘟疫对后世人们所产生影响力的大概估计。

然而，这样的书已经有太多了，它们必须赖以为据的所有最佳文献资料，也已经众所周知。因此，我不打算再重复一遍对黑死病在当时已知的世界范围内肆虐的历程，甚至也不打算追溯在某个国家的历程，相反，我开始筹备一本不同类型的书。我想要探索得更加深入，聚焦于特定个例，而不是宽泛概谈。我想要尽可能地去发现，在那些具有里程碑意义的年月里，普通人如何生，如何死。因此，我决定从单独一个村庄的村民们的视角，来讲述这场大瘟疫的故事。我所选择的地方叫威洛斯河畔的沃尔夏姆（Walsham le Willows）村。这是英格兰萨福克郡西北部的一个大村庄。这里有相当丰富的地方历史文献记录保留下来，涵盖了大瘟疫期间非常关键的几年，从 14 世纪 40 年代中期直到 1350 年。但等到我真的开始写这本书时，很快就明白为什么之前没人这么写了。即使是在相关文献极为丰富的地方，14 世纪留存下来的文献仍然对村民生活中大部分核心事件只字未提，或记述寥寥。没有日记、回忆录，或备忘录；也没有对人们相信什么，又如何过日子的记述。事实上，对生活在那个时代的大多数男男女女，几乎没有任何真正的个人信息留存下来，因为他们都是文盲，而他们的统治者和生活条件更好的人们并没有兴趣去描述这些人。因此，尽管相对于那个时期而言，沃尔夏姆村的文献资料已经算是相当丰富了，但若要让历史学家借此充分探寻村民们在黑死病期间的生活经历，那还远远不够。因此，任何关于这个村庄的传统历史记述，或关于其他村庄的类似记述，都不可避免地是片面的、缺乏人情味的，而不可能是全面而充满人类情感的。

　　任何一位历史学家，若试图撰写有关这场大瘟疫的细致的社会史，总是会发现自己被史料缺乏所阻碍。他们无法写出他们尝试讲述的故事，因为 14 世纪编纂了相关史料的教士和行政人员有非常不同的当务之急和动机，而这往往会限定后世史学家关注的焦点。我们想要发现，生活在那段动荡年月的人们经历了什么，有什么见闻，想了些什么，做了些什么，又相信些什么；但就连最好的史

xiii

料——当地庄园法庭①的庭审记录——告诉我们的主要无非是走失了多少只牛羊，谁还不起债了，马虎或自私的村民把道路和水路给弄堵了，有人偷猎兔子，有村民到庄园里任职了，或土地的买卖和继承变动。此外，他们的记述方式几乎无一例外是用干巴巴的语言一笔带过。当然，这一条条的信息把握住了乡村社会日常生活中一个重要的部分，偶尔还能因留存的讣告、结婚公告和非婚生子公告等信息而更加完善，但沃尔夏姆村民们的大部分生活世界仍隐藏在了深不可触的阴影中。令人沮丧的是，关于黑死病的具体影响，地方文献记录能直接告诉我们的东西极少。黑死病的详尽微观历史，那些亲历者们的所见所闻所感，并没有记录下来。

然而，并不能因此就认为 14 世纪缺乏文献记载，相反，当时相对来说极丰富的档案资料，帮我们照亮了其他领域。有大量的文献记载阐明了当时宗教、政治、法律和经济领域发生的大事，尽管其中大多数都是关于国家或世界总体大趋势的，或者是由体制内那些从事管理工作的官员们编制的。这些档案资料能帮助写作宏观史，也提供了诸如名门望族的收支情况或富裕的大农场的收成等事项的令人赞叹的细节，只是它们大都对普通人经历的微观历史保持沉默。这种情况并不稀奇，有史以来，皮纸卷和纸本文献大部分都由机构编制，而日常生活和个体生活状况极少留下痕迹。个人信息的缺乏在中世纪历史中尤其明显，因为对于生活在亟待重建的村镇中的广大普通民众来说，能够有助于追寻哪怕他们部分

---

① 中世纪的西欧乡村在庄园化以后，村庄原来的权力机构村民会议跟庄园法庭逐渐合一。庄园法庭通常由领主的管家主持，不仅是法律机构，还是庄园和村庄的权力机构，所有重大决定（包括推举村庄管理人员）都要经过庄园法庭。——编辑注

生平故事的各种史据都没能保存下来。作为 14 世纪社会中具有无可比拟重要性的一部分，宗教领域的情形也是一样。我们能通过文献得到大量英格兰圣公会和教区及教省的组织运作情况信息。此外，很多布道词、神父的指导手册、告解词、礼仪书、虔信手册等都留存下来。但这些信息极少直接与普通民众的信仰状况相关联，沃尔夏姆村的教堂及其教士的情况也鲜有发现。事实上，我们甚至不知道沃尔夏姆村的教区神父叫什么名字，他是什么样的人，他又怎么教导信众，这方面的信息更是一丁点都没发现过。

除了极小一部分情况外，我们永远也无法确切地详尽知晓，在黑死病肆虐时期人们的生死故事。想要写就关于这场大瘟疫的更加全面的社会史，用传统学术手段是无法实现的。但这并不意味着历史学家们应该就此放弃，仅仅让小说家、剧作家和电影制作人去讲述这个故事。地方文献记录有很大的缺漏，对历史学家而言，查漏补缺最为可行的方式，是从已知出发进行大量推演。撰写历史的最佳方式，是从已知到未知，历史学家们对 14 世纪的英格兰以及更广阔世界的诸多领域业已积累的深厚知识，可以用来创制我们所选定的这个村庄更为全面的生活画卷。为了从普遍到具体，构筑生活在沃尔夏姆村的若干个体的生活状况，我们的讲述必须要超越能从现存文献中获取到的那些破碎且含糊不清的史实。换句话说，这本书必然需要既包括具体细节又有假设推演，既有史实又有虚构。留存下来的文献虽然有诸多局限，仍要构成一部纪录电影而非传统史书的基础。若想这么做的话，那么对一名职业历史学家而言，确实是一个令人生畏的艰巨项目。

自从我提出要写一本这种类型的书以来，已经收到了有关这本书的写作方式的诸多建议。不幸的是，其中大部分是自相矛盾的。有些历史学同僚建议我还是要忠于自己的职业，要极度接近文献资料所述，尽可能减少假设和拟构的成分，同时还应有条有理地列举出所据史实的局限，并对我所采纳的方法论加以阐释。与此相反，我从另一端的文学界收到的建议又试图将这本书往恰恰相反的方向推。他们敦促我把一板一眼的学者式谨慎抛到一边，要构筑更加强有力的叙事主线，然后再填入由形象更加鲜明的虚构人物之间展开的更独创、更有想象力的对话。换句话说，他们的建议是，我应该写一部小说，而不是一部史书。

前一派建议更接近于我的本能。我并不想写一本纯属虚构的作品，甚至不想写一部以这一时期为背景的历史小说。但我很快发现，历史学家们所提的谨慎意见大多没法操作。因为，在尝试撰写个体的故事时，我只能过分关注文献中大部分不带人情味的信息里头所能提供的一点细枝末节的线索；并起草关于历史和历史写作本质的大量概念性和哲学性的段落，来解释我到底在做什么——以这种方式诞生的作品，将与我本来想写的作品大相径庭。

当然，在忠于文献资料和撰写类似于历史小说的作品之间，并不存在一种理想的妥协方式。至少我没能找到这种方式。我甚至也无法确信，自己哪怕是找到过姑且可以接受的两者间的平衡状态。身为一名历史学家，渴望揭示当时最可能发生的情形，我决定，本书的平衡状态必须绝对倾向于历史这个方向，而不是小说。但为了重现那段失落的黑死病历史，让留存下的种种史据能在足够生动的背景下得到呈现，我必须创建某些情境和对话，采用一些让人们联想起纪录电影的技术。书中出现的人物几乎全部基于当时曾生活在沃尔夏姆村或周边地区的人们，有关他们是谁，他们做过什么的残留证据，将尽可能地得到利用。但为了让叙事流畅、令人满意，通常都很有必要在零星模糊的留存文献所能勾勒的有限形象之外，为这些人物添加血肉。为了这么做，我试图尽可能以我能寻找到的关于这些人们或 14 世纪中叶的人们会怎么行事的证据来创造。当我虚构了人物及场景时，主旨都是为了重构当时的真实历史，而不是为了讲述一个精彩的故事。

考虑到 14 世纪中期社会的性质，沃尔夏姆村的教区神父必然会是书中的一个主要人物。但是，因为根本无法找到关于他是谁、他做过什么的足够重要的证据，就必须虚构出这个人物。我将约翰神父（Master John）设定为一名好牧师，这是比较随意的。但是，设定好这一点之后，人物个性就细致参考了杰弗里·乔叟和威廉·兰格伦（William Langland）等创作的接近同时代的文学作品中刻画的好神父形象的诸多细节，并根据 14 世纪的布道词和道德文学中蕴藏的丰富信息加入深度和色彩。我这位虚构的神父如何行使自己的职责，这方面的相关指导是以当时的指导手册、礼仪书和手抄书中详细阐述的最佳实践方式为依据的。但无论如何，约翰神父这个人物仍然是虚构出来的。

本书的一个主旨是，将这个时期的关键文献、事件和历史变化等融入地方社会及居民们的生活历史中，由此让它们变得生动起来。大瘟疫亲历者对其恐怖场景的记述，是我们目前拥有的最生动多彩的资料之一。沃尔夏姆村的村民们，与其他村镇的居民一样，必定曾听说过遥远的地方被瘟疫横扫的故事，毫无疑问，他们对死亡的阴影越来越逼近英格兰也表现得越来越关心。但几乎没有文献记录来加以证明。因此，在接下来的章节中，当沃尔夏姆村的村民们听说瘟疫横行的传言时，这些传言会严格遵照亲历者和编年史家留给后世的报告的要点与大事记（chronology）。此外，从1348年仲夏开始，英格兰的主教们开始四处散发用通用英语撰写的信件，用于在各处教堂宣读，警告教区居民们瘟疫正在逼近，给出如何应对的建议。学者们对这些难得的信件资料进行了研究，因为它们揭示了中世纪晚期的神学思想，以及教会精英们对瘟疫的反应。但为了将它们置于原本起作用的那种情境里，书中拟构了一个场景：约翰神父在沃尔夏姆村的圣马利亚教堂，向惊恐不已的会众们宣读这样一封信。随后他用非常忠实于当时神学思想的方式解释了这封信。教区居民们所提的问题，以及神父给出的答案，都严格遵循当时流行的各种神学议题。

本书的结构大体遵循按发生时间顺序的叙事方式，大多数的故事和事件都是由人物的行动和语言来推进和展现的。书中创造了一系列相继发生的场景，包括威廉·沃德比特的临终病榻（deathbed），圣马利亚教区教堂的大斋期布道，贝里的圣埃德蒙兹修道院的图书馆管理员和编年史家们分析大瘟疫的本质和蔓延趋势，1348年夏天村民们前往沃尔辛厄姆（Walsingham）的圣母祠朝圣，贝里修道院图书馆对医学典籍的研究，瘟疫流行期间阿格尼丝·查普曼的故事，以及1349年当沃尔夏姆村有近一半的佃农死亡时具有史诗意义的那场庄园庭审，等等。这些场景意在成为窗口，便于用生动、微观的方式窥见14世纪的人们心态、情感和经历，而仅仅依据现存历史文献做出的传统阐释无法实现这一点。我们很清

xvii

楚，14世纪时人们认为什么是"善终"，我们知道教区教堂和教区居民们如何庆祝大斋期，我们知道贝里的圣埃德蒙兹修道院有一名编年史家和一座藏书丰富的图书馆，鉴于修道院访客络绎不绝，因此是收集新闻的理想场所。而且我们也知道，1348年时，朝圣的人数急剧上升。但我们不知道的是，书中发生在沃尔夏姆村和贝里还有沃尔辛厄姆的事件，是否真以书中所描述的方式进行。我们只知道，它们很可能以大体上非常类似的方式发生在当时英格兰的许多地方。

最后，也是最重要的，这是一次从亲历者的角度撰写历史的尝试，书中加入大量插图，来帮助读者融入14世纪中期的世界。除了每章前面突出标明的简短的历史介绍文字外，读者得到的完全是从那个时代本身看到的黑死病情景。各色人物使用的语言虽然已经做过现代化处理，但源头还是尽可能采自当时的文献；而书中时不时出现的旁白，将行动贯穿起来，并提供介绍、概括、渲染和判断，都是由一名当时的男性在种种事件发生后不久记录下来的。他或许继约翰神父之后担任了沃尔夏姆村的教区神父。全书贯穿着这种思路：禁止让21世纪历史学家的后见之明、概述、判断和视角渗入行文。

我完成本书的努力，因研究这一时段的两位一流史学家的建议和鼓励而大受鼓舞：马克·贝利（Mark Bailey）和玛丽安娜·科瓦雷斯基（Maryanne Kowaleski）。马克通读了全部草稿，玛丽安娜读过大部分。两位都给出了大量极有价值的评论，添加了新的维度，让我免于犯下诸多史实和要点方面的错误。但，最为重要的是，两位都敦促我继续总体上沿着我最初设定的路线前行，也就是说，撰写一部纪录电影式作品。我希望，这种不寻常的视角能帮助读者更加了解黑死病和 14 世纪中叶的历史。但即使它只是鼓励了部分人去细读关于黑死病的真实历史的书籍，那么它也同样达到了目的。

引　言

中世纪的沃尔夏姆村

这部关于黑死病的日常生活史，集中关注的是位于英格兰萨福
克郡西部的村庄，威洛斯河畔的沃尔夏姆（Walsham le Willows）。
沃尔夏姆（其后缀 le Willows 要到 16 世纪才加上去）村位于重要的
修道院城镇贝里圣埃德蒙兹（Bury St. Edmunds）东北约 12 英
里①处，离商业市镇迪斯（Diss）和斯托马基特（Stowmarket）的距
离也大致相同。之所以选择沃尔夏姆村来进行这次将历史与虚构相
结合的实践，有若干原因，其中最重要的是，这个村子及其周围地
区有异常丰富的 14 世纪历史记录留存下来。此外，沃尔夏姆村主
要的历史记录资料，庄园法庭卷轴（manor court rolls），不间断地
涵盖了整个黑死病肆虐时期，而且有完备的印刷译本可供所有人查
阅。沃尔夏姆村周边地区的历史记录也异常丰富。多个邻近的村
子，主要包括里金霍尔（Rickinghall）、辛勒克莱（Hinderclay）和
雷德格雷夫（Redgrave），都有非常完善的记录；有关贝里圣埃德
蒙兹自治市和修道院的档案文献，相对而言也很丰富。因此，重现
沃尔夏姆村及其周边地区民众 14 世纪生活状况和经历的可能性，

---

① 1 英里约等于 1.61 千米。——编辑注

或许比英格兰甚至欧洲几乎任何一个地方都要大。

2　　沃尔夏姆村坐落在从贝里圣埃德蒙兹朝东北方向去往迪斯、朝东南去往斯托马基特这两条主干道的交叉点上，从中世纪直至今日一直如此。在14世纪中叶，这里是一个人口繁盛的村庄，有1 000多名居民，或许甚至超过了1 500人，这个数字与它在进入19世纪之前的数字基本相同。村庄的地域与沃尔夏姆教区的地域大体一致，但划分为了两个独立的庄园，各有各的领主。① 他们直接耕种庄园的部分土地，余下的部分则租给佃农。这些佃农有的享有人身自由，有的则没有。沃尔夏姆庄园更大，也更值钱，属于罗丝·德瓦洛涅女士（Lady Rose de Valognes）。她在其父于1282年逝世前不久出生，一直活到1353年。罗丝至少从1307年开始就是沃尔夏姆庄园的主人，14世纪30年代，她与自己的第二任丈夫休·德萨克斯汉姆爵士（Sir Hugh de Saxham）共同掌管庄园，直到他因黑死病去世。这对夫妇还拥有其他的庄园和地产，并不住在沃尔夏姆村，但村里较小的那座高厅（High Hall）庄园的主人生活在这里。高厅的领主尼古拉斯·沃尔夏姆爵士（Sir Nicholas Walsham）有一座大概150英亩的农庄，他就一直住在位于他的直领农场②中央的一座壕沟环绕的庄园宅第里，直至1347年去世。在他之后继任为庄园领主的是埃德蒙·德韦尔斯（Edmund de Welles）。埃德蒙与姐

① 中世纪的西欧乡村，作为基本社会经济单位的庄园（manor），通常跟村庄（village）和基督教教区（parish）密不可分，形成三位一体的结构。三者往往不严格对应。而本书中的沃尔夏姆，村庄与教区大体对应，但分为两个独立庄园。——编辑注

② 中世纪西欧乡村的土地通常由三部分构成，即领主的直领地（demesne）、佃农的持有地（holdings），以及村落周围的荒地林地构成的村民共用地（common fields, common lands，或commons）。此处的领主农场即领主的直领地。——编辑注

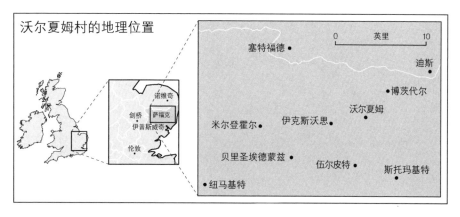

来源：Patti Isaacs of Parrot Graphics。

妹马格丽（Margery）一道住在庄园里。马格丽几乎肯定是尼古拉斯·沃尔夏姆爵士的遗孀。

　　英格兰的这个地区，算得上本国最富有、人口最稠密的地区之一，从撒克逊时代晚期开始就持续在发展壮大。沃尔夏姆教区也完全享受到了这种扩张的好处。几个世纪以来，教堂周围的原村庄核心区域被填满，变得过于拥挤，新辐射出来的定居点就逐渐在边缘地带建设起来。这些新的定居点起初只是几座散落的农舍，后来渐渐发展成小的聚落，然后也成了小村子。随着越来越多的田地被开垦耕种，原有的农地也得到更密集的使用，这些小村子又进一步扩张，辐射出新的农舍、田地和聚落。

　　到14世纪40年代时，沃尔夏姆村涵盖了超过2 000英亩的农田。但是因为要供养的村民也超过1 000人，所以土地还是稀缺。绝大多数村民在当时当然要依靠种植庄稼和饲养牲畜，来获取基本生活物资和劳动机会。随着人口进一步增长，人均土地持有量也在

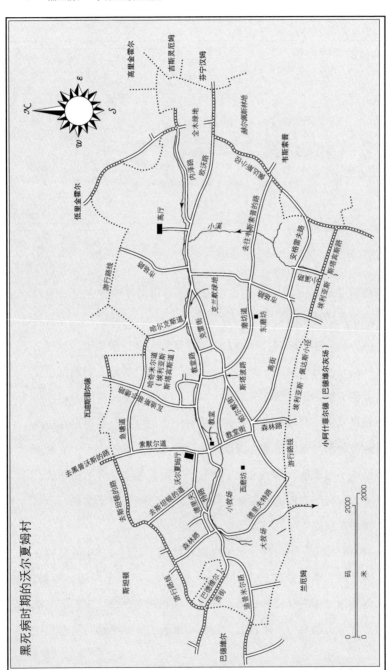

基于 1303 年至 1350 年法庭卷轴中提及的地貌特征。

来源：Ray Lock (ed.), *The Court Rolls of Walsham le Willows, 1303 – 1350* (Suffolk Records Society, 1998), p. 16。

下降。这个地方的习俗是，由所有活着的男性继承人平均析产继承，一代代下来，一块块地不断被分割划块，分给更多的人。很多不规则的田地横七竖八分布在教区各个地方，继承了田地的兄弟们要不就共同耕作，要不就各干各的，因而把地块分割得更小了。到 14 世纪中期时，极少有村民能拥有足够的土地，来满足全家的基本需求。

　　分布在村中各处的房屋形状、大小不一，但大多数沿着村中纵横交错的大路小路而建，前后带有果蔬菜园。环绕这些宅子、农舍、棚屋的田地里，种植着蔬菜，有时还有水果，到处是鸡、鸭和山羊，偶尔还会有一两头猪。较富裕的佃农的家宅建得很牢靠，保养得一般也较好，但更穷的村民家就更局促破旧，最糟糕的可能不过是就着手边能找到的材料临时堆砌出来的（见图 1。插图在第196 页及以后，下同）。继承得来的小块持有地往往都得由兄弟或姐妹以及他们的配偶分享，所以一处房屋里住着两家或更多家并不少见，但在这种情况下，一般会在菜园里再清出地方加建房屋。家具和其他器物很少见，哪怕有也是基本用具。青铜锅、铁制的炉膛、陶土或木制的桌椅、最少量的衣物和床品，再加上寥寥几件粗糙的家具——一张床、一两张椅子，还有一张高脚桌——就是大多数人家里能找到的全部东西；不过，更富裕的村民可能家什多一些，金属器物和布料制品也多得多，可能还会有个青铜罐或盆，一两个银匙。

　　这个地区的大型农场很少见，因此，处于沃尔夏姆村的农民阶序顶端的，也就只有相对来说一小部分家庭，比如克兰默（Cranmer）家、沃德比特（Wodebite）家和赛尔（Syre）家，因为他们都拥有20 英亩甚至更多的上好农田。村民中的这些上层家庭能有这样的财富，主要是因为运气比较好，能较完整地继承数量可观的持有地，只需要交很少甚至可以忽略不计的租金给领主就能加以使用。这些家庭中有些是自由持有农①，另一些却是非自由人。中世纪的一大矛盾之处在于，法律地位最低的男人和女人们，即"维兰"②和农奴们，在付出相对来说还算便宜的租金，以及履行去领主的直领农场劳动的义务后，自己和继承人就可以享受到有保障租约（secure tenure）的福利。较大的土地持有人可以选择把土地分成小块，以较高的租金租给没那么多地的村民，或者自己耕种。如果他们决定要自己耕种，就像他们的领主那样，可以选择种上小麦、大麦、燕麦、豌豆和大豆，或者还能种上一点儿黑麦，然后再养上一群牛羊。

有过盛的人口需要得到食物、土地和雇用机会，因此，对村中大部分村民来说，14 世纪 40 年代的生活非常艰难。与村中的少数上层相对，沃尔夏姆村约 300 户家庭的绝大多数处于另一极，他们可能根本没有土地，要不就只有菜园那么大小的地块，还是用很高的租金从其他村民那里短租来的。如果这些可怜人没有出色的手工技艺或经商才能来贴补的话，他们就只能得过且过，大多数食物都要出高价去买，平时就到劳动力市场出卖劳力——彼此竞争更富有邻居的田地里或家里的临时工机会，虽然薪水极少。村中的村民共

① 自由持有农（freeholder），指对自己的土地有终身保有权或自由持有权（freehold）的农民。他们是自由身，但并非庄园领主。他们要向领主缴税，但不必到领主直领地服劳役。——编辑注

② 维兰（villein）是中世纪英格兰的一个重要社会群体，其经济地位和社会地位因地、因时而异，但总体趋势是在不断农奴化。可大体理解为农奴。实际上 13 世纪初以后，时人已基本上把"维兰"与农奴等同。——编辑注

用地能提供一点受人欢迎但微薄的帮助：如果谁有幸养了一匹马、一两头牛或几只羊，就可以把这里当作牧场。村中的林地以及公共院场，允许猪和家禽游荡。但这种珍贵的公共资源其实已经超负荷了，因此只能由村中社群共同规约，严格限制使用规则。时局还在变得更加艰难，尤其是在 1315 年至 1322 年间，连绵的暴雨带来了骇人的饥荒，牲畜也染疫大量死亡；但是，14 世纪 40 年代还遭遇了庄稼歉收的打击，其结果是，连绵不断的苦头，迅速恶化成了严重的困境。

少数村民为庄园领主服务，得到了更加长期稳定的工作机会。罗伯特·莱内是罗丝夫人和休·德萨克斯汉姆爵士的牧羊人，但我们从庄园法庭卷轴中得知：1346 年，他们也曾指控他没有好好给绵羊涂药，导致所照料的羊群大量死亡。挤奶工约翰负责照管他们的奶场，也是在这一年，他被狠狠罚了一笔，理由是"毫无节度地"浪费了很多柴火；这是种挥霍无度的行为，受雇担任"领主柴火保管人"的马修·泰勒也难辞其咎。有些未婚的年轻村民会得到以年为单位的雇用机会，为领主或较富裕的自耕农邻居担任住家仆役，男的大都是帮干农活，女的就是做家务或挤奶。更有诱惑力的雇用机会属于那些拥有一技之长的人，他们可以作为铁匠、木匠、盖屋匠、泥瓦匠、纺织工、裁缝、鞋匠、皮匠等为当地的顾客工作。

提供其他各种服务也有机会获得额外的收入。沃尔夏姆村与大多数村镇相同，也有多家啤酒馆和客栈，有的只临时开张，有的是长期营业。沃尔夏姆村相当多的妇女都会酿酒、烤面包、做各种饼来售卖，还有一些会在路边和市集上叫卖一些便宜的家用和装饰品。更专业也更赚钱的，是少数能识字读写的人，他们可以收费抄写文件；以及大家都知道的一些聪明人，他们成功地做着卖药和预言生意。

对中世纪晚期英格兰的大多数人来说，经济生活充满各种权宜和变数，但远称不上原始。生活很难预测，因为收入、雇用和花费情况都严重依赖于变化莫测的气候。庄稼收成的成色变动极大，因此会影响到最终的产量和食品的价格，此外，因为瘟疫此起彼伏，牲畜的健康状况也往往很难确定。但总体来说，人们还是能对生活中的各种问题做出理性的决策，也能在习俗、市场状况和资源的限制之下有效率地耕种。沃尔夏姆村这种农耕与放牧结合的经济方式，紧密贴合了当地土壤和气候的状况，也适应了社群的需求。这个社群人口过多，资源不足，大多数人通常只能勉强糊口，还时不时要饿肚子，却绝对不是真正的自给自足经济体。在生活的各个方面，货币与市场无处不在且非常重要，沃尔夏姆村的人们也习惯于各种放贷行为，也会以赊账方式买卖多种商品。

虽然大多数村民至少都有部分口粮是自己生产的，但所有人都在一定程度上依赖买卖。拥有较大农地的人产能过剩，会卖出剩余产品换取现金，再用这些钱去购买一系列自己不能生产的必需品和想要的东西，而需要购买口粮的人则靠出卖劳动力赚钱来买食物。沃尔夏姆村不处在这个地区的主要干道沿线，但也经常有远近的访客和商品到来。各种新奇的商品——葡萄酒、水果、香料、舶来的布料——从贝里圣埃德蒙兹运来，有时还直接来自伦敦、伊普斯威奇或者其他大型港口或贸易市镇，提供给庄园领主和村中的上层人士。村中每周一次的市集供应各种日常用品，想要更多选择的话，可以沿路去往伊克斯沃思，这个聚落已经具备了小型贸易市镇的若干特点。如

果有人愿意选择走上大约 6 英里去做买卖的话，博茨代尔繁盛的市场
上有更多选择，价格也更低廉。这样的商业活动也为大批村民提供了
深受青睐的补贴，他们可以运送货物以及驱赶牲畜到市场。

　　村庄与附近贝里圣埃德蒙兹的商业和文化联系非常频繁紧密。
贝里是个有一定规模的市镇，人口大概有 7 000，城中有大量大型
石造建筑。这里的工商业品类繁多，各条街上和各个市场里提供的
商品和服务令人眼花缭乱，乡下来的人总会大开眼界。此外，这里
还有英格兰最富有也最重要的本笃会修道院。院中的八十多名修士
中，有著名的神学家、天文学家、医学家和其他方面的专家，以及
记录历史与当时事件的编年史家。贝里修道院对商品和服务产生了
相当多的需求；此外离沃尔夏姆村更近的，还有伊克斯沃思的一座
小型的奥古斯丁修道院，大概住着十几名修士。

　　中世纪的社区其实并没有人们通常刻画的那么封闭静止。除了沃
尔夏姆村本身与更广阔世界多样而频繁的联系外，它的许多居民也会
去很远的地方旅行，有的是偶尔，有的是定期，村中还经常会迎来访
客、暂时的移民或长期的移居者。有些长期居民最终会去别的地方碰
运气，留下来的人也把自己看作更广大社群的成员，享有相应的权利
和义务。最重要的是，村里的普通民众虽然面临村中事务的压力，但
他们仍然渴望听到关于国王与贵族、当地乡绅的消息，听到议会里的
动静，听到征税的情况，当然还有英法战争的进展。1337 年，法兰
西国王腓力六世宣布没收加斯科涅，而英格兰国王爱德华三世宣称自
己有权获得法兰西王位，英法间爆发战争。

　　沃尔夏姆村的生活当然远没有贝里圣埃德蒙兹这样的城市里那么
丰富多彩，但它也是一个文明、复杂、总体而言组织有序的社区，受

8

到众多的法律、规约、道德准则、习俗和实践惯例的约束。在整个英格兰，基督教教义得到普及，一套关乎道德行为和宗教信仰的严格法令得到推行；国王与议会统治着全境，在必要的时候，王室的司法权威也会过问地方上的事务；领主们管理着自己的地产和佃农，村庄和庄园由地方法庭和地方规章管束。总而言之，这里秩序良好，执法公正，这也适用于商业规制方面以及劣行①和犯罪处置方面。交易与合约得到数量众多的地方和国家审判庭的管制和推行，沃尔夏姆村的庄园法庭卷轴表明：啤酒②和面包的品质，以及它们售卖的方式，都得到详细的规定；村民们能在村民共用地或林地里放养的牲畜数量，也有严格的规定；土地的所有权和使用者都有详细记录；持有地的边界划分清晰；任何人或牲畜如果非法侵入他人土地或侵占他人作物，都会被制止并受到惩罚。违反契约规定或没有偿还债务的人都会被罚款，或损失财物，因为庄园执法官会将其扣押。严重的犯罪由各级法庭来裁决，基层的民事和百户区法庭由圣埃德蒙兹贝里修道院院长主持，更高级的法庭由国王的法官主持。

　　但另一方面，与通常的情况一样，秩序的建立是要付出代价的。普通村民的自由，在很多方面都受到与他们地位相同的人，以及他们头上的各社会等级的压力的制约。遵守社区共识和集体决策的义务既让人们付出代价，也为人们赢得了好处。沃尔夏姆村那些

---

① 劣行（misdemeanor），指针对他人的恶劣行为。历史上的词义既指一般意义的劣行，也指法律上的劣行（即轻微罪行）。14 世纪以来，"犯罪和劣行"（crimes and misdemeanors）就成为英格兰法律中的常用词组，但两者很难严格区分。在今天的一些英美法系国家，尤其美国，misdemeanor 特指"轻罪"。——编辑注

② 原文为 ale，在英格兰长期流行的一种麦芽酒，是啤酒的一种，也泛指啤酒，但在古代使用格鲁特（gruit，一种混合植物香料）作为调味料。添加啤酒花的 beer 是后来才出现的。——编辑注

不规则的公开地块的耕种方式就体现了这一点。虽然比起国内其他许多地方，这里的人们在怎么耕种自己的地块上享有更大的自主权，但他们在遵循耕种标准、放牧羊群和保护财物不受侵占方面还是要受到众多监督。通常是习俗与惯例，而不是成文法条在管理着领主与他的属民之间的关系，严格限定了属民为其持有地以现金支付的租金以及每年的劳役的范围。沃尔夏姆村的非自由民很多，从法律上讲乃是领主的财产，领主具有法律赋予的权利来控制他们生活中的许多方面，尽管大多数这些权利极少甚至从未完全付诸实施。但非自由民尤其要在多种情况下承受一系列额外的责任，其中一些令人厌恶，另一些则代价高昂，比如他们结婚了，或者被发现非婚生子了，都要缴纳婚嫁费①。后一种行为受惩罚不仅因为有人认为婚姻弥足珍贵，非婚苟合是罪恶的②，而且因为他们觉得，沃尔夏姆教区里需要救济的穷人已经够多了，不能再加上一些带着孩子的单身母亲来加重负担了。

沃尔夏姆村既是个宗教社区，又是个世俗社区，因为它既是一个教区，又是庄园的领地。教堂和宗教在村民的生活中居于中心地位。民众负有共同责任，要确保圣马利亚教堂及时得到修葺，并要提供一长列的各种东西，保证教堂及其神父能够顺利进行各种敬拜

10

---

① 婚嫁费（marriage fine，或 merchet），中世纪英格兰非自由农结婚时（或者由其父亲或兄弟）向领主缴纳的费用，并非一般意义的罚金。——编辑注

② 本书中的 sin、crime、guilt 和 transgression 等单词有时兼有宗教和法律上的含义，常混用，但有时也有区分。其中，sin/sinfulness/sinner 更多指宗教或道德层面，包含故犯和迷失，故分别译为"罪过"/"罪恶"/"罪人"；iniquity 指一切违背伦常和正义的恶行，并强调故犯，程度常比 sin 更重，暂译为"罪孽"；transgression 指逾越道德、戒律和法律的边界，暂译为"逾矩"；crime 更多涉及法律层面，译为"犯罪"；guilt 更多强调犯罪或过错的"责任"，视语境译为"罪责"。——编辑注

活动，疗愈灵魂。沃尔夏姆教区隶属于诺维奇主教区，在 14 世纪，该主教区规定，教堂的必要物件清单包括：尖塔上的挂钟，挂钟的绳索，行圣事需要的各种书籍，其中包括一本圣咏集、一本仪式书、一本手册、一本教例集和多部乐谱，神父的多套精美法衣，各种布料，游行时使用的各种旗帜，一个香炉，圣水容器和洒水器，一盏灯、一个手摇铃和烛台若干，一个带有可锁盖的圣洗池，当然，还要一个装圣餐酒的圣餐杯以及一个装圣餐的银制或象牙制圣饼盒。除了礼金和礼物外，教区居民们还被期望缴纳什一税给教堂，包括他们种植的谷物及其他作物以及新增牲畜的各十分之一。有人死亡时他们要付丧葬费，送出家里第二好的牲畜。

　　道德原则主要是靠教区神父及其助理来监督维系的，但有些恶棍被带上宗教法庭时，会发现审判他们的是更上级的执事长①或乡区教长②。不过，教区居民跟教堂及其神父间的关系更多体现在虔诚与敬神上，而不是付款与约束上。虽然各种仪式都是用拉丁文进行的，而大多数农民都是文盲，但他们还是通过耳朵和眼睛，从神父的布道、谈话和指导中，从壁画、彩色玻璃窗图案和各种图像上，从音乐、表演和仪式行为中，以及弥撒期间的各种举动中学到了教义。宗教节庆的周期很好地嵌入了传统大众节庆的安排之中，从而也很好地适应了季节与农时的各个节点。米迦勒节③（9 月 29

---

① 执事长（archdeacon），欧洲中世纪时为主教管区的主要神职人员之一，地位往往仅次于主教。在今日英格兰国教会中仍有重要权力，也译为副主教或会吏长。——编辑注
② 乡区教长（rural dean）系在乡间主管若干教区的神职人员。在涉及英格兰国教会时，常译为主任牧师或教长代理。——编辑注
③ 纪念天使长米迦勒的节日。在中世纪的英格兰、威尔士和爱尔兰，它是每年的四个结账日之一，下文将涉及结账情节。——编辑注

日）标志着一年农时的结束，新一轮农作的开始，此时秋收已经结束，秋播正要开始，尤其是要准备为越冬谷物开始犁地、播种。万圣节（11 月 1 日）是冬季的开端，此时牛都关进了牛栏，万圣节前夜涌出的各路妖魔鬼怪也要得到安抚。在秋季努力劳作之后，圣诞节那十二天是广受欢迎的节日，它一直持续到"开犁的星期一"（Plow Monday，1 月 6 日后的第一个周一）。此时，如果土地已经解冻，也不是太湿，春耕就可以开始了。如果运气够好，天气也好，春耕应该会在复活节前结束。这个节日后，将进入一个休耕期，主要的工作是除草、养育小羊羔、修剪羊毛。仲夏节（6 月 24 日）是庆祝施洗者圣约翰诞生的日子，之后要开始晒干草了；而如果赶上好年景，纪念圣彼得被囚的收获节（8 月 1 日）则开启了秋收的序幕。农事与宗教节庆的双重周期安排了沃尔夏姆村每一年的节奏，提供了社区的物质生存和精神寄托的各个节点。

11

第 1 章

约翰神父

14世纪的英格兰有数千名普通的教区神父在管理着各自教区的民众，在现存文献里，他们的生活极少留下一鳞半爪。他们的名字、任命日期、死亡或辞职的信息，通常可从在任主教手下官员们留下的主教管区记录簿中寻得，但除此之外就很难找到片言只语了。不过，本书的中心人物约翰神父却完全是创造出来的，因为沃尔夏姆村的教士是由伊克斯沃思修道院院长，而不是由诺维奇主教任命的，因此甚至连名字都没留存下来。

不过，虽然除了庄园法庭卷轴里有关教区神父们的农业和经济活动的通告外，他们的直接信息几乎完全缺失，但有极为丰富的资料能非常友好地帮助我们瞥见他们身处14世纪需要履行什么职责，行事方式又是或又当如何。面向神父们的指导手册，以及就他们的道德、精神生活以及礼仪形制制定的规则可能是最丰富的，再加上布道词和相关注解，以及一系列文学作品及行政卷宗，它们就构成了异常丰富的资料库，能让我们重构出黑死病时期一位神父的圣职内容为何。正是依靠这些参考资料，我创造出了约翰神父这个人物的生平事迹。我选择设定他非常虔诚、勤奋、博学，并从杰弗里·乔叟对一名贫穷的教区神父的刻画中汲取了更多细节来丰富这个人物的性格。[1]乔叟称这位神父"思想和行止都充满神圣之光"（见图2）。贯穿全书的旁白者跟约翰神父的立场和角色类似，这位旁白者被设定为在黑死病结束后十到二十年间撰写了相关历史。他或许正是在约翰神父之后继任为教区神父的人之一。

14

约翰神父负责呵护与疗愈沃尔夏姆村众人的灵魂。他是教区居民之福。在他到来之前的很多年里，他们的教区神父罗伯特·谢泼德玩忽职守，让教区居民们遭了不少罪。比起帮助教区居民们获得日后在天堂为好人准备的精神报偿来，他更感兴趣的，是为自己积敛尘世间的财富。[2]

伊克斯沃思修道院从很早就开始将教区的什一税和其他收入挪作他用，因此罗伯特·谢泼德从伊克斯沃思修道院领取的薪俸非常微薄。虽则如此，他却从不担心没有收入。这并不是因为他对尘世财物不感兴趣，而是因为他实在太会敛财了。他的姓氏与他这个人真是顶顶不相称，因为谢泼德的才能不是在疗愈灵魂，而是在敛积财富①。待在沃尔夏姆村的这许多年里，他疏于精神方面的事务，却越来越精通凡俗事务。他投资地产，精明地使用自己的钱财，他放了很多笔贷款给那些暂时缺钱但还属于慈善接济范围内的村民，也就是说，他并不会借钱给游手好闲的人。事实上，他认为除非有

---

① 谢泼德原文为 sheperd，意为"牧人"，引申义就是看顾和引领教众的教士们。——译者注

足够安全的资产抵押，否则预支钱财给别人就非常不明智。虽然他所属的教会明令禁止放高利贷，但是他却可耻地全然不顾，总是能在借期终了时拿到比他起初借出数额多得多的钱财。如果借贷人不能在给定的日子全数偿还约定的金额，他就会毫不迟疑地到庄园法庭去指控他们欠债，声称自己蒙受了巨大的损失。如果庄园法庭没能拿到足够的现金或动产来弥补可怜的欠债人应承担的偿还义务，那么谢泼德就会立即下手没收作为抵押的土地。

　　靠着这样的操作方式，谢泼德积累起了大量持有地。但他其实是个懒惰的人，因此选择用很高的租金把这些持有地租出去，而不是自己耕种。仅仅他每年的租金收入一项，就高达 40 先令之多。他极少会让赚钱的机会从自己身边溜走，即使这有时候意味着要扭曲规则。因为这样的事情，他已经不止一次与沃尔夏姆村的领主发生矛盾。比如 1336 年，他因非法砍伐、倒卖从领主处租用土地上的树木，而被庄园法庭传唤。他的行为显然不当，因为沃尔夏姆村的法律规定，树木属于土地主人，而不是租户。但谢泼德非常不愿意花钱，于是声称自己是在不可抗力之下才砍伐这些树木的，试图以此逃脱支付 5 先令的罚金。但是，大家都知道这个神父很有钱。他的对头们四处散播对他不利的传言，并向领主告密说，他拿倒卖树木的钱去买了德本汉姆附近一块自由持有的土地。

　　罗伯特·谢泼德或许无法获得眷顾拥有纯洁的心灵，但他幸而生得聪慧狡诈。就在这次受辱后没多久，他从各项投资中收入的钱财达到最顶峰，但他在教区里的威望却降到了最低点。于是他开始考虑要任命一位副手来行使自己多年来疏忽掉的精神职责。况且随着时间的推移，教区居民们旷日持久的抱怨之声已经越来越强烈，

15

使得伊克斯沃思修道院的院长也感到震动，开始出面过问。于是谢泼德就此下定决心。虽然他提供的薪俸少得可怜，但冗余的教士如此之多，争抢这个职位的够格申请人还真是不少。在这些人当中，谢泼德比较中意约翰·布拉德菲尔德。此人年富力强，经验丰富。他的选择也确实非常明智，在多年几近空缺的状态之后，沃尔夏姆村终于有一位称职的神父能以身作则引领众人了。罗伯特·谢泼德乐得让贤，约翰·布拉德菲尔德又本着造福教区居民的宗旨，很快就承担起了教区神父应行使的所有职责，也享有了相应的所有权威。

　　虽然约翰·布拉德菲尔德没上过大学，之前也没单独管理过教区，但沃尔夏姆的教区居民们很快就开始称他为约翰神父。他们如此敬称，是因为他非常博学多才，品行又值得尊敬，而且是一位非常杰出的布道者。约翰神父之后在教会中始终没有得到升迁，不是因为他不够圣洁，而是由于他太过圣洁，还因为他总说大实话，生活又克勤克俭。他总是不愿说什么奉承话，或行些贿赂好获得升职，也时不时会拒绝一些并不能直接侍奉我主的无趣职位。这一次次让他的亲友和资助者们感到失望。[3]况且他又严守原则，生活过得很艰苦，没什么享受。但他常常借用《福音书》里的话，说："如果让金子都腐蚀了，又怎能怪铁呢？"[1][4]他总会耐心地解释，这就意味着教士们言行举止必须要高于标准，才能为尘世众人立下值得效仿的闪亮榜样："如果我们信赖的神父，本应闪亮如金，却

16

---

① 作者在此借用了杰弗里·乔叟在《坎特伯雷故事集》"总引"中对一名贫穷的教区神父的刻画。这句话不是"四福音书"的原文，而是这名神父基于福音书内容而给出的譬喻。——编辑注

反而贪婪腐化，那么平民百姓们腐朽堕落也就没什么奇怪的了。"他还很喜欢给自己的助理神父①讲"糟糕的牧羊人与洁净的羊群"这个令人警醒的比喻，旨在教导他们必须要过圣洁的生活。

约翰神父播撒了大量的虔诚信念和智慧给教区居民们，孜孜不倦地管理着他们的精神需求。不论刮风下雨，他都会定期去探访他们，而且经常是走路去，即使是教区中最为偏远的地方也不在话下。他手里拿着一份名册，肩上背着一个背包，里头装着必要的仪式用具。虽然约翰神父采用了最为严厉的标准来要求自己和同事们，但他对罪人却也并不缺乏怜悯之心。他非常关心他们时常遇到的各种诱惑以及他们的弱点，并总是用体贴和善的言语来引导他们去往天堂。他布道的频率远远高于邻近教区其他神父们通常的表现。在布道词中，他很喜欢反复讲述这么一个故事：一个人去鞋匠那儿买鞋，但无论是这位顾客，还是鞋匠，都没法完全不说点谎，但他俩又都对基督圣体发誓，自己说的都是真话。但是，虽然约翰神父和善体贴，他对待那些屡教不改的逾矩者也会非常严厉。他毫不在意教区居民的社会地位高低贵贱，因为他对所有罪人都一视同仁。他用自己的行为举止树立起了一个杰出且通常无法超越的范例，不仅为自己引领的这些教区居民，而且为那些帮助他管理这个庞大教区的低级教士们。

沃尔夏姆村有超过一千个灵魂需要得到关怀疗愈，但想要与约翰神父一道工作，靠主持礼拜、组织仪式和唱弥撒（见图 3）赚钱

---

① 即 chaplain，指为某个机构服务的教士。这里指教区神父的助手，故统一译为助理神父。——编辑注

生活的教士却也不少。这些教士，无论是沃尔夏姆村还是其他地方的，大多都出身寒微。他们通常都是农民的儿子，从小就在学习方面展示出过人的天赋，引起了当地神父的注意。神父们于是就招他们过来帮忙，进唱诗班。这些孩子如果之后在学业上继续精进，品行方面也方正合宜，就会被选进村镇里的小学校上读写课，还会学一点拉丁文。之后，如果他们被视为具有进入神圣修会的潜力，就会升入由修士们开办运营的学校接受更系统的指导。约翰神父的一名助手甚至还曾在剑桥大学学习过。这些初级教士已经具有了担任神父的资格，但没能得到有俸圣职来养活自己，只能作为助理神父来想办法赚取最微薄的收入。约翰神父有两名得意门徒约翰·贝克和约翰·科比尔，出身于沃尔夏姆当地比较有名望的家庭，他们学成后返回家乡效力，这让约翰神父非常高兴。[5]

　　约翰神父本人出身于邻近的布拉德菲尔德（Bradfield）村一个贫苦农民家庭，很小的时候就显露出不同寻常的天赋。年仅 7 岁，他就因为能用拉丁文和英文背诵《圣经》中大段的祷词和文段而在村子里出了名。几年后，他的教区神父把他推荐给了贝里修道院的修士们。约翰丰富的词汇量和把握学术语言精妙之处的能力又给他们留下了深刻印象。于是他被送到这所修道院开办的慈善学校中学习。他在那里度过了很多年欢乐的学习时光，接受训练为修道院生活做准备，证明了自己既是一位优秀的学者，又是一名杰出的基督徒。但等他长到 18 岁要准备正式成为见习修士时，疑惑却产生了。他最爱戴的导师以及约翰自己都认为，他似乎并不适合过修士那种离群索居的生活。因为约翰很享受与众人为伴。与普通民众打成一片，向他们提出忠告，说服他们成为更好的基督徒，再没有比这更让他快乐的事了。在他的导师与修道院院长进行了多次不乏火药味的冗长讨论之后，决定得出了：约翰应该成为在俗教士的一员，投入到关爱引领教区居民，疗愈他们的灵魂的教区工作中去，而不是在修道院里当一名与世隔绝的修士。

导师送了约翰一本非常珍贵的书作为临别赠礼，此后这本书从未离开过他左右。这是一本皮面装订的书，名为《教士之眼》18 (*Oculus Sacerdotis*)。这是一本用拉丁文撰写的教区教士指南，作者是帕古拉的威廉①，一名非常博学的教会法博士。他的导师不辞辛劳地在修道院缮写室里，用优雅清晰的字迹在新皮纸折页上为他抄录了这本书，原稿是北边一所修道院的一名修士此前不久带到贝里来的。这已是二十五年前的往事了，但从那以后，这本装订牢固的手抄本就成了约翰最为珍视的物品，不仅因为个中蕴含的情意，甚至也不仅因为其中对一名好神父应如何行使各项职责的详细阐述，而且因为其中的意见是他十分熟悉和喜爱的，把他内心深处的信念用精妙的语言表达了出来。

约翰神父与威廉·帕古拉一样，将听取告解视为自己最为重要的任务之一。[6]对他来说，每年听取一次每位信徒的告解，绝不能草率了事，轻易授予救赎。遵照自己这本珍贵的指导手册，他学到了如何将告解当作最基本的教导与修正行为的手段。他不是单纯鼓励人们多告解，而总是花时间去了解人们罪过背后有怎样的隐衷，避免再犯。如果罪过是酗酒，约翰就会追问这个醉汉为什么要酗

---

① 帕古拉的威廉（William of Pagula, ？—1332），即下文的威廉·帕古拉，也称威廉·波尔（William Paull 或 William Poull）。14 世纪的英格兰教会法学者和神学家。——编辑注

酒；如果罪过是暴怒或由暴怒所导致，约翰就会问告解者是否习惯于诅咒人或无辜的动物，他是否相信诅咒是一宗罪过。约翰特地设计了一些问题来找出所有找他告解的人们潜在的弱点：富人、雇主、庄园官员、啤酒商、烤面包师傅等等。他要求所有男女都靠自己的双手辛勤劳动，正当地凭一天的辛劳赚取一天的报酬，并严守安息日。

在决定如何恰当救赎教众们的罪过时，约翰发现，遵循手册中列出的长名单非常有用。其中告诉了他教法规定的各种赎罪方法，以及哪些罪过太过严重，唯有主教甚至教皇才能决定救赎方式。但是，随着时间的推移，自己的经验越来越丰富，约翰神父开始越来越听从自己的直觉来行事，选择的方式也越来越灵活、富有人情味。他避免使用绝罚（excommunication），因为这会让受罚者失去教会提供的保护，不过他也不会因为信众交纳钱财而轻易免除其罪责。他更愿意根据具体的罪人、罪过来决定恰当的救赎方式。

约翰神父非常虔诚地学习了如何最好地通过盘问告解者们，来帮助他们掌握宗教知识，他也会利用这次私下会面以及每年各个周期的其他私下会面，来试探并教导教区居民们。他期望教众们能真心知晓至少两种祷词，包括《我们的天父》和《万福马利亚》，还有十四信条、七大圣礼、七善行、七美德、十诫、两福音以及七宗罪的大概内容。[7]最后，他还希望确保他们能了解天堂的主要福祉和地狱的主要痛苦。

约翰神父还总是努力为教众们给出好的行动建议。他告诉怀孕的准妈妈们，别干重活；告诉哺乳期的妈妈们一定要自己哺乳新生儿；他还关照父母们在安顿婴儿上床睡觉的时候一定要小心谨慎，防止孩子窒息。他还警告说，婴儿无人看护非常容易出事，如果婴儿嘴上盖着一块布，哪怕时间很短，也有可能闷死。[8]约翰神父也很勇于提醒那些他认为正有杀婴打算的人们，不论是出于贫困还是生性残忍，这都是一桩严重的罪过，甚至出于过失也是如此。

约翰神父会毫不犹豫地对放纵肉欲加以指责。[9]虽然他送通奸的男女去接受执事长的教会法庭审判时总是犹豫再三、慎之又慎，但他这么做并非出于仁慈，而是因为他相信自己能处理得更好。他严守自己从告解中知晓的各种秘密，但如果个中的不轨行为屡屡再犯，已经变得众人皆知，那么约翰神父就会同意进行公开的羞辱，通常采取的形式包括对违规者的仪式性鞭挞，受刑者需赤足、光头，只穿内衣，步行示众穿过圣马利亚教堂广场和周围的道路。他非常提倡教会对婚姻神益的教导，因此教区居民结婚时他总是再高兴不过了。1345 年秋天，他尤其高兴能在圣马利亚教堂主持并祝福几对出自沃尔夏姆村望族的新人婚礼。这包括罗伯特·泰勒的女儿希拉里与约翰·帕特尔的婚礼，以及艾丽斯·海利斯的女儿阿格尼丝与尼古拉斯·戈什的婚礼。虽然他总是非常慷慨地接济未婚母亲及其子女，却也竭尽所能杜绝这种未婚先孕行为，既是基于道德理由，也是因为他与村里的要人们看法一致：本教区的穷人实在已经够多了。虽则如此，但一如他生活中的其他方面一样，约翰神父的善意往往盖过了他的严厉，渐渐地大家都知道了，他曾恳求沃尔夏姆村的庄园官员们和法庭官员们尽量减轻对未婚母亲收取的"未婚生子"费。顶着相当大的批评声浪，他在凯瑟琳·库克生完一个私生子过世后，为她举行了神圣的完全符合基督教礼制的葬礼。[10]

约翰神父提供的指导建议也并不严格局限在宗教事务方案上。

他也同样将努力解决沃尔夏姆村居民之间的争端作为自己职责的一个重要组成部分。除了敦促教区居民要以能避免和减少争端的方式生活，以及在争端发生时要尽量相互理解、协调外，他还往往应邀担任调解人的角色。他的判断总是非常睿智公正，化解了很多起争端，让它们免于恶化为必然闹到庄园法庭上去的冲突。面对不满于自己所购商品的顾客，或农作物遭奔走的家畜损毁的农人，或遭受暴力袭击的受害者，他曾多次为他们评估应得的赔偿。他还常常成功说服放贷者为借贷人宽限一些时间来偿还贷款，尽管罗伯特·谢泼德极少让步。不过，虽然约翰神父全力调解，他最终总是失望，因为新的争端仍然继续在教区各处冒出，其频率和方式跟他到来之前的数十年间区别不大，在他走后数十年也依然如故。尤其是威廉·沃德比特于 1345 年夏末去世后，他的几个孩子之间爆发了激烈的冲突，他多次尝试调解却黯然无果，最终只得哀伤地放弃。（见图 4）

第 2 章

1345 年夏末

14世纪中期，当时人出生时的平均预期寿命非常低，但还 是有相当多的人活到了中年甚至老年，哪怕农民也是如此。死亡在沃尔夏姆村可比今天要难预测也难避免得多，因为大多数村民的生活条件都非常艰苦。他们不论刮风下雨都在田间辛苦劳作，却还常常缺衣少食，遇到很多常见病痛时也没有有效的治疗方法。但是，虽然世道艰难，黑死病之前的数十年里基本没有发生过让人们大量感染、丧生的流行病。

可能怎么强调"善终"的重要性都不为过，因为它对保证灵魂安然从这一世走向下一世非常关键，能缩短在炼狱中待的时间，减少在其中遭受的苦痛。[1]在中世纪晚期，临终病榻往往会被描绘为一个战场，善与恶、宽恕与定罪的力量相搏，力图争夺将死之人的灵魂。魔鬼盘旋不去，诱惑、恐吓死者，试图攫取他们的灵魂并带往地狱；而神父靠着圣职和法器的加持，依赖圣母马利亚，以及圣人们的相助，努力引导死者悔悟告解，让他们能蒙受上帝之恩，最终获得救赎。教士们在临终病榻前做的救赎和引导之举，能拯救罪过最为深重的罪人免于沉沦，但单靠这些并不能净化所有犯下的罪过。虽然生者的祈祷能帮助死者的灵魂能更迅捷地升入天堂，但净化的达成还要依赖在炼狱中承受的苦痛。

22　　根据当时的律法和习俗，生者可以遵循自己的心愿慷慨捐助财产，但由沃尔夏姆村的庄园法庭负责监督实施的严厉的继承习俗，却决定了死后大部分遗产的继承方式。持有地会均分给各个活着的儿子，女儿只有当没有兄弟时才能继承。如果有多个儿子可继承土地，那么他们合作耕种，会比将地产分成小块的、很不省力的田地更有效率。但是，兄弟之间有时会发现很难相互合作。

　　1345 年夏末，在位于萨福克郡西部的沃尔夏姆村，威廉·沃德比特快死了。[2]虽然年事已高，估计至少已经 60 岁，但威廉的身体一直很健康。可是在过去的两个星期里，他却变得越来越虚弱，发烧、腹泻，还经常呕吐。他已经有四天吃不下任何东西了，时而昏迷，时而清醒。醒着的时候，他往往也是处在一种茫然的状态中，只一个劲儿喃喃自语。在守在他床前的人们看来，他有时候几乎已经没有呼吸，心跳也快没了。家人、朋友和邻居们都聚集到他家里，守在他的床边，提供精神和体力上的支持和安慰（见图 5）。他们为他洗澡，鼓励他吃点东西喝点水，祈祷他康复——如果这是奢求，那么就祈祷他的罪过得到宽恕，灵魂得到救赎。但威廉还是在继续虚弱下去，于是人们开始讨论他是不是大限将至了。等到他终于陷入了一阵漫长而不太自然的深度睡眠，人们终于同意，是时候找来教区神父到他床前，引领他走完这最后一程。威廉的两个侄子匆忙赶到大概一英里外的圣马利亚教堂，去请来约翰神父。

神父一直在等待这一刻，此时立刻开始做准备，要引领威廉安然通过他在尘世间最后几个小时中最关键也最危险的阶段。约翰神父召来自己的助手，以及一群充当唱诗班歌手和平时帮手的男孩，又请教堂的司事庄严地敲响了教堂塔楼上的钟。约翰神父常常告诉助手们，进行最后的忏悔、圣餐和涂油礼需要有特定的经文、材料和器物，现在助手们立马着手收齐。约翰洗净并擦干自己的双手，画了一个十字后，他小心地从祭坛上拿起那个被称为圣体容器的象牙盒子。因为早就觉得威廉可能随时会离世，他早上望弥撒的时候就提前预留了一片圣餐面包在里面。他倒了一点圣油到一个小铜罐里，又把盖子上有小孔的另一个容器在油里浸了浸，之后便把两个容器都挂在了他系在腰间的腰带上。

约翰神父时不时就会对男孩们讲一下每一种材料和容器将起什么作用，并让他们牢记，在阻止想要将死者灵魂拖入被诅咒境地的邪恶力量方面，教会拥有的这些以及其他强大武器为什么是必要的。之后，他开始一点点穿上自己的法衣，精细讲究得就如同一名骑士在上战场前穿戴自己的战袍和盔甲。[3]首先是白色麻布圣衣，长度到脚踝，袖子又宽又长，遮住整个手臂，之后再在腰间系上红色的腰带。接下来，他把蓝色的无袖十字裙从头顶套上，罩住了前胸和后背，一直垂到小腿肚的位置。这之后，他庄严肃穆地拿起一件红色的长斗篷祭衣（上面还绣着金色和蓝色的丝线），把它搭在了肩上。副主祭此时已经赶到。他从祭坛后面拿出一个很大的黄铜十字架，用红色缎带将一尊刻工精良的木制彩绘十字架耶稣像绑在了上面。绑好之后，副主祭又找齐了一尊小的白镴圣爵（脚上雕有一个十字架）、一本《圣经》和一本皮面装订的礼仪书，里头有各种祷词和回应语，以及若干首赞美诗，最后，他又拿了一捆干净的白布。男孩们已经穿上了他们的白色罩衣，手拿两个手铃和两根大蜡烛（已经安装在大型抛光白镴烛台上），又把一盏插在彩绘木杆上的铁制灯笼搬进了教堂里。约翰神父再次提醒年轻的助手们正在做的事情有多么重要："灯光、十字架和手铃是要宣告神父捧着基督的圣体到来了。"他朝装着圣体的象牙盒子点头示意了一下，又说道："然后你们所有看到的人都要虔诚地跪下，念诵主祷文或你们能背诵的祷文来敬拜我主，然后应召加入队列。"

24

神父接着又将一窄条刺绣蓝布搭在了自己的左臂上，从屏风前拿起绘制得十分鲜亮的木制圣母雕像，递给了副主祭。最后，他非常郑重地双手捧起了圣体容器，满意地检阅了一下聚在一块的助手们。此时，若干教区居民也加入了他们的行列。沐浴着夏日傍晚消退的日光，一支庄严的唱诗队伍，捧着基督和圣母拥有的各种法器，从教堂大门出发，穿过教堂院子走了出去。队伍最前头是点亮的一个灯笼和许多蜡烛，男孩侍者们捧着十字架、摇着手铃紧随其后，副主祭单独捧着赐福圣母的雕像，助理神父紧抱着圣书，而约翰神父走在正中间。约翰神父双手平举在胸前，捧起基督的圣体，那圣体包裹在一条手帕里，放在象牙容器里，上面还盖着一块刚洗熨过的亚麻丝巾。这支队伍就这样坚定地朝着威廉的农舍进发了。

"哦！世界之光，我父之名，真正的殉难者，鲜活的肉身，真正的上帝，真正的人。哦！基督的肉身，为我而蒙难！哦，基督的肉身啊，让你的血来洗刷我的灵魂吧！"[4]

聚集在道路两旁的村民们一边祈祷一边跪拜着迎接游行队伍，在傍晚昏黄的日光里，许多人尾随着游行队伍前行。正如约翰神父已经宣告的："凭低伏的头颅、虔诚的心灵和高举的双手，良善的人们将看到，面包所象征的荣耀之王正出现在他们中间，而他们的一位邻居将踏上告别尘世的旅程。"[5]

聚集在威廉病榻前的人们听到游行队伍到来的声音，显然受到触动。有人轻轻捏了捏威廉的手。他睁开了双眼。

约翰神父让游行队伍停在威廉躺着的昏暗房间门口，又叫人把窗板打开一点，让夕阳的最后一缕光线能透过缝隙斜照进来。随后，他捧着十字架走到威廉窗前。神父站在床尾面对着威廉，阳光就在神父身后闪耀。他说："我以救世主之像赠予你们；你们要记念他，为你们得到安慰，要顺服他，因他替你我而死。你们要照着这像敬拜你们的救世主，追想他是为你们所犯的罪过而受害。"[6]

约翰神父微笑着看向威廉，把受难耶稣的雕像放到这个将死老人近前。雕像上，耶稣的金发被绿色荆棘王冠上滴下的鲜血弄脏，他象牙白的躯体上，醒目的红色伤口残酷地撕裂开来。约翰鼓励威廉专心看着雕像，尽力跟着他念："我知道你不是我的神，而是他的像，为了让我更加记念他才造了这像。主啊，天地的父，你的儿子我们的主耶稣基督是为我们而死，所以造了这像；我把像立于你和我们的恶行之间，为了我们应得与不应得的，敬拜耶稣基督的圣体。"[7]

约翰神父用镇定人心的声音询问床前众人，威廉是否已经安排好了身后诸事，分好了遗产，并耐心地解释道，这非常重要，将表明威廉是否已自愿切断了与尘世的瓜葛。众人点头说，威廉已经安排好了后事；但有两名邻居却小声说道，威廉做出的遗产安排，让他的三子一女之间生出许多怨愤纠纷。

约翰叹了口气，只好转而专心引领将死老人的灵魂就位。他注意到威廉此时神志清醒，注意力也很集中，于是开始进行"七问"（Seven Interrogations）："你是不是全心全意虔信信条与《圣经》，行诸事皆遵循圣教会真正的神圣导师之教诲，鄙弃教会谴责的种种异端与谬误？"[8]

威廉点头表示赞同。

"你是否知道自己多频繁，以何种方式，以及多严重地冒犯了把你从无到有创造出来的主？"

威廉又点了一下头。

"对于你有违上帝的崇高、慈爱和良善而犯下的所有罪过，对于你本可以做却没做的所有善事，对于你摈弃掉的所有好意，你是不是打心底里感到遗憾？而且这种遗憾不仅是因为畏惧死亡或其他病痛，还出于对上帝的爱以及正直的内心？"

威廉用微弱的声音回应道："是的。"

"如果你能免于一死，你是不是决心要改善自己，让自己再也不会有意犯下不赦之重罪（mortal sins）？"

"是的。"

"出于对耶稣基督，那位你希望求得宽恕的主的爱，你是不是会彻底原谅无论以言语还是行动伤害过你或带给你痛苦的所有人？"

威廉的头似乎没怎么动。

"如果你没有其他方式能让主满意，你是不是会抛下自己所有的财产，弃绝你所有的尘世物品？"

威廉点头了，但多少有点不太情愿。

"你是不是全心全意相信基督是为你而死，以及若非凭着基督受难的荣耀你永远得不到拯救，另外你是不是尽心竭力地感谢上帝？"

"是的。"

约翰神父察觉到威廉有那么一刻的不情愿；为了威廉的灵魂能永远住在天堂，与全能的神及其神圣的随从们同在，他又进一步追问这个将死老人。他是不是总是诚实地计算出应该交给教会的什一税，并全额安排交付？他是不是应该叮嘱付几先令，补齐曾经不明智地赖掉的那些什一税和其他税费？

威廉疲惫地表示了同意，但神父并没有就此罢休。威廉虽然出身"维兰"家庭，因此法律地位很低，但很富有，属于村子里比较有权势的人。按照法律上的说法，威廉和他的"维兰"同伴们从来都不会遭受领主的抽打鞭笞，因为如同在萨福克郡其他地方一样，沃尔夏姆村的社会关系主要是靠习俗来维持，而不是任由领主们肆意妄为。威廉拥有大量持有地，其中大多数他都只付了很少的现金给领主，不过以劳役和其他税费支付的要更多些。大多数土地权利是从他父亲那儿继承来的，但在有生之年，他也有条不紊地通过精明的购买措施，获得了更多的土地。有时，一些更穷苦的农民借了他的钱但无力偿还，他就乘机收走他们的土地。威廉会在儿子们以及雇工（laborer）的帮助下耕作部分田地，但也会利用这个熙熙攘攘的村庄缺乏田地和住房的情况，以很高的租金把部分田地和农舍租出去。

作为佃农中的拔尖户，威廉时常担任庄园领主的代理人，例如庄头、看守官和收租官[1][9]。这能给他带来收益和权力。但在行使这些职位赋予的权威之时，威廉也会与村民们发生冲突，严酷地对待他们。虽然威廉算不上人见人厌，也谈不上不公正，但约翰神父还是从村里流传的故事当中知晓，他偶尔会利用职务之便，以极高的利息借钱给有困难的人，对于货款则拖延支付或者少付。村里的人们还牢牢记得，威廉年轻时很有才干，却也肆无忌惮、野心勃勃，有一次曾跟伊普斯威奇的一名富裕批发商约翰·鲍德闹出了好大的纠纷。鲍德有一次因为生意到沃尔夏姆村，发现了威廉的经商才能和旺盛精力，于是开始跟他合伙。鲍德给了威廉 8 英镑，要威廉帮他在当地投资。这在当时可是一大笔钱。但是，威廉投资的谷物和羊毛生意风险很大，后来因为价格下跌损失惨重。本金亏了好多，威廉也因为没法提供正当的解释而被控有罪责。

虽然过去犯下了这样的罪过和劣行，威廉却挥手让神父别问了，顽固地否认自己一生中有什么需要做出补偿的严重过错。威廉不听焦急的儿子们一再敦促，开始生气起来，嚷嚷道："对我不好的人，可比被我错待的人多得多，有些人对我实在太过分，我永远也不会原谅他们。"他开始一个个列举名字，但神父阻止了他并催

---

① 如前注所述，中世纪的西欧乡村，基督教教区跟庄园、村庄三者并存。而在公共事务上，则存在庄园与村庄的双重管理。其中庄园存在管家制度，大总管（Steward 或 Seneschal）为庄园管家头领，若是占有多个庄园的大领主，还会下设若干管家（bailiff 或 sergeant）。管家由领主雇用，不过实际管理村庄公共事务的，却通常是在庄园大总管主持的庄园法庭上由村民选举产生的庄头（reeve，也译为村头、村官）。庄头近似村民群体与领主的中间人，选举时常常遭遇领主干涉。庄园法庭还会推举此处的庄园看守官（hayward，也译为农事官、家畜围篱管理员），以及后文的护林员（woodward）、小吏（beadle）等。可参考侯建新：《西欧中世纪乡村组织双重结构论》，《历史研究》2018 年第 3 期。——编辑注

促道："抛开对冒犯过你的人的怨怒，要牢记，光靠你自己行的善事是不够的，只能仰仗基督的大爱。"

这时，威廉索性闭上了眼睛，拒绝再回应。他又躺平回床上，念念有词，时不时叹一口气。在场的每一个人都开始担心起来。威廉本来已经忏悔自己的罪过、确认自己的信念、抛开尘世间不值得拥有的财产，将自己交给了基督，马上就能避免被罚入地狱了，但现在，他的灵魂又再次岌岌可危。

神父召唤聚在床前的家人、朋友和邻居们聚拢到他身边，对他们说："垂死的人，病得奄奄一息时脾气最大，最暴躁，比他们一生中任何时候都要厉害。[10]恶魔发起的最险恶的进攻，这最严厉的风暴正袭向他们！我们应知晓，这些坏东西最渴望在垂死时刻来引诱人们，要在最后一刻让人们屈服，让他们不得善终，只能下地狱。"

约翰神父继续向正全神贯注倾听的众人说道："这房中就有看不见的恶灵，甚至就停在威廉头下的枕头上。[11]他们会与神圣教会作对，争夺他的灵魂，阻止他把愿望好好说出来，让他曾犯下的所有罪过一一浮现，催生他的绝望情绪，并威胁说要把他的灵魂拖入地狱。但依靠神圣教会的仪礼，凭借圣母施以援手，振奋精神，还有圣人们以及所有忠实信徒（也包括今天在场的各位）的祈祷，恶灵们肯定不能如愿，只能被驱赶逃离。"

约翰神父一边说，一边把色彩鲜亮的"圣母子"木雕像递给威廉的小儿子，让他捧着站在他父亲的头那一侧。圣母马利亚的雕像两颊呈健康的粉红色，有着亚麻色长发、和善的蓝眼睛与微笑的红嘴唇，在摇曳的昏暗烛光和夕阳的照耀下，栩栩如生，仿佛就立在

28

威廉身旁。她悲悯而不失威严的神情，搭配着衣襟飘飘的红色华丽长袍，上面还装饰着金边蓝色玫瑰和十字架，既亲切又庄严。正如约翰神父所说："因为慈悲的圣母将对圣子祈祷，为他在天堂谋得一席之地，且作为地狱女皇，她拥有管束恶灵的权力，令他们不再拘禁他的灵魂。你们走开吧！让他安息！"（见图6）

约翰神父一边说，一边拿起洒圣水器往房中四角洒圣水，在床前众人眼中，这里的气氛几乎顿时祥和多了。[12]于是，在儿子们焦虑的三催四请之下，威廉终于不情不愿地承认，多年前与帕卡德家因为欠债而爆发的激烈争吵（此后两家结下世仇），双方都有过错。[13]但是，无论约翰神父怎么努力，威廉也不肯原谅艾丽斯·帕卡德曾打裂自己老婆的头，称只有他过世的老婆当年在世的时候才有权原谅艾丽斯。威廉的大儿子提醒他，十多年前，他拒绝把买大麦的钱付给亚当·赛尔，态度非常恶劣，导致赛尔一家冬天非常难熬，他家的小女儿也死了。威廉点头同意付给亚当的寡妇12便士作为赔偿。最终，在约翰神父的一再敦促下，他终于同意，要公开恳请上帝宽恕，也请自己曾有意无意冒犯过的人们宽恕。

约翰神父对自己已经竭尽所能挽救一个灵魂显然感到很满意，于是很快宣布赦免威廉："我，由全能的父神、蒙福的使徒彼得与保罗以及教会授权，已赦免你向我承认的罪，还有你已忘记的涉及他人之罪。奉父、子、圣灵之名，阿门。"①[14]

---

① 此处为拉丁语。原文为：Ego auctoritate dei patris omnipotentis et beatorum apostolorum petri et pauli et officii michi missi in hac parte absoluto te ab hiis peccatis michi per te confessis et ab aliis de quibus non recordaris. In nomine patris et filii et spiritus sancti, Amen。——编辑注

威廉终于获得安宁，这让他的家人和朋友们都松了一口气，他也筋疲力尽地躺回了床上。威廉虽然已经说不出话，但还是成功地表示，为了补偿那些过往，将捐赠 2 先令，在教堂里供奉一盏圣母马利亚长明灯，还要捐助 12 便士修葺教堂后门，因为门上的橡木已经裂了，风吹过时会发出呼呼的尖锐声响。[15]此外，在他下葬那天，他还会捐助 4 先令救济金给村里的二十四名穷人，七天后再捐出同样的数额。这些承诺让在场众人都如释重负。

"我将我的灵魂交予天主手里。天主，真理之神啊，你救赎了我。"神父鼓励威廉跟着他念诵第 31 首赞美诗的语句，但威廉并没有动。于是神父和助手们迅速离开，让威廉独自宛如沉睡般躺在那里。根据以往的经验，约翰神父判断威廉已经死去，于是用低沉但富有共鸣的声音宣布："灵魂已经交予天主之手……"①助理神父、副主祭和其他助手们一起唱起赞美诗。约翰从别在腰带上的烧瓶里倒出少许油到自己手掌上，点了些在威廉的前额、手背和脚上，为他行了膏礼，让罪过的赦免和灵魂的守护都得以永恒。随后，他转向窗户，背对房间里的众人，将那只珍贵的象牙盒子高举过头，轻柔地说："Hoc est corpus meum（这是我的身体）."约翰把盒子交给一名助手，转过身向着房中众人，从一块面饼上掰下一小块，又再次说："Hoc est corpus meum."他把小块面饼放进威廉嘴里，轻轻地摇了摇要唤醒他。围在床前的其他人都跪了下来。

约翰神父把剩下的面饼放进自己嘴里吞了下去，但威廉的下颚却没有动，也没有吞咽。[16]神父等了几分钟，用手指把面饼块往威

①　此处为拉丁语。原文为：In manus tuas。——编辑注

廉嘴里又推进去些。让众人大感惊惧的是，威廉咳嗽起来，面饼块从他嘴里滑出来，散落在嘴唇和脸颊上。但约翰神父还是很镇定，细心地把所有散落的碎屑都集齐，一起放入一个小酒杯里。他已经事先往里头倒了一点葡萄酒。在一名助手提醒下，约翰又在威廉胸前找到另一点碎屑，加到酒里。他微微抬起威廉的头，让威廉的嘴张开，然后倾斜酒杯，把葡萄酒和面饼碎块都倒进威廉嘴里。然后约翰神父把威廉的嘴紧紧合上，威廉慢慢吞咽了下去。威廉终于吃掉了面饼，约翰神父感到很满意，拿起酒杯喝掉了剩下的酒。

不到一个小时后，威廉就死了。人们先后放了一根麦秆和一根羽毛在他的鼻孔和嘴巴上，确认他真的已经停止了呼吸，然后脱下他的衣服，洗净他的身体，同时小心翼翼地注意不擦掉任何一点圣油。然后，遗体被移放到一块干净的白布单上。布单上已经先用炉灰画出了一个十字。威廉的手被交叠摆放在胸前，白布紧紧地裹住他，系紧；按照一个邻居的说法，这表示他已经"通过真诚的悔悟和赦免，摆脱了罪过"。[17]

包裹好的遗体被抬到了从厨房里搬来的一张大桌子上。遵照威廉的遗愿，桌子四角都放上了点燃的细长蜡烛。威廉的儿子们整晚都在守夜，第二天村民们陆续前来致哀，为死者祈祷。人们都一致满意地认为，威廉得了善终。

丧葬礼在威廉过世前不久已经安排好了。一名助理神父来到家里，跟家人们确认，遗体第二天会送到教堂，后天下葬。他们估计来的人会很多。从威廉家到教堂的游行队伍应该很长，葬礼之后会接着举行一场大型宴会。蜡烛买好了，灵车的车夫雇好了，食物和饮品的购买与准备工作也已经开始。

中午刚过，威廉的遗体被放入了一辆上好马车上的棺材里。这辆马车在沃尔夏姆村经常被用作灵车。棺材上盖着一块紫色的罩布。很多乞丐和贫民为了获取些许赏钱，都跟在马车的四周和后面，他们穿着洁净的罩衣，有的还举着火把或蜡烛，其他人就只拿着木制的十字架。一名助手拿着一个铃铛走在马车前，边走边摇，发出沉郁的钟声。另一名助手扛着一个大的黄铜十字架。马车后面跟着一个来自沃尔夏姆村和邻近的吉斯灵厄姆村的教士团，再后面是亲戚、朋友和邻居们。游行队伍刚出发时，圣马利亚教堂的钟声只能远远听见。游行队伍发出响亮的、充满情绪和张力的声响，哀叹声、祈祷声和唱诵"悔罪诗"的肃穆声音不绝于耳。通过这样的方式，威廉又再次跟亲戚们乃至整个村庄的人们融合在了一起，村庄也和教会融合在了一起。

到达圣马利亚教堂后，包裹着罩布的棺材由六名贫民抬到了过道上，放置在祭坛前的一张长条桌上。桌子四角点着蜡烛。威廉的遗体一整天都停放在那里，直到晚祷时分随着七篇"悔罪诗"读响，《亡者日课》（the Office of the Dead）的晚祷开始了。空气中弥漫着香火气息，一名教士用从教堂后院灌木丛里采来的牛膝草枝条，往棺材上洒圣水。

"求你用牛膝草洁净我，我就干净；求你洗涤我，我就比雪更白。"[18]

念完这段后，接下来是念"我要在生者之地取悦于主"①。一

---

① 此处为拉丁语。原文为：Placebo Domine in Regione Vivorum。——编辑注

名教士会带着三位贫民一道念诵。每一位贫民都会因为能凭记忆背诵出至少部分段落，而另外获得 1 便士赏钱。一名神父会整夜守着遗体，做守夜祈祷。威廉的儿子们专门雇了他来干这件事。日出后不久，日场就开始了，首先念诵的是"我的天主，求你在你的眼前指引我的道路"①，随后是《受难诗篇》（Psalms of Passion）。早餐之后，庄严的安魂弥撒举行，为着安抚威廉的灵魂。

进行这些环节时，约翰神父都得了沃尔夏姆村基层教士以及从邻近教区来的两名辅祭人员的帮助。教堂会众除了沃德比特家的人之外，还有大群教区居民。下葬的时间临近，教堂钟声敲响。两名男孩摇着手铃去通知整个教区，威廉要下葬了，催促人们开始为他祈祷。

这天天气晴好。教堂后院洒满了阳光。棺材被抬了进来。一处为威廉准备的墓穴已经掘好，就紧挨着他双亲安息的地方。棺材敞开着放在墓穴一侧，威廉裹着裹尸布的遗体就躺在里面。教堂会众逐渐增多，约翰神父左右看看，观察所有人的情况——低声交谈、流泪、祈祷——并号召他们："瞻仰遗体，为之哭泣能让人思考自己的死亡，是驱逐罪过的最佳助益。每个男人、每个女人都应为此做好准备，因为我们终有一死，而且并不知道会多快来临。"[19]

约翰神父举手示意大家安静，随后开始布道："威廉活了接近七十个春秋，但任何人哪怕活了上百年，当他面临死亡时，也会觉得自己似乎仅仅活了一小时。[20]极少有人能提前为死亡做好准备，哪怕是教士和虔信者也一样，而他本应这么做。[21]因为每个人都觉

---

① 　此处为拉丁语。原文为：Dirige Dominus Meus in Conspectu Tuo Viam Meam。——编辑注

得自己能活很久，并不相信自己马上就要死去。威廉拥有过田地和钱财，还有一座大房子，但现在他将拥有的，是一条屋顶能碰到他鼻子的过道，以及一件泥土和蠕虫做成的睡衣。[22]

　　"被送到教堂来，随后又要送入墓地的一具遗体，这对我们所有人来说都是一面镜子。[23]上帝赐予了他应得的怜悯，赋予了他永恒的赐福。但是，善良的人们啊，你们应该懂得，这具遗体能送到教堂来，是出于三个原因。首先是要向我们表明，他在生前对上帝、对神圣教会都谦卑而服从。但是，出于傲慢，他也常常会违背上帝，做下错事，如同我们每个人可能会的那样；因此，在弥留之际，他将自己的灵魂交到上帝手中，将他的躯体交给神圣的教会。正如母亲不会抛弃顺从自己的孩子，神圣教会也会接纳每一个人，只要他愿意遵从它，且出于改正自己的目的，愿意承认自己的罪责。

　　"第二个原因是，人源自大地的尘土，死后也会很快散发死亡的气息。于是，我们把遗体带来，放入神圣的土地当中；因为每具躯体本是尘土，来自尘土，活在尘土之上，而最终，也要埋葬在尘土之中。"

　　这时，威廉的遗体被从棺材里抬出来，慢慢放入墓地。约翰神父时不时往遗体上洒上圣水。约翰神父总是乐于教导自己所管理的教众。他宣布："他裹着白布，表明他已经清洗干净，也通过诚心忏悔和神圣教会的宽恕，摆脱了自己的罪过。他的头朝着东面，就能更加容易看到基督。因为基督在审判日那天将从东方显现。他头上放着一个木制十字架，表示他完全有权利通过基督的受难得到拯救。正是为了他，基督死在了木制的十字架上。为了让魔鬼无力侵

33

入他的坟墓，我将为它洒上圣水。因为魔鬼们常常能够骚扰那些未能如威廉一样，得到神圣教会的完整圣礼的遗体。"

墓穴在一点点填上土，约翰神父也在继续说着："把威廉的遗体带来神圣教会的第三个原因是，这样他就能得到神圣教会的祈祷和祝圣声的庇佑。因为我们会特意为所有安息在教堂里或教堂后院的人们，以及被带到教堂来的人们祈祷，圣母的愉悦也将带给他们极大的抚慰，让他们获得新的力量。恶灵们只好叫嚷着飞走，因为他们无法如愿得逞。

"因此，善良的男女们，你们将知晓，因着这三个原因，遗体才被送到神圣教会安葬。因此，每一位明智的男女，为自己做好准备吧。因为我们所有人都终有一死，而我们并不知道会多快来临。"

教堂墙边的草地上放着几张长条桌，这时已经摆满了大量啤酒、面包、烤肉和动物肝脏。任何想要来祭拜威廉的人都可以享用。宴会场面非常壮观，但老一辈的客人还是如在这种场合常做的那样，以敬畏的语气讲起了十六年前去世的威廉·莱内的葬礼和后来祭日的场面。他可是沃尔夏姆村这么多年来出过的最有钱的"维兰"。那天一共烤了六头阉公羊、四只乳猪、十二只鹅、二十只小公鸡和一整头阉公牛，都撒上了稀有香料调味；上好的啤酒像水一样放开来喝；光是做面包用的小麦就花了 9 先令。[24] 参加仪式的有超过两百人。莱内葬礼那天再加上一星期后安魂弥撒那天，给穷人发了大概 500 便士赏钱。同样令人惊叹的还有，他留了至少 60 先令，让人在他死后一整年时间里天天为他做安魂弥撒，还留下详细的指示，派人去兰开斯特的圣托马斯（St. Thomas of Lancaster）神龛朝圣。这位圣托马斯于 1322 年因叛国罪在庞蒂弗拉克特城堡（Pontefract Castle）被斩首。

没过多久，老人和妇女们聊天的话题就转到了莱内当年的逸事：先是支持叛乱的伯爵①对抗前任国王，没能成功；但四年后，他和其他村民又援助了伊莎贝拉王后和莫蒂默的军队。当时这支队伍一夜之间就出现在村子附近，正要行军穿越萨福克郡前往废黜邪恶的国王。②

威廉·沃德比特虽然在财富和威望上都可傲视同辈，但与威廉·莱内这样富有传奇色彩的村中前辈比起来，就不可避免地黯然失色了。不过，沃德比特的死还是村里的一件大事。他的葬礼宴会也被人们认为办得不错。七天之后，教堂里的安息礼完毕后举行的招待亲朋好友的晚宴也获得了好评。在两次仪式举行之间，庄园庄头威廉·哈维斯到访沃德比特家，来收取威廉的一匹驮马。威廉的儿子们之前已经同意以这匹马作为交给领主的遗产税。神父的一名仆役也来了一趟，带走一头阉公牛作为教会张罗丧礼的报酬。

约翰神父常常说："灵魂是靠祈祷才被拉出炼狱的。"威廉的灵魂因所有来到教区教堂祈祷的人而不断得到援救。他的儿子们已经付了钱让教堂每天为父亲专门念安魂弥撒。之后的几个星期里，为所有逝去的教区居民灵魂举行的集体祈祷礼仪，也会特意提到威廉的名字。在约翰神父的敦促下，威廉的子女还在葬礼举行之前付了

---

① 即上面提到的圣托马斯，系兰开斯特伯爵。——编辑注

② 这里指的是英格兰国王爱德华二世执政末期的事情。爱德华二世任用宠臣，统治无方，王后伊莎贝拉一怒之下跑回娘家法国，在那里与被爱德华流放的贵族罗杰·莫蒂默两人联合各方反对国王的势力，集结起一支军队，于 1326 年攻入英格兰。1327 年，爱德华二世被废黜，并在王后的逼迫下传位给他们的儿子，是为爱德华三世。——译者注

一小笔钱，在明年夏天祭日时为父亲举行一场专门的悼念弥撒。他们还大致制订了计划，弥撒结束后，要为参加仪式的亲朋邻居以及教区里的部分贫民和病人举行一场讣告宴。这样的话，威廉的灵魂就会因为生者的祈祷持续得到帮助。

第 3 章

1345 年秋至 1347 年冬

　　中世纪晚期英格兰诸多庄园法庭的诉讼记录，有大量写在皮纸卷上保留了下来。[1]其中的每一卷都包含着大量的信息。虽然这些信息大多是有选择性的、片面的，而且具有法律诉讼记录都有的明显缺陷，但仍然为我们提供了一扇独特的窗户，能一瞥当时寻常百姓的生活。沃尔夏姆这个大庄园归休爵士和罗丝·德萨克斯汉姆女士共同所有；较小的高厅庄园在1347年尼古拉斯·德沃尔夏姆①去世之前为他所有，之后属于埃德蒙·德韦尔斯和他的姐妹马格丽。两座庄园在14世纪40年代和50年代的庭审记录，几乎毫不间断地保留了下来。这些记录能用来帮助我们，一瞥超过650年前生活在萨福克郡这片乡村区域的人们的生活。

　　两座庄园留下了数千卷账簿。其中记录下了庄园领主的直领农场上种植的各种谷物的产出和价格明细。记录显示，1346年的收成非常差，价格大幅上升。根据全国范围的统计数据，之前的二十五年里仅有一年的收成比这更低，由此出现的食物

---

① 即前文的尼古拉斯·沃尔夏姆爵士。——编辑注

短缺迫使小麦价格飙升了 70% 多。在这样的影响下，贫困加剧。许多小土地持有者本来借了钱想熬过去，期望到丰收后靠卖出粮食还债，但粮食歉收让他们根本没有余钱还债，只好卖掉土地求生。第二年，粮食收成再次大幅低于历年平均水平，雪上加霜。

36　　　但值得高兴的是，1346—1347 年间，英格兰在对法国及其盟友苏格兰的战斗中取得了重大胜利。1346 年 8 月 26 日，爱德华三世和他儿子"黑太子"领兵在克雷西以少胜多，取得了对法军的一场决定性胜利。10 月，大卫·布鲁斯[①]率领的入侵军在达勒姆被兵力占优的英格兰北方贵族联军阻截，在内维尔十字战役中惨败。受到这些胜仗的激励，爱德华三世集结起一支庞大的军队，围攻了法国北方重要港口加莱，并于 1347 年夏天将其攻陷。

　　黑死病到底是怎么起源的？历史学家和医学家们对此还有争论，但它应该源自以今日蒙古为核心区域的亚洲中部高原上的啮齿动物，这一点却已经得到了相当多人的认可。这场流行病的暴发，可能与一长串大型生态灾害相继发生有关，其中包括地震、洪水和饥荒。发生时间贯穿整个 14 世纪 30 年代，以及40 年代早期。多种拉丁文和阿拉伯文文献均有记载。人们更加确定的，是这场流行病向西往欧洲传播的方式和时间点。当时留下的数量繁多的文献均可佐证。我们得知，1346 年间，它在

---

① 即苏格兰国王大卫二世（David II of Scotland，1324—1371）。——编辑注

里海西北沿岸和顿河流域肆虐，到了下半年，已经南进到高加索地区，西进到黑海区域。在接下来的几个月里，这场流行病在西方和东方都陆续暴发，于 1347 年春袭击了君士坦丁堡，传播到今天的土耳其、马其顿和希腊一带，又南下到叙利亚、伊朗和伊拉克地区。到晚秋时节，它已经扩散到亚历山大港，并沿着地中海南岸肆虐。

　　西方的编年史家们，主要关注的自然是这场流行病在西方的推进过程，他们大多认定，西方的首次暴发是在西西里，最早的感染迹象出现在 1347 年 10 月初。最为著名的文献记载当中，有一份出自皮亚琴察的加布里埃莱·德穆西（Gabriele de' Mussi）。其中写道，这场瘟疫是由一支热那亚舰队带来的。他们从黑海沿岸克里米亚半岛上的卡法港（今费奥多西亚）逃到此地。而把瘟疫带到卡法的，则是一支围攻该城的金帐汗国军队。攻城的士兵因为这种致命的流行病而大批死亡，死者尸体被抛入了城墙里，于是感染了城中居民，以及聚居此地的热那亚批发商。①

　　今生的行为，会怎样决定身后的命运？能提醒沃尔夏姆村的民众想起这个问题的东西比比皆是。他们经常会想到罪过、地狱和炼狱。教士布道的时候总是会大讲特讲，没有洗清逾矩和邪恶的灵魂辞别尘世后会遭遇怎样的命运。为了防止有些人还是会忘记，圣马 37

① 根据记载，金帐汗国军队是用投石机把染疫死亡者的尸体抛入城中的。虽然德穆西的说法流传已久也影响最大，但新的研究表明，早在卡法围攻战之前，黑死病就已传播到意大利和法国南部。——编辑注

利亚教堂祭坛上方的拱门上，用鲜亮的色彩描绘着末日审判的情景，十分显眼，任何走进教堂的人总能看到描绘没有赎清罪过必定付出的代价的骇人画面。[2]拱门的最高处，无比庄严的上帝坐在恢宏的宝座上，凌驾于拥挤的人群和精美的建筑之上，脚边围绕着十二位门徒。上帝显得比常人更高大，摊开双臂，象征着他令人敬畏的权力涵盖寰宇。他的右手边是天堂，左手边是地狱。这名画家构想的天堂绿草成茵，天空碧蓝，还有太阳、流水和鲜花。天使们吹响号角，召唤已经在炼狱待满时日的灵魂升入这片田园牧歌般的土地，沐浴永恒的福祉。你可以看到这些人到处都是，洁净、赤裸、面带微笑，纷纷从地上黑暗的洞穴中升向灿烂的日光处。而与之形成骇人对比的，是上帝左边的地狱之门入口的景象，可怕得让人受不了。恶灵成群聚集起来折磨那些灵魂，将它们抛入绝望的境地，然后把它们圈锁在一起，拖拽着扔到可怕的恶龙张开的巨嘴里，或投入永恒燃烧的熊熊烈火当中。（见图 7）

可是，信仰与恐惧的力量虽然强大，却仍不足以威慑村民们过上无可指摘的生活。沃尔夏姆村的居民与其他地方的人们一样，无论年龄多大，都会争吵、说谎、欺骗、偷盗和通奸；他们赖账、放高利贷，卖东西的时候以次充好，买东西的时候又斤斤计较，侵占别人的财产，毫不在意或恶意允许自家的牛、羊和鹅四处乱跑。这些犯罪与劣行有些被记录在了庄园的卷轴里。1345 年 11 月间，沃尔夏姆庄园的庭审记录了一百多件案子，包括沃尔特·富勒的牛乱跑，造成庄园多处田埂大面积损坏；还有来自阿什菲尔德（Ashfield）的罗伯特·法默的两个儿子，罗伯特和约翰，在领主的兔子窝附近被抓住了，他们当时正在放狗捕猎、设各种陷阱。

38

　　村民们总是没法友善地彼此相待，尽管约翰神父竭尽全力去调解，但争吵、欺骗和不公正（包括真实的和想象出来的）还是层出不穷。这让他非常沮丧。沃尔特·库珀和托马斯·贝克是近邻，以前还是朋友，但在威廉·沃德比特死前的几个月里，他们之间的激烈争吵已经持续了好几个月。[3] 争吵的主要原因是，双方都宣称，对方的牲畜给自家的土地造成了破坏。1345 年 7 月 25 日，沃尔特告上了法庭，指控托马斯非法侵入他人土地并造成破坏。法庭适时的中间判决倾向于沃尔特，罚了托马斯 3 便士。但托马斯决心不能让事情就这么了结，于是反过来指控沃尔特。法庭极不情愿地组织人手去调查他们之间鸡毛蒜皮的争端。调查组的成员们跟托马斯和沃尔特都很熟，11 月时他们向法庭报告称，打算让双方共同承担责任，各罚 4 便士——托马斯是因为放任自家的羊侵入沃尔特的牧场，造成沃尔特家相当于 9 便士的损失；沃尔特是因为让自家的牲畜随意进入托马斯的谷物地，造成了相当于 15 便士的损失。托马斯因为沃尔特让自己蒙受的损失更大，但自己和沃尔特的罚金却相同，感到非常生气。于是他又马上指控沃尔特拒绝归还之前借的两个老木桶，成功地让沃尔特又被罚了 2 便士。但是，事情到了这一步，庄园看守官和约翰神父都觉得已经闹够了，而且争斗双方又面临再被罚款的压力，于是被迫庭下和解，结束了这场争端。

　　不过，要论争吵的酷烈程度，极少比得上威廉·沃德比特的几个子女之间闹的家产纠纷。[4] 威廉不是自由身，而是尼古拉斯·德沃尔夏姆爵士的"维兰"，因此，他那些数量可观的持有地要传给自己的子嗣，必须得到领主的正式同意，并记录在案。1345 年 9 月

24 日，聚集在法庭里的人们适时听到了当庭宣示：威廉死时经营着庄园主的三块不相连的地块，总面积为 16 英亩，外加两所宅子和附带的园地。由于之前已有一匹驮马作为遗产税被收走，所有这些土地都获准遵循当地的习俗，均分给威廉的三个儿子：约翰、沃尔特和小约翰。三兄弟随后被召到庄园大总管那里，宣誓效忠领主，大小约翰跪下来，宣誓效忠并顺从尼古拉斯爵士。沃尔特住得离沃尔夏姆村有些距离，这时候还没有赶回来继承自己的那份，于是大总管下令，目前他的那份先由庄园庄头代为管理，其间的产出都归庄园领主。

法庭的下一项裁决就争议更大了，它涉及威廉从理查·戈瑟拉尔德那儿终身租用的一所宅子和 5 英亩土地。威廉一死，也就意味着租约终止了。但因为戈瑟拉尔德还没有来到庄园收回自己的土地，领主表示同意以 2 先令的费用，准允大约翰和沃德比特继续租用这些土地，也由此将他们的弟弟排除了出去。

村里的人都知道，早在他们的父亲过世之前，沃德比特家的几个孩子之间就已经关系不太好了，之后更是越来越糟。不过，威廉刚死，他唯一的女儿阿格尼丝就带着一辆运货车到父亲家，拿走了本应传给她兄弟们的大量值钱财物。听到这个消息，参加庭审的人们还是为之一惊。此外，据说之后阿格尼丝还违抗领主管家的命令，把这批财物运出了沃尔夏姆村。既然证据确凿，法庭于是宣判，她的哥哥约翰有权继续保有为了报复而夺来的本属于阿格尼丝的谷物和牲畜，如有必要，还可以抢夺更多，直到阿格尼丝应诉。事情解决。

在那天随后的审讯中，阿格尼丝这么做的原因变得更清楚了。

39

法庭得知，父亲所有的财物和土地都分给了几个兄弟，这让她非常不满。加之庄园管家告诉她，他亲眼见证了阿格尼丝的父亲在去世前几天，向她大哥约翰的两个女儿遗赠了一英亩外加一平方杆①的土地。这让她的怨怒集中爆发了。

新年伊始，沃尔特·沃德比特终于回到沃尔夏姆村，接收父亲 40
留给他的那份土地。但他发现，自己打算住的那座农舍的门被领主的管家封了起来，于是就不经许可弄开门搬了进去。因为这个举动，他在下一次庄园法庭上因不敬被罚了 18 便士。或许因为沃德比特三兄弟都太专注于父亲的死及分配遗产事宜，虽然三番四次收到征召，他们中却没有一个人前去为领主的直领农场干活。他们因为自己的失当行为又被狠狠罚了一笔。

在接下来的几个月里，几兄弟没能心平气和地分好他们继承的数量可观的遗产，沃德比特家还在纷争不断。到 4 月，小约翰决定，他不想和两个哥哥紧挨着耕种了，于是同意把自己继承的田地以每年 5 先令的价格租给沃尔特。家庭内部的协议本来极少会正式记录下来，但因为小约翰实在不太相信自己的哥哥，不仅坚持要让双方的协议在庄园法庭留底，而且要在协议里明确写出来：沃尔特要遵循各项常规的耕作程序，包括施肥，要让土地的状况一直维持得像接手时那么好。

约翰神父一直希望沃德比特几兄弟能达成和解，但第二年 8 月发生的事情，让他的希望几近破灭。当时，为了他们的父亲逝世一周年，几兄弟在圣马利亚教堂举行了特别的安魂弥撒，之后举行了

---

① 杆（rod 或 perch）为长度单位，等于 5.5 码或 5.03 米。——编辑注

宴会。就在这样的场合，几兄弟居然在主桌上大打出手，让所有在场的人看了场闹剧，使家族蒙羞。村里人把这次丑闻的责任主要归在小约翰头上，认为他的行为实在太过失当。于是高厅庄园法庭下一次开庭就传唤了他，因为他对兄弟们的虚假指控，罚了他的款。

三兄弟又撕扯了几个月，再次尝试做个了断。这一次他们决定以三人不必合作耕田为前提，来划分父亲留下的土地。由于兄弟之间的信任早已崩塌，所涉及的金钱和土地数量又非常巨大，因此三兄弟再次决定要将达成的协议在庄园法庭留底。1347 年 4 月 21 日为此举行了庭审，三兄弟出了 18 便士的庭审费。卷轴中记录道，大约翰分得的小农场叫切西尼斯（Chesinees），沃尔特分得的叫艾普瑞勒斯（Aprilles），小约翰分得的叫奥温尼斯（Alwynes）。这些小农场的区域里显然都有大量农舍，因为庄园领主借此机会要兄弟三人都做出了保证，会好好修葺这些农舍。但是，显而易见，沃尔特根本没打算亲自耕种所有的田地。他开始以很高的租金把小块田地租给渴求土地的村民。他的哥哥约翰也租下了一两英亩牧场。

在 14 世纪 40 年代，对沃尔夏姆村的大部分村民来说，生活一贯很艰辛。这片土地承载了过多的人口，每年都要很勉强才能养活所有人。收成必须足够好，才能避免出现悲惨状况。但 1346 年的收成却非常差。作物生长的季节非常干燥，而缺乏雨水就意味着谷粒发育不好，谷壳干瘪。8 月末 9 月初，小麦都打捆收割完毕，总量惨淡，预示着人们将面临一个需要忍饥挨饿的艰难冬季。农民们报出来的产量都比往常低了四分之一到三分之一。当地市场上的小麦价格，之前多年来都稳定在每夸特① 4 先令出头，但到这一年 10月，已经涨到了 6 先令。村民们开始用更便宜、更粗糙、口感也没那么好的黑麦、大麦、燕麦和豆类来烤面包、炖汤，节省开支，但这些谷物的价格随后也开始上涨。沃尔夏姆村极少有人家拥有能种植所需的全部粮食的持有地，因此收成降低也就意味着大多数人都需要被迫购买更多口粮，付出更多的钱。更为糟糕的是，人们试图削减不必要的开支来省钱。于是，出卖劳力来补贴家用的人收入就会减少，但面包、豆类、炖菜和啤酒的价格都在飙升。那些仅有极少土地或根本没有土地的悲惨人群，主要靠劳力谋生，就因此深陷贫困境地，忍饥挨饿。没法工作的老人或病人则只能依靠邻居们的接济。但邻居们自己同样缺衣少食，忍受着煎熬。

　　丰收季节通常能让人们赚到可观的外快，但这一年，地里的收成那么差，就不需要那么多劳动力来收割，冬天的时候也不需要那么多人来脱粒和扬谷了。不那么明显的是，低收成和高食品价格也吞噬了更富裕村民手中的可支配收入。更多的钱花在了食物上，这是必需品，也就意味着可以花在衣服、陶器、木制和皮质商品、建筑、维修等事情上的钱变少了，这些可以推迟到以后再进行。而由于村民们将这些非必需的消费推迟到以后更好的年节，支出削减也就让他们那些更穷的邻居们更难以找到兼职，诸如去做梳毛工、纺纱工、织布工、陶工、车床工和木雕匠、木匠、皮革工人、砖瓦匠、盖屋匠，当然，还有普通的农场雇工。

42

---

① 此处的夸特（quarter）为计算谷物等的容量单位，约合 8 英制蒲式耳，近 291 升。夸特也是重量单位。注意与作为液体或固体容积单位的夸脱（quart）相区分。——编辑注

　　1347 年冬天，面包的价格涨得更高了，沃尔夏姆村的小农户和无地农户经常要挨饿。那些养了牲畜的，大都被迫卖掉牲畜换钱，或宰了牲畜填饱肚子；有货品可以抵押的人家，不论货品多微薄，都被迫抵押出去借钱，祈求更富有的邻居们行行好。受打击最大的，是之前就已经把家里的小块持有地抵押出去贷款的穷苦村民。他们本来想等丰收后就还清债务，但现在却跟丰收一起泡了汤。如今他们手头没有或只有很少的谷物可以出售，只能被迫把他们赖以为生的主要资源——土地处理掉。

　　不过，即使面临着如此寒冷又饥饿的冬天，村民们还是有些好事可以分分神，高兴高兴，其中最振奋人心的，要数秋末时分传到沃尔夏姆村的消息：英格兰在克雷西大胜了法国国王。[5] 强壮的英格兰长弓手，跟他们一样的乡巴佬，干掉了一大群骑着马、身披盔甲的贵族和骑士，那些所谓的法国骑士之花（见图 8）。人们欢欣鼓舞，穷人和富人都一同举杯祝福英勇的爱德华三世国王和他的儿子"黑太子"。英格兰的男男女女都很高兴听说上帝站在了他们一边，不仅是让他们赢得胜利本身，而且是特地在开战前安排了暴雨、雷电和可怕的日食，吓坏了法国人和他们的热那亚盟友，打乱了他们的部署工作。之后，上帝又派来烈日，直射到敌人眼睛里，却温暖了英格兰人的背。

　　这场战斗的传奇故事、它的战略部署、其中闪耀的英雄事迹、敌人被打得七零八落的情景，在农舍的客厅里，在啤酒馆的吧台上，在庄园宅邸的大厅里，以及在当地修道院的食堂里，一遍遍地被讲述着。村民们全神贯注地倾听着：英格兰弓箭手射出的箭如此迅疾有力，如雪片般撒向敌人；这些箭首先干掉了热那亚的弩手，然后又射穿了那些骑在马上的法国伯爵、男爵、骑士和侍从们的盔甲，让他们跌倒在地。威尔士人和康沃尔人的小刀随即割断了他们的喉咙。

有一段时间，所有来到沃尔夏姆村的人都发现自己成了众人关注的焦点，享受到了慷慨好客的招待，好酒好肉，甚至还被邀请留宿。人们热情地催促他们透露自己知晓的有关克雷西之战的点滴消息，好把这些一点点加到已经听说的情况里去。在酒馆里、市场里和集市上，人们乐于不断重现那一幕幕人喧马嘶的战斗场景：勇敢的英格兰长弓手和长矛兵虽然人数不多，但阵容整齐，绝不放弃。他们顶住了一次又一次猛烈的冲锋。法国骑士们，以及他们的扈从们，四散奔逃，踩踏了同样在逃命的热那亚弩手。敌人一次次被驱散，被痛打，最后数以千计的人被杀。法国的骑士之花们惨遭屠戮，其中还包括很多最高等的贵族：国王的兄弟、佛兰德斯伯爵、洛林公爵、马约卡国王，以及最为尊贵的波希米亚的盲眼国王约翰。之后的几个星期里，人们热衷于在沃尔夏姆村里的绿地上摆上靶子练习射箭。节假日期间也赶忙安排上了相关赛事。

马格丽女士召约翰神父去高厅，不顾他的反对，坚持要让自己的私人告解神父，一个方济各会的托钵修士来进行四旬斋节期间的第一次布道，这同样让沃尔夏姆村与更广阔的世界联系起来。[6] 这次布道预定举行的时间是 3 月 5 日那个星期天，也就是四旬斋的第一个星期天，四旬节那一天。据说这名托钵修士已经掌控了马格丽女士的生活，像主人一样管着家里所有仆役。这样的流言已经在村子里流传一段时间了。约翰神父被这事搞得心烦意乱。因为他认为开启四旬斋期的这次布道算得上是一年中最重要的布道之一。他要

借机向教众们解释四旬斋的意义，为长达四十天的斋戒和告解期定

44 下精神基调。就约翰神父所知，这场关键的布道总是由教区神父进行的，而且，这名托钵修士也不是他的朋友。事实上，他很不喜欢这名修士出现在这个教区里。因为这名托钵修士的布道非常粗俗，充斥着恶灵、折磨和肉欲罪过。这人还经常光顾小酒馆，讲些荤段子，为了钱就轻易赦免罪人，用便宜的价格给教区的教众举行各种仪式，从埋葬心爱之人到为婚礼和不育的牛祝福。这些仪式的费用本是教区里可怜的助理教士们赖以谋生的，这托钵修士却降价抢走，无异于夺去他们口中的食物。更重要的是，这名方济各会修士还夺走了教众们真正的精神滋养。听取教众的告解，让他们为逾矩真正感到羞愧，推动他们进行相应的痛苦忏悔从而得到治愈，是约翰神父与他精心挑选并指导的助手们的神圣责任。但教区中的很多罪人却逃到那名托钵修士那里去了，用一两便士就买到轻易的谅解，避免了这种痛感和耻感，实际上却让他们的灵魂陷入危险的境地。

这名托钵修士很受教众的欢迎，这点无可否认。当他们听说他的布道主题是游戏而不是四旬斋的苦修禁欲时，确实非常兴奋。此外，据传，马格丽女士非常喜欢下棋，就是她选择了布道的主题：世界与棋局的相似性。[7] 布道那天，弥撒举行时，教堂会众挤得满满当当。托钵修士该开始布道了，他非常夸张地从他蹲着的布道坛幕布后跳出来。教堂会众们大吃一惊，有些人神经质地笑了起来。他一边走向布道坛，一边用双手捂住耳朵，用非常讥讽的语气说道："听啊，现在教堂里是多么安静啊，愚蠢的闲言碎语消失得多么彻底啊。看啊，你们所有人是多么专心地在听我说的每一个词，

做的每一个动作，又是多么专心地注意着教堂里的每一块石头，每一个花窗、圣人像、黄铜装饰和上好的布饰。但你们自己的教区神父站在你们面前时，虽然他指给了你们通往永恒的天堂福祉的道路，你们却叽叽喳喳说个不停，让他几乎都听不见自己在说什么。魔鬼与恶灵总是与我们同在，恶灵中的王者图迪维鲁斯①，很乐意在他的罪过簿上记下你们所有的不轨行为和邪恶想法，在审判日那天一条条宣读出来。[8]这可不是一天就达成的。你们都应该去一趟伊利（Ely）大教堂，离这里没多少英里远，去看看那里的长椅座位，上面的雕花不久前才刻好，就为了警告像你们这样在大教堂里行圣事期间还总嘟嘟囔囔的人。木雕师傅在上面把图迪维鲁斯刻画成一头猪，愉快地抱住两名在弥撒期间还闲聊的女人。你还可以看到这个魔鬼用牙齿摊开他长长的卷轴，记下她们说的每一个词，日后等这两个女人因不审慎的罪过，被发配受魔鬼们折磨，这些就用得上了。看哪，你还能看到其中有个女人还在转她的念珠，好像这就能拯救她日后不下油锅，不会被毒虫不停啃噬身体似的。哦！看哪！你们现在所有人变得多安静，多么认真地在听我说的每一个词。哈！看哪！我的话已经让你们摆脱罪过了！你们是不是已经信了你们听到的末日降临的故事了？"

托钵修士让教堂会众们都凝神静听之后，便开始讲他最喜欢的布道词之一："这世界就如同一个棋盘，呈现出黑白两色。这两个颜色表示生与死，或赞扬与责罚这两种状态。棋子就是世间的人

45

---

① 图迪维鲁斯（Tutivillus 或 Titivillus），一个被认为给贝尔芬格、路西弗或撒旦干活的恶灵，尤其喜欢在人的文字读写上搞鬼。中世纪的修士常把自己的抄写错误归咎于图迪维鲁斯。——编辑注

们，在有生之年身份地位各不相同，但我们所有人无论等级高低，最终都有同样的宿命。你们都知道那句谚语，停尸房里谁也分不清骑士和农民，我还要告诉你们，棋子放在袋子里时，国王往往还躺在兵卒之下。在棋局里，国王可以往任意方向行进，可以吃任何棋子。这是因为国王的意愿就是法律。但王后只能走斜线，因为女人们总是贪婪得很，就会靠掠夺和不公正手段来获得任何东西。车代表巡视整个王国的巡回法官们，他们只能直行，因为审判必须公正。骑士可以直走，也可以走斜角，前者象征着他拥有收租以及其他正当的法律权利，后者则是他的歪曲和不轨行为。主教的形象是戴着牛角的高级教士，他们只能斜走，因为每一名主教都会出于贪婪而滥用自己的职权。卒是像你们这样的穷人。他们直行，直到行进到可以升变的地步后；穷人在没有野心的时候同样能行正道，而穷人一旦高出了他的恰当位置，就很难再行为恰当。

46　　　"下棋的规则也很像人生，因为若一个男人或女人陷入罪过，魔鬼就会说'将！'；如果罪人不能很快悔改，逃离被将的境地，魔鬼就会说'将死！'，然后把他拉往地狱，让他再没有逃脱的可能。魔鬼有的是诱惑手段，来逮住各式各样的人，就像猎人有各种狗来逮住各式各样的动物一样。"

约翰神父没有参加这次布道，他多少有些夸张地称这不过是个说教故事，算不得真正的布道，而他刚好要徒步去村里最偏远的地方看望病人。几天后，他听说，马格丽女士因为她这位告解者在说教时把女人说成又贪婪又不公正，勃然大怒，随后在教堂门口就叱责了他，在场的人全都看到听到了。据说修士这么讲仅仅是因为，马格丽女士拒绝再给他买件镶皮边的披风。这事把约翰神父逗乐了。

　　1347 年的秋收并没有让沃尔夏姆村的穷人松一口气，因为收成又很糟糕（见图 9）。[9] 这次捣乱的是暴雨，恰在谷物成熟准备要收割的时候降临。村民们在播种的时候就不断祈祷，希望收获的至少要有播下去的四倍之多。为此，约翰神父播撒了好多加仑圣水到田地里，还引领了多次为护佑土地举行的游行。此外，很多村民还按照一贯的做法，寻求了自然巫术的协助，从保证能让他们的土地增加肥力并保证牲畜不受瘟疫侵害的老年智者（有男有女）那里购买符咒。但是，8 月的时候日照缺乏，导致谷物过于潮湿，接连不断的大雨压弯了秆子，谷物变得很难收割、采集并晾干。因为这样，收成比前一年也好不到哪里去，远不够满足需求。食物仍旧短缺，价格仍维持在高位，但对比较穷苦的村民来说，生存问题（既有经济上的，也有身体上的）令人痛苦地愈加严峻，因为他们少得可怜的储备早就捉襟见肘了。年初时以收成做抵押，借钱买粮的小农们，现如今所有的希望都被糟糕的收成粉碎了，反而面临又要还贷款，又要想尽办法找钱买粮填饱家人肚子的压力。无法偿债的情况在增加，这反映在了沃尔夏姆村的庄园法庭记录里。要求从无法偿债的债务人那里获得补偿的债权人，人数成倍增加。依赖强硬的法律手段，庄园管家们榨干了那些无法偿还欠债的人们的家当和牲畜。债权人取消赎回权，攫取了一块块半英亩、一丈宽和一小条的田地，许多性命攸关的小地块就这样被强行从贫困的持有者手中夺走。

　　1347 年年末，随着冬天临近，日子过得很苦，在大多数村民的记忆里，是 1339 年以来最苦的了。但村里的老人记得更远，有时

候又会靠想象添油加醋，他们会以过来人的身份讲述，眼下缺衣少
食的境况，跟三十年前袭击了英格兰以及沃尔夏姆村的那场可怕饥
荒比起来，实在不算什么。他们声称，那时候，雨几乎不间断地下
了两年，地上洪水泛滥，沃尔夏姆村四周竟都积起了海那么宽的湖
泊。村里的田地涝得厉害，几乎不可能犁田播种，因为撒下的种子
一下子就被泥水卷走了。就算有些种子能冒出头，嫩芽也会被雨水
和严寒击垮。到了收获的季节，农人若能收到跟播下的种子一样多
的粮食，就算非常幸运了。老人们回忆道，在那些艰苦的年月里，
各种谷物的价格都飙升到了原来的五倍，据说，一夸特的小麦在伦
敦要卖40多先令。饥肠辘辘的人们不仅吃现在有些穷人正在吃的
树根和浆果，甚至被迫吃猫吃狗。他们还小声说，在那些可怕的日
子里，有些人饿得快发疯了，竟然吃掉了自己的孩子。年轻的听众
们骇然地听着，老人还在继续回忆：就好像庄稼歉收和难以想象的
饥荒还不够似的，饥荒之后，他们的羊群和牛群又被一连串致命的
家畜传染病和其他瘟疫袭击了。到最后，你都说不清楚哪个数字更
庞大了：是死于瘟疫的牲畜呢，还是死于饥饿和疾病的牲畜主人。

　　沃尔夏姆村的人们与其他所有人一样，非常喜欢听故事，对重
要事件和重要人物一举一动的消息总是听不够。而这些消息也总是
会流传到哪怕最偏僻的地方。如果最近实在没什么值得谈论的事
情，那么甚至连最琐碎细小的家长里短，也会有听众愿意听，至少
在很短的一段时间内。仆人们从领主们在庄园宅邸里的谈话偷听来
的八卦总是值得一听。修士们经常跟来到伊克斯沃思和贝里修道院
的访客们相伴，有时还会前往伦敦甚至罗马。他们的闲谈也很值得
一听。挑夫们把货物从一个地方搬到另一个地方，是又一个能带来

48

大量消息的来源，但不一定总是可靠。只要人们聚集在市场或集市上，消息就会散播得特别快。甚至连那些不会离开村子很远的人们，也能在沃尔夏姆村的啤酒馆和旅店里，从最底层的徒步旅行者那里听到一些值得一听的东西。

对法战争的进展，国王、领主们、骑士们还有议会的动向，主教和执事长们的行径，羊毛、猪和大麦的价格……所有这些都会一遍遍地得到讲述。同样在不断流传的，还有旅行者们带来的奇异传说：海怪、龙、长得像人但吃人的野人，以及遥远地方用金子建成的城市。这些，以及更加玄乎的事情，长期以来都不断带给人们欢乐和惊奇，甚至在萨福克郡宁静的乡村地带也一样。但从 14 世纪 40 年代开始，这些流传已久的传说之外，又新增了更加玄奇的故事，甚至渐渐还有被这些故事超越之势。这些故事来自世界的东缘——来自大汗的土地（那里紧挨着印度），以及波斯和契丹。[10] 故事里说，暴雨把广袤的平原变成了湖泊甚至海洋，强烈的地震摧毁了城市，失火的山脉如雪片般降下滚烫的岩块，灼烧着土地，以及土地上的居民。来自远近不同地方的旅人们不断来往穿梭，于是这些令人惊叹的故事就传遍了欧洲大陆，然后传到英格兰，最后传到了沃尔夏姆村。很快，这些故事的不同版本不断传到了这个村庄。

日常生活的严峻刻板，以及那么多人日复一日仅仅为了活下去所进行的令人疲倦的苦苦挣扎，原本有可能扼杀村民们的兴趣，让他们对世界边缘的东方发生的奇事无动于衷。起初，这些消息只不过是加入了遥远地方的成堆故事和传说之列，满足了那些渴望听到神话、奇观和有趣事情的人。但渐渐地，沃尔夏姆村那些更有探索精神也更愿意动脑子的居民们，在他们总是乐于讨论和解释各种事情的博学神父的帮助下，开始注意到：这些神话和奇迹的混合体，虽然乍听起来很容易会被斥为让人一乐的奇幻想象，但随着一些关键因素持续不断地得到重复讲述，这些鱼龙混杂的故事就多少让人有点相信了。

随着时间的推移，这些传说的可信度也越发坚实。起初谁都不清楚最初的讲述者是谁，但现在，人们都很确定地将它们归在意大利人名下。这些意大利人在地中海上航行，还前往远及黑海之外的地方去冒险，从遇到的阿拉伯、波斯和鞑靼贸易对象那里听到了这些故事。到 1347 年早春时分，在贝里、塞特福德，甚至偶尔就在沃尔夏姆村附近的市场里，都能碰到从林恩①、伊普斯威奇、剑桥和伦敦来的人。他们很肯定地说，跟自己聊过天的那些批发商和海员，从亲眼见证了（或至少号称见证了）这些疯狂事件的异教徒那里听到了这些传说。

起初似乎非常令人惊奇的新闻，随着越来越多可信的证据涌现，去除了其中令人称奇、光怪陆离的桥段，就会逐渐变得越来越枯燥乏味。这在过去已经发生过太多次了。但这次的消息却并不相同。到 1347 年夏天，从东方传来消息的源头越来越多，也越来越权威，但其难以置信的程度却有增无减。此外，故事的讲述者也开始越来越深受他们所讲述的事情的困扰。故事的中心现在不是洪水、火山喷发和地震，而是一种瘟疫，其猛烈和神秘程度前所未

① 林恩（Lynn），英格兰东部的港口城市，当时也叫毕晓普斯林（Bishop's Lynn，即"主教林恩城"）。从 1537 年英格兰国王亨利八世解散修道院至今，称金斯林（King's Lynn，即"皇家林恩城"）。——编辑注

有。它来临之前还伴随一系列恐怖的预兆，包括青蛙、毒蛇、蜥蜴、蝎子和各种狠毒的野兽成群涌现。据说，这种瘟疫孕育自有毒的云层刮出的风，会感染所有接触到的人，让成千上万的鞑靼人和萨拉森人暴毙。这种瘟疫四处横行，毫无预警，广袤的区域因此被毁灭。地域辽阔的行省、宏伟的王国、城镇和定居点都很快变得人烟稀少，因疾病而沦为废墟，惨遭可怕的死神吞噬。

不过，甚至连这些最新的消息也没有引发人们的密切关注。只有少数虔诚的教区居民，热切地想让人们注意到，这些新情况与他们在《圣经》中找到的预兆之间存在关联。这些预兆包括挪亚时代的大洪水，以及上帝在古代向犯下大错的罪人们降下的天火、蝗虫和瘟疫。但是约翰神父让这些狂热者冷静下来，告诉他们，尽管他们社区中的罪过对上帝来说是有害的，但并不足以让仁慈的上帝像对待所多玛和蛾摩拉的市民一样惩罚他们。"你们为什么对主的怜悯如此缺乏信心？难道你们没有看到被他夺走性命的是异教徒，而不是基督徒吗？"

不久后的晚秋时节，一名伦敦商人到访贝里，他打算来此买布出口到北海对岸去。[11] 他声称，自己最近一次前往布鲁日的航行中，一个惊恐的热那亚商人不仅告诉了他大家已经耳熟能详的逸事，即一种神秘的疾病在世界的远端毁灭了许多省份，使那里尸横遍野；而且，这种疾病已被鞑靼人带往西边，已经波及黑海沿岸。这名伦敦商人解释道，在伦敦以高价销售的许多精美丝绸和稀有香料，有时会被贝里最富有的市民买走，而这些商品正是通过黑海的港口交易来的。但对于沃尔夏姆村的乡民们来说，这种疾病即便真的存在，也仅仅发生在世界尽头的异国他乡，从来没有英格兰人去

过那里。在沃尔夏姆村，在萨福克郡，或是在英格兰，从没降下过
天火，或有毒蛇成群涌现。村中最聪明的人们确信，即使最博学的
修士和医生，他们的书籍中包含了从混沌初开以来的智慧，也并不
知道有任何类似于正在东方肆虐的疾病袭击过英格兰或欧洲。

因此，他们转而津津有味地关注起正在村中流传的最新八卦，
涉及的是伊多妮娅·伊莎贝尔的所作所为。[12]这名年轻的单身女性
向她的领主尼古拉斯·德沃尔夏姆及其妻马格丽发起了一场顽强的
斗争。前一年，伊多妮娅就惹出了事端，她不顾租约义务的要求，
公然拒绝在收获季到尼古拉斯爵士的土地上参与收割，却接受了罗
伯特·霍维尔开出的更高工钱，为后者收割庄稼。伊多妮娅因此被
罚款 3 便士，她的父亲也被迫作出担保，保证她未来会表现良好。
但这名年轻女子还是一身反骨，还没有结婚就怀孕了。此外，伊多
妮娅虽是一位技艺高超的织工，却一再拒绝为马格丽夫人织布。更
有甚者，她公开告诉所有愿意听她讲话的人，自己拒绝织布是因为
马格丽夫人是个骗子，她母亲奥利维亚六年前曾给这位夫人织亚麻
布，欠的布钱至今都还没付。随后，到了今年收获季，为了进一步
表示对她的领主和夫人的蔑视，她又没有去他们的直领地参加收
割。但这一次，伊多妮娅有了一个借口，即她最近生了孩子。然
而，尼古拉斯爵士决定拿伊多妮娅杀鸡儆猴，在收获季过后开庭的
庄园法庭上，他以未能完成收割义务为由，罚了她 3 便士，又因她
生了个私生子，罚了她 2 先令 8 便士，再因未能遵从他妻子的吩咐
织布，罚了 3 便士。但伊多妮娅没有被吓倒，她当庭声称，她根本
不打算支付罚款，也不会无偿为德沃尔夏姆家工作，无论在他们的
田地里还是在她的织布机旁。

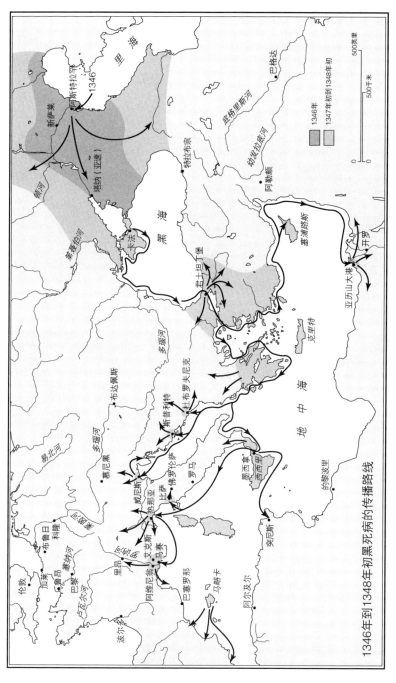

里海

阿斯特拉罕
1346

新萨莱

塔纳（亚速）

顿河

顿涅茨河

卡法

黑海

特拉布宗

底格里斯河

幼发拉底河

巴格达

阿勒颇

塞浦路斯

开罗

亚历山大港

君士坦丁堡

克里特

地中海

500英里

500千米

0

1346年

1347年初到1348年初

多瑙河

布达佩斯

斯普利特

杜布罗夫尼克

慕尼黑

易北河

多瑙河

莱茵河

威尼斯

帕多瓦

比萨

佛罗伦萨

罗马

墨西拿

西西里

的黎波里

突尼斯

马略卡

热那亚

里昂

阿维尼翁

艾克斯

马赛

巴塞罗那

阿尔及尔

波尔多

卢瓦尔河

塞纳河

布鲁日

科隆

巴黎

加莱

伦敦

1346年到1348年初黑死病的传播路线

来源：Ole J. Benedictow，*The Black Death, 1346−53: The Complete History*（Woodbridge，2004），map 1。

第 4 章

圣诞节与新年，1347—1348 年

瘟疫在欧洲的传播主要依赖人员和货物的流动。[1] 由于与东
方相连的商路有限，其传播一度受到抑制。但到 1347 年最后几
个月，它已经传播到地中海区域，随之以相当惊人的速度往多
个方向传播。地中海周边各个港口和城市之间繁忙的密切联络
网，很快导致西西里在 10 月被感染，11 月，轮到马赛；不到 12
月底，撒丁岛、科西嘉岛和热那亚都有大批人口死亡。之后，
瘟疫开始顺着意大利西部沿海而上，进入内陆地区到达法国南
部，1 月，据称已在更多城市暴发，包括比萨、威尼斯、埃克斯
－普罗旺斯、阿尔勒和阿维尼翁。教廷自 1309 年离开罗马以来，
一直驻在阿维尼翁，关于瘟疫对此地造成的伤害，详细的记述
资料很多。其中最细致描述了发病症状的文献，是教皇克雷芒
六世的医生居伊·德肖利亚克（Gui de Chauliac）留下的。他在
瘟疫期间一直住在阿维尼翁，亲眼观察到了所发生的一切。肖
利亚克这样写道："死亡开始出现是在 1 月份（1348 年），持续
了七个月。疫情分两个阶段。第一个阶段持续了两个月：先是不
断高烧，然后吐血；病人不到三天就会死去。第二阶段一直持

54　续到疫情结束：也是不断高烧，然后四肢生痈化脓，主要在腋窝和腹股沟处；病人五天之内死亡。这种病传播力极强。"

　　与沃尔夏姆村边上规模很小的伊克斯沃思小修道院不同，贝里的圣埃德蒙兹修道院是英格兰最大、最富裕的修道院之一。在黑死病暴发之前，院里住有七十到八十名本笃会修士，以及为数众多的司事、仆役和在俗修士。它往昔的宏伟荣光如今已然不存，但在 14 世纪时，这所修道院的教堂就有 500 英尺①长，带侧廊的中堂有 12 跨间，东端的耳堂长达 250 英尺。贝里圣埃德蒙兹修道院是 14 世纪英格兰的一大学术中心，拥有一座极好的图书馆。其最高峰时藏书超过两千卷，有买来的、获赠的，以及修士们誊抄的。亨利·柯克斯特德（Henry Kirkstead）是 14世纪晚期著名的修道院图书馆学家。在几个世纪的时间里，院中的修士们撰写了大批编年史，记述过去和当时发生的事件。与每个大型修道院一样，贝里圣埃德蒙兹修道院也有照护修士的医务室（infirmary），以及一名医护修士（infirmarer），他负责分发药品、指导病人医治，还会定期为生病的兄弟们放血。

　　1347 年圣诞节前的那个星期，这天，约翰神父很是气喘吁吁地从村外回来了。他不过是同平常一样去了一趟伊克斯沃思修道院而已。怎么喘成这样？他进入圣马利亚教堂时，里头一片熙熙攘攘的景象。教区居民们正忙着为盛大的宴会和午夜大弥撒做准备。他扫了一眼，看见一群人正在用冬青和常春藤装饰教堂内部。但他只是

① 　1 英尺 =0.304 8 米。——编辑注

很平常地匆匆走了过去。神父似乎也没怎么注意听小唱诗班正在排练一首非常难的圣诞颂歌。祭坛前面围着一群人，正在组装一个大型的伯利恒马厩模型。[2] 雕像是木制的，颜色涂得很鲜亮，人们也显得非常兴奋。虽然有人叫约翰神父过去瞧瞧，但他几乎完全没注意到这些变化。他去伊克斯沃思是向修道院院长做常规汇报去了，讲一讲所管教区的总体状况和收益情况。就在他返程之前，他收到了他的好朋友、在贝里圣埃德蒙兹负责医务室的理查德寄给他的一封信。正是这封信造成了他的不安。

约翰神父招呼自己手下两名助理神父过来。他们过来的时候还有点不太情愿，因为祭坛前面真人大小的圣婴雕像正要放到慈爱的圣母臂弯中。约翰领着他们到一处僻静的角落，把这封信读给他们听（见图 10）。信写得非常简短，直奔主题。他那位精通医术的朋友简单问候了几句，接着就告诉他，东方来的瘟疫已经飞快地西进到欧洲各地了。据若干可靠的消息来源，瘟疫这时已经跨过地中海，在意大利和法国的众多港口肆虐，可能西班牙也有了。信的结尾有些悲观："似乎没什么可以阻止它了；我们只能祈祷，在它来到我们这片土地之前，上帝的无限慈悲能促使他出手干预。"

约翰神父非常担心，教众们会过分恐慌，因此要助理神父发誓，不会把信件中的可怕内容泄露出去。但接下来的几天、几个星期里，大量让人不安的消息涌进沃尔夏姆村。它们的来源如此多种多样，有些也来自贝里修道院，导致就连约翰神父本人也无法判断哪些是事实，哪些是瞎编乱造。他决定新年一过就要去一趟贝里拜访自己的朋友，听一听更多的真相，希望能借此驱散那些愈演愈烈的流言。但他发现，自己出发的时间一推再推，因为教区居民们越

55

来越焦虑，告解和赎罪的需求也持续增多，这给他增加了很多工作。此外，他还不断面临人们的提问和请求，要求他做最复杂、最费力的任务，详细解释发生了什么。但即使他博学多闻、经验丰富，还是觉得很难以恰当的方式做出回答。约翰神父经常剩不下多少时间来独自祈祷和冥想。每天晚上他都睡得很晚，感到精神上和肉体上都已经筋疲力尽。出于这些原因，但或许也因为他担心，自己那位清醒又博学的朋友将确认这场严重瘟疫的来临已势不可挡，于是直到2月的第三个星期，圣烛节庆祝活动都已经过去好久之后，他才终于踏上了前往贝里的短短旅程。

56 　　约翰在接近正午时到达修道院。对大多数修士来说，午餐时间也正好是一天中最好的时间。虽然约翰有苦行倾向，但此时还是希望能吃点上好的食物，配点红酒，有意气相投的朋友相陪，聊聊天，互相启发。不过，理查德在门口异常温暖又异常简短地同约翰寒暄了一下后，就匆匆带着他穿过食堂，去图书馆见院里最博学的一名修士。这是一位老人，也是一位在全英格兰都很有名的学者，在修道院里当了很多年图书管理员，一生的大部分时间都以研究这座修道院宏伟的图书馆里收藏的著名古书为乐。这里面充满着逝去已久的国王和骑士们的事迹，对过去岁月里入侵、征服和战斗的描述。但这名图书馆管理员也是修道院里的编年史家，花费了大量精力来精确而全面地记录当时和过去发生的事件，孜孜不倦地获取更广阔世界上发生的事件的消息。约翰神父早就知道，贝里修道院拥有一所宏大的图书馆，经常招待来自不同地方的旅人，其中很多人受到欢迎，留下来享受院中兄弟们热情的招待，他们也尽力把最新的消息和传闻告诉自己的款待者。因此，这位博学的修士处在一个非常好的环境，来追求他想做的这两件事。

老人正坐在巨大图书室尽头的一张橡木桌上写着什么。两人向他走去，理查德急促地向约翰解释道："修道院里的这位图书管理员不仅有收集信息的非凡才能，而且有非常罕见的把信息分级、分类整理妥当的能力。他特别擅长引导客人们说出他们知道或认为自己知道的所有事情。但他也总能很深地洞察他们，从而发现他们讲述的故事在多大程度上值得信赖。他总是不厌其烦地请那些带来重要消息的人告诉他，这些消息是怎么得来的，然后他会剔除里面不太重要或不可信赖的部分，强调剩下的部分。最为重要的是，他总是能寻找到他听到的众多故事之间的联系，和可供互相确证的信息。"

约翰显然同意，所有这些赞扬都并非言过其实。正是因为这些品质，这位图书管理员才会被选中，续写修道院里伟大的编年史。自 12 世纪末以来，这部编年史就让贝里修道院闻名遐迩。但就在他快到桌子旁时，理查德拉住他的胳膊，急切地对他低语："关于这场大瘟疫在过去几个月里怎么横扫欧洲的可怕历程，你必须最相信这位老人的话。"这让约翰颇为震惊。

老学者一边郑重地伸出手来表示欢迎，一边对约翰说："来，坐下吧，接下来我要告诉你的事会让人震惊。但这绝不只是想让头脑简单的人大吃一惊的流言蜚语。这是已经经过精心鉴别的重要信息，是我必须传播出去的，这样的话，才能有尽可能多的灵魂在我们所剩无几的时间里得到拯救。我同意把我仔细调查后的发现告诉你，是因为医护修士告诉我，你是一位头脑清醒、学识渊博的神

57

父，值得信赖，会好好利用从我这儿听到的内容。为了让你不再怀疑我将要说的事有多重要，我会一开始就先把结论告诉你。这是我仔细研究、认真辨析后的结论。

"你已经知道了，一场很猛烈的瘟疫不久前在世界的极东端暴发了，在大汗和金帐汗国的异教徒的土地上暴发，在土耳其和希腊愈演愈烈，又从那里传播到整个黎凡特和美索不达米亚，进入叙利亚、迦勒底、塞浦路斯、罗得岛和所有的希腊岛屿。这些大多都已众所周知了，但我要告诉你的还没多少人晓得。虽然很多旅行者声称自己知道的事情比他们真正知道的要多，有些人还有可能会搞错他们实际上知道的那点东西；但仔细分析后，我能够确定，去年米迦勒节的时候，这种要命的传染病就已经悄悄传到了西西里岛，随后是撒丁岛、科西嘉岛和厄尔巴岛。你可能不太知道这些地方，但我能告诉你的是，毫无疑问，这场可怕的瘟疫，就在此刻，正在顺着地中海沿岸蔓延。不仅如此，它还已经开始渗入内陆，袭击了意大利和法兰西的许多大城市。"

图书馆管理员以平静而镇定的口吻，传达了这个令人震惊的消息，但接下来他的声音却变弱了，开始有些颤抖。他靠向约翰，悄声说道："自始至终，从它在世界的东端暴发开始，这场灾祸就一直不见减弱，也没有止住向北、向西逼近我们的土地的势头。"

约翰很想打断他，问上一两个自己急于知道的问题，但图书馆管理员已经恢复了镇定，不耐烦地示意他保持安静："普通民众极易轻信，没办法把事实和胡编乱造区分开来；他们喜欢听幻想故事和迷信传说。而我们这些有智慧、受过教育的人，已经习惯于对我们听到的大多数恐怖故事嗤之以鼻，认为它们只适合拿去逗乐啤酒

58

馆里醉醺醺的农民，它们不过是在不计其数的国度由粗心随性的人们口口相传、影响越来越大的传说而已。我轻视过它们，你也这么做过。但我必须坦白告诉你，我们都错了。如今，甚至连这些听来奇幻的描述中最耸人听闻的内容，都日复一日地被从相邻国度回返的旅人们证实为真。他们或者亲眼见证过这些可怕的事，或者曾经听亲历者说起过。更为可怕的是，所有在瘟疫袭来之际逃出来的人们，都口径一致地在说：没有什么能阻止它毁灭的脚步，无论市镇会议关闭城门不让外来人进入，还是宽阔的海洋，都不行。随着它从一个地方蔓延到另一个地方，曾经拥有两万多人口的城镇，现在幸存下来的还不到两千，许多曾经有一千五百多人的村庄和聚落，已经只剩下不到一百人了。[3]"

　　约翰神父再一次似乎想表示异议，但他犹豫了一下，随后，又被这位明智的编年史家震撼得哑口无言了。编年史家高举双手，悲伤地摇了摇头，示意自己还有更可怕的事情要说："我急切地想把这些消息告诉你这样的神父们，这样的话，你们就能指导所看护的教众，祈求上帝大发慈悲，阻止这场灾难。但你却犹豫了，迟迟不来见我。可就在你故意耽搁的这段时间里，我又知道了更多。就在四天前，一名年轻的教士要去往诺维奇，向主教团里他的导师汇报情况。[4]他在我们这所修道院借宿。他告诉我们，他本来是我们国家派到教廷去的教士团成员，刚刚急惶惶地从阿维尼翁城逃出来。[5]我们都认为他是一个顶有智慧又正直诚实的人，于是留他在修道院里住下。但他怎么也睡不着，接连几个小时一直在向院里的兄弟们详细地讲述种种令人心惊的可怕细节：那座最为神圣的城市，满是圣人，甚至包括其中最为神圣的那位，却正在遭受一场最神秘、最致命的瘟疫的肆虐袭击。什么都无法遏制它，甚至连教皇本人也不能。

　　"我把他的话原原本本记录下来了，"说完，图书馆管理员拿起了他一直在撰写的皮纸书卷，一边快速翻阅着一边念道，"他告诉我们，去年 11 月的时候，教廷第一次收到消息，说是南边隔着两三天路程的马赛港里，死了数千人；就在圣诞节前，这种疾病传到了艾克斯（Aix）。但阿维尼翁这座圣城里的居民们仍然相信，上帝会让他们幸免。这位年轻的访客告诉我们，瘟疫的威胁刚一到来，教皇就下令举行虔诚的游行，唱诵连祷文。有至少两千人参加了这些活动，来自周围所有地方，男男女女都有，许多人还赤着脚，其他一些人穿着刚毛衬衣①或抹上香灰（见图 11）。他们一边走一边大声号哭，撕扯着自己的头发，用冰冷的皮鞭抽打自己，直到鲜血淋漓。教皇本人亲自参加了部分活动，我们这位年轻的教士也参加了。但令人悲伤的是，他们哀痛的祷告，丝毫没有影响到瘟疫的进逼。"

　　老人放下了记录着年轻教士证言的卷轴："上帝知道何时才会终结。最为强有力的祈祷和最为虔诚的游行都在上演，但都还不足以让愤怒的上帝出手干预。我们已经说过，圣城正在毁灭，一如在此之前已被毁灭的众多基督教和异教城市一样。不用怀疑了，我们也很快会遭难。"

　　约翰神父陷入沉默。他想问的问题似乎已经无关紧要了，过去几个月里他一直持有的谨慎和怀疑，如今似乎也不过是一厢情愿而

---

① 苦行者所穿的衬衣，由包含硬毛的粗糙布料制成。——编辑注

已。他只是专心地听着老编年史家继续解释，他是怎么得出这些可怕的结论的。老人的话里回闪着真理和智慧。"这场瘟疫没办法停止或转移。各座城市的长官们紧闭城门、驱逐来访者，试图以此遏止这场瘟疫，但一次又一次以失败告终。没有医生知道该怎么治疗，无论是当世的专家，还是古代的大师们。

"仔细分析人们带来的各种消息，医护修士和我发现，上帝降下了不同的疫病来折磨整个世界，全都前所未见。从教廷驻地逃回来的那名教士就在几天前亲眼见到，正在阿维尼翁肆虐的疾病只会感染肺部。一旦感染，病患几乎马上就会咳嗽，大量吐血。这名年轻人发誓，他并没有见过或听说过阿维尼翁被感染者的脖子、腋下和大腿根部有恐怖的脓肿，而根据大量目击者所说，东方的人们普遍遭受那种状况的折磨。

"但是，"图书馆管理员谨慎地说道，"我们不能因此就感到宽慰。事实正好相反。如果年轻人所言非虚，那么这种新的咳血病甚至比之前那种更糟糕。所有感染的人三天之内就会死去，没人能康复。而且这种病还更加容易感染。阿维尼翁有明确的例子表明，接近病人的所有人都会很快感染。因为大家已经非常确定所有染病的人都会死，没有任何生还的希望，为了保护圣城里依然健康的人，所有已知患上这种病的人都会很快被扔到深坑里，直接埋掉。其中许多人当时还并没有咽气。可即便如此，死亡人数还在增加，没有停止的迹象。"

1348 年 1 月末，这三位虔诚的人士就这样坐在贝里圣埃德蒙兹修道院的大图书馆里追问着自己，这种流行病，或是另一种同样严重的疾病，会在短短几周内悄然潜入英格兰，一如它现在毫不留情地潜入法兰西那样吗？（见图 12）他们的结论是，它肯定会降临。他们思索着，自己能做什么呢，这对他们所在的社区和王国又意味着什么呢？想到这些，甚至连一向头脑清醒的图书馆管理员，即使他已经熟知过往所有那些大事件、灾祸和神秘故事，也禁不住情绪激动起来。医护修士理查德这么多年来一直照顾病患，已经见识过数不清的疾病，他急切地表示，他同意已经说过的任何悲观的判断。约翰再也没办法沉默下去，他无望地尝试着阻止这样的悲观主义情绪。他指出，把英格兰和邻居们分割开来的海洋可以提供保护。但他虚弱的反对迅速遭到驳回。他被严厉地告知，这场瘟疫可是来自东方，穿越了远比分隔开英法两国的海洋宽广得多的海洋。西西里是一个岛，但从被鞑靼人围困的卡法逃出来的热那亚批发商和海员们，以及他们的船只，还是把瘟疫传了过来。[6]

　　图书馆管理员沉痛地认为："地中海远没有提供什么保护，反而是瘟疫扩散到整个世界的主要途径。你还没明白你听到的话吗？这场瘟疫正是借助海洋，碰触到对岸的世界的。它首先袭击了沿岸城市，随后就进入内陆。我们唯一的希望是，洁净我们的灵魂，洗清玷污了它们的罪过，因为上帝肯定是想要借助这些瘟疫，让我们放弃我们罪恶的生活方式。"

　　"但是，你也不要失去所有的希望，"图书馆管理员安慰约翰道，"修道院里最聪慧的头脑们都正在尽心竭力地揭开这场无情威胁的谜团。我们有一位兄弟对行星和恒星的了解无人能及。他正在不知疲倦地研究着他的星图。就在我们面前的亲爱的医护修士，他对医学的理解不输给任何人，已经开始同我一道在我们的图书馆里搜寻所有古代的疗法。我能肯定，这些文本包含着世间大部分的智慧，其中某处一定就藏着如何治疗、避免或至少——遵循上帝的意愿——缓解这种疾病的秘密。当然，我们也一刻不停地在祈求怜悯。"

在回沃尔夏姆村的路上，约翰神父缓缓地骑行着，他知道，不论修士们在他们的星图和古代文献里能找到什么，他和他的助理教士们必须要在目前已经相当可观的行动之上再加倍努力，鼓励教众们告解罪过，行上正道。这样才能获得拯救。虔诚比医药更加管用。病人首先要治好各种罪过，才能治好身体上的疾病。[7]而这项最为重要的任务，是医生做不到的，乃是教士的责任。

约翰决心让即将到来的复活节成为一个特别重要的忏悔时刻，他要比以往任何时候更加强烈地敦促所有人，忏悔自己的罪过并领受圣餐。他也意识到，他的教区居民必须火速带着他们的婴儿来教堂接受洗礼和命名礼。沃尔夏姆村就和其他地方一样，这里的父母经常拖延履行这项责任，但在如今这些日子里，他们的孩子的灵魂正面临前所未有的危险。

尽管内心那种可怕的认知炙烤着他，约翰神父还是决定尽量少提他在伯里得知的讯息，以免加剧已经笼罩着教区居民的恐惧情绪。

第 5 章

1348 年春季与初夏

14世纪，英格兰人不断地进行朝圣之旅。[1]这样做要么是为补赎所犯罪过，要么是为感谢好运或为病愈，抑或仅仅是表达自己的奉献精神或对旅行的渴望。仅是在地方上享有盛誉的小型圣所就几乎数不胜数，还有许多在全国都广受赞誉的场所。后一种包括"告解神父"卡思伯特①在达勒姆（Durham）的祠墓和"忏悔者"爱德华国王在威斯敏斯特的祠墓，地处格拉斯顿伯里（Glastonbury）的圣荆棘树圣地，爱德华二世的反叛者、被斩首的兰开斯特伯爵托马斯在庞蒂弗拉克特的墓。但所有这些都无法同在坎特伯雷的圣托马斯·贝克特②圣龛和在诺福克的沃尔辛厄姆圣母祠（Our Lady of Walsingham）相提并论，这两处每年都吸引了成千上万的朝圣者。沃尔辛厄姆有英格兰最受尊崇的圣母祠，在其内据说一间仿照拿撒勒圣屋而造的礼拜堂

---

① 林迪斯法恩的卡思伯特（Cuthbert of Lindisfarne，约633—687），盎格鲁-撒克逊时代的基督教圣徒。他做过修士、主教和隐居修士，是中世纪英格兰北部最重要的圣徒之一。其遗体现存于英国达勒姆主教座堂。——编辑注

② 圣托马斯·贝克特（St. Thomas Becket，约1119—1170），坎特伯雷大主教，因与国王亨利二世的冲突，在坎特伯雷大教堂内遭国王的追随者刺杀，后被天主教会封圣。他的圣龛为此后英格兰最著名的朝圣处所之一，但在1538年被亨利八世毁灭。——编辑注

里，有一座神奇的镶有珠宝的童贞马利亚雕像。去沃尔辛厄姆朝圣的热潮很可能是在 12 世纪由当地一位去过圣地的贵族推动的，加上王室多次拜谒带来的影响力，以及很多奇迹故事的流传——关于圣祠和圣母马利亚的奶水能治病、回馈虔诚者、让邪恶之人皈依等等——从而在中世纪后期兴盛起来。朝圣者们乐此不疲地从他们去过的圣所收集纪念品，虽然很多都是廉价而粗劣的制品。在 1348 年到 1349 年间，纵使意识到有被传染的风险，但对瘟疫的恐惧让朝圣的人更是趋之若鹜，纷纷前去寻求圣人和圣所可能带给他们的赎罪以及免于死亡和疾病的护佑。

64　　　虽然要绘制瘟疫的传播路径并揭示其背后的流行病学情况存在困难，但总体来说，疾病在贸易和交通要道沿线传播较快，它由大量的人员，可能还由他们所运输的货物所携带。到 1348 年春季和初夏，瘟疫不仅在整个地中海地区肆虐蔓延，而且稳步向北击穿意大利和西班牙，3 月和 4 月在佛罗伦萨、博洛尼亚、皮斯托亚、佩鲁贾和帕多瓦暴发，5 月就到了锡耶纳、安科纳和那不勒斯，同时佩皮尼昂、巴塞罗那和瓦伦西亚也受到传染。然而，马赛和阿维尼翁及两城周边首次暴发后，法国境内的疫情发展速度参差不齐。到 4 月底，传染病已经到达了里昂，那是从阿维尼翁沿着交通繁忙的罗纳河谷向上大概两百千米的地方，但随后又开始放慢速度，通过陆路向西缓慢推进。通过海洋的传播至关重要，瘟疫正是由此抵达了波尔多和诺曼底的沿海城镇，就在英吉利海峡的对岸。关于瘟疫在波尔多的具体暴发日期没有定论，但 9 月 2 日，爱德华三世的女儿、公主琼

（Joan）在去同卡斯蒂利亚王子佩德罗（Pedro）结婚的途中，步了她众多随从人员的后尘，在此香消玉殒。布鲁日的死亡数字直到 1349 年 7 月才开始攀升，而且疾病在登陆英格兰南部很久以后，才从布鲁日向北蔓延至低地国家、德意志和斯堪的纳维亚。

上帝打击英格兰和沃尔夏姆村的这场可怕灾祸已不可避免，但在拜访贝里修道院的随后几周内，约翰神父小心谨慎，不让任何人发现自己因此感到沮丧。他相信，邻国备受蹂躏的骇人故事以及一波又一波不断冲击着教区的可怕预言，已经在他的教众心中激起了足够多的惊恐情绪。然而，他还得向自己的助手坦露一些自己内心的恐惧，好鞭策他们更加努力去洗清他们的教众的罪过，因为他在不遗余力帮助教众这件事上的决心是说一不二的。在布道坛上、在告解中、在交谈中，约翰都谆谆鼓励他的教区居民，忏悔肯定会得到祝福；比较少的时候，他才警告人们，面对上天的惩罚仍冥顽不灵会产生可怕后果。　65

消息在英格兰的城镇和乡村一直都传播得很快，即使是几乎没什么故事可说的时候也是如此。想要了解、想要讲述的愿望几乎在全世界都是一样的，所以毫不奇怪，在这种恐惧甚嚣尘上的时候，几乎每一个到访沃尔夏姆村的人都带来了关于这场可怕瘟疫的新细节，不管是真是假，可信不可信。当沃尔夏姆村的人去往附近的村子和镇子，尤其是冒险到更远的集市和市场，他们就带回了各种焦虑不安的想象，其中充斥着关于可怕大惨案的轰动性描述。因此，虽然约翰神父从贝里修道院回来后一直守口如瓶，但不久之后，他从那里所知道的很多事情就开始在村子里传开了，出人意料地完整和精确。那名年轻神父告知教友的阿维尼翁瘟疫浩劫的许多细节，都遭到泄露。泄密者不仅包括修道院的仆役，还有许多长舌的修士。不久，这一段相对来说不掺假的证词，就因为反复又随意的转述而添枝加叶、鱼龙混杂了。

在春季和初夏，随着瘟疫从法国的地中海港口继续向北传播，关于异国城乡的荒凉景象，就在不久前传到村子里的还是第三、第四手的故事，现在就被亲历者的叙述，或者至少是那些发誓曾同可怕事件亲历者交谈过的人们的言论所替代了。从伊普斯威奇、伦敦与林恩的批发商和水手那里流传出来的证词，开始通过车夫和搬运工、小商贩、旅行者以及贸易商口口相传，传到了萨福克郡和邻近各郡的市镇、市场、集市和村落。这些故事综合了多种信息来源，而其中瘟疫所破坏的地方的名字也越来越为人熟悉，再加上那些据说亲身经历过的人作证，所有这些合在一起，在极度虔诚的人们心中播下了痛苦的种子，无论他们是冷静还是歇斯底里。在这种情况下，圣马利亚教堂庭院内举行的摔跤比赛也因为怕冒犯上帝而被停办。[2]几乎没有谁提出反对意见。

想到疫情的进逼，虔诚的人和被吓呆的人都疯狂地希求崇拜圣人和圣迹能带来护佑。因为虔诚的行为有资格得到上帝的饶恕，就有无数的小型朝圣被组织起来，比如向西行几英里，到贝里大修道院里的圣埃德蒙兹圣祠祈祷，或者向西走得相当远，到伊利大教堂里受欢迎的圣埃塞德丽达①圣祠祷告。向西北没多少英里远是塞特

66

---

① 圣埃塞德丽达（St. Etheldreda，也称 Æthelthryth 或 Audrey，约636—679）是盎格鲁-撒克逊时代的一名基督教圣徒。原是东盎格利亚王国公主，后为诺森布里亚王国王后，传说为伊利修道院的创建者和院长。——编辑注

福德，村民可以在那里新建的黑衣修士修道院（Blackfriars priory）内宏伟的祭坛装饰画前祷告，[3] 在附近的克吕尼修道院崇拜因有神奇治愈疗效而闻名的童贞马利亚雕像（见图 13）。更方便的是伍尔皮特的圣母堂与圣母井，沿路而下就能到，那里长年提供有康复和疗愈功能的泉水，而且只要伊克斯沃思的修士允许，大群的人就赤脚走过从沃尔夏姆村到修道院的这一小段路，到主祭坛前礼拜。而威廉·莱内就更爱冒险得多了。他去世已久的父亲虔信兰开斯特伯爵圣托马斯，也就是在二十五年前因谋反罪被处死的兰开斯特伯爵。他于是决定骑着自己的母马向北行进几百英里，到庞蒂弗拉克特修道院的主祭坛前拜谒圣托马斯的墓，热切地希望圣人能将所行的众多奇迹分他一个，护佑他的家人免受伤害。

　　尽管村子里大多数家庭都有自己青睐的圣人，在他们的农舍里可以发现这些圣人的圣像被摆放在小小的神龛里，但人们普遍认为，目前为止最有效果的朝圣之旅，是到沃尔辛厄姆圣母祠朝圣，那是全国最出名也最神圣的圣殿之一。对沃尔夏姆村的百姓来说非常幸运的是，这一圣地距此不到 30 英里远，离北诺福克郡的海岸很近。这一圣殿是如此值得敬仰，圣母的奶水所产生的奇效又是如此之强大，以至于英格兰的国王们都去礼拜过很多次。爱德华三世在执政初期曾多次到此圣殿，就在几年前他从法国返回英格兰后，做的第一件事就是骑马到圣母祠前祈祷。于是在 5 月末，约翰·沃德比特的嫂子马格丽·沃德比特，也是约翰神父所有教区居民中极为虔诚也极能说会道的人，开始说服沃尔夏姆村民中有头有脸的人物，组织一场到沃尔辛厄姆的朝圣，从善良的圣母马利亚的乳汁中汲取帮助。圣母的部分乳汁就存在那里的小瓶子里，在那儿还能看

到她那精镶珠宝的木雕像，曾经无数次显现最奇妙的神迹（见图
14）。朝圣者们将乞求真福童贞圣母去劝阻上帝之手，饶恕他们，
他们也有信心她不会让他们失望。

没多久，就有一大群男男女女表示要加入朝圣团，并忙着跟家人、
朋友和邻居做安排，请他们在自己外出期间照顾好自己的家庭和农地；
朝圣者答应，作为回报，会为留守者祈祷并带回一份珍贵的纪念品，比
如一个蜡像、一个白镴徽章或者由侍奉圣母的修士祝圣过的一小片棕榈
叶。大多数朝圣者都自豪地发誓，为了赎罪，他们将全程走路，不骑
马，还有几个人发誓要赤脚跋涉，或者脚上仅仅缠上破布。所有人都同
意要遵从习俗，在新建的礼拜堂脱掉鞋子（而那个礼拜堂在建成后不
久被命名为便鞋教堂），赤脚走过最后大约一英里的路到圣祠跟前。

约翰神父不太情愿地承认，他和他任何一位助理神父都卸不下
自己在教区的职责，但他敦促他的雇主、年老的罗伯特·谢泼德前
往朝圣。虽然罗伯特才是沃尔夏姆正式的教区神父，并且一直从伊
克斯沃思修道院院长那里领薪，但他现在在教区内几乎没有履行什
么宗教职责。约翰神父对罗伯特爽快答应自己对他的鼓励很高兴，
约翰告诉他，朝圣对他的灵魂有好处。这些年来，罗伯特对金钱的
挚爱早已超过对教区居民精神福祉的爱，这次朝圣也多少能帮他换
回一点宽恕。但实际上，罗伯特是想利用这次朝圣的机会，求圣母
马利亚帮他找到保险箱的钥匙。箱子里有很多钱，还有他的很多房
契，可他几周前忘了把钥匙放在哪儿了。

约翰神父积极发挥自己的专长，帮助朝圣者们进行非常周密的
规划，以决定他们该走哪条路线到沃尔辛厄姆。这绝不是一次普通
的朝圣，而是一次持续一星期多的精神之旅，甚至也许得两周。行

程将从伊克斯沃思修道院祭坛前的祈祷开始，然后队伍将前进到塞特福德的圣母祠，并在沿途更多的教堂和圣所做礼拜。在为数众多的教堂里，朝圣者们将有足够的机会拜谒里面的圣迹、圣坛屏、雕像和帷幔，还能朝拜雕刻在圣洗池和描绘在窗户彩色玻璃上的圣景。他们做所有这些事时都坚信，每一件圣物和雕像都会加深他们的虔诚度，都会提高他们"被提"①的程度。

　　在 6 月中旬一个阳光灿烂的早上，一支五十多人组成的朝圣队伍同最后一刻才决定要加入其中的大约十二个村民碰了头。等到他们已经出沃尔夏姆村向北去，走上往塞特福德的路了，还有一些人在看到队伍行进时忍不住激情澎湃，不顾自己对旅途没做什么准备，就匆忙加入。老的少的，男的女的，缓慢行进，齐声吟诵祷词和赞美诗。他们的衣服和帽子上都装饰着许多信物，他们的手里拿着新发芽的小棕榈树或树枝，握着厚重的手杖，其中有些饰有白银或白镴。马格丽·沃德比特站在靠近队首的显著位置，一身素白，仿佛少女一样纯洁。她丈夫已经去世多年，而如她乐于跟任何愿意倾听的人所讲的那样，她自那以后再也没跟任何一位男性有肉欲关系，只一心侍奉基督。

　　当沃尔夏姆村的朝圣者们第二天来到塞特福德时，他们惊喜地发现自己身处许多这样的队伍中，都是沿着主路向北行进。共同的目标以及旅行同伴们不断展示的强有力的宗教激情，让大家勇气大增，更加乐观。他们满怀信心、满怀期待地一路涌向沃尔辛厄姆。令人惊奇的是，人群在向圣母祠靠近的过程中更加壮大了。成百上千忠实又满怀希望的人涌入费克纳姆（Fakenham）的街道，这里

①　被提（rapture），指耶稣再次降临时将信徒从地上接到天上。——编辑注

是通往圣祠的道路从南、西和东汇合的地方。这么多的人聚在一起，食物和饮料都变得很难弄到。但是人们非但没有沮丧，大多数朝圣者还很高兴有机会斋戒、只喝点水。除了老弱人员可找到寄宿地方外，其他人都无处栖身。但不方便和艰苦的条件成了一种受欢迎的自我惩罚。沿路所有卖蜡、棕榈、信物、胸针、铅锡制徽章的货摊和小店前都排起了长长的队伍，其中最珍贵的是密封小铅瓶，内装圣水和取自圣母乳房的一滴奶水。尽管大家都想趁着还有货的时候把这些珍贵的纪念品和圣物买下来，因为小贩们提醒存货行将告罄，但更明智和有经验的领头人会建议，等到了沃尔辛厄姆那儿再买，他们可以确定那里的是真的，而且质量更好。

　　第二天晚些时候，沃尔夏姆村来的一行人到了霍顿圣贾尔斯（Houghton St. Giles）。在那儿，他们发现兴奋激动的朝圣人群聚集在教堂周围，跟已经朝拜过圣祠的人交织在一起。在那些从乡村地区来的人看来，一定是整个英格兰的人都出动了，即使那些住在林恩、诺维奇、贝里、剑桥和伦敦这样繁忙城镇里的人，都表示自己被来来往往川流不息的人群惊住了。沃尔夏姆村的人齐刷刷地在便鞋教堂脱下了鞋子，这儿是由沃尔辛厄姆的修士们为朝圣者们贴心准备的。他们赤着脚，齐声吟诵，缓慢走过通到修道院和其圣祠的这一小段距离，手中醒目地拿着捐献的钱以及要放在圣殿的蜡烛和蜡，其中一些被刻成已逝亲人的样子。

　　快到修道院大门的时候，他们发现被仆役拦住了去路，仆役要把他们引到楼后面去，在那儿排好队。那些以前没来过沃尔辛厄姆的人，对修道院这么小非常失望，尽管它名声显赫，但是跟贝里那高大的修道院相比就相形见绌了，甚至比伊克斯沃思他们自己的小

69

修道院也大不了多少。看到前面满满当当的人群，想到必定要忍受漫长的等待才能获准进入圣祠，他们的心更是沉到谷底。

　　朝圣者中早就流传开来，说不允许他们看真福童贞圣母的奶水，而修道院的守卫也确认，奶水存放在修道院教堂的主祭坛上，只有最重要的来访者才看得到。听到这个，马格丽·沃德比特陷入极度悲痛，昏厥了过去，倒地的时候还跟上帝大声诉求。[4] 她自从离开沃尔夏姆村，就老在夜晚的睡梦中见到圣母和耶稣受难的幻象，此刻她惊厥的抽泣声和高声的哀哭声把周围的人都吵到了，也引来了修士。他们与其说是同情，倒不如说有些疑惑。他们想知道她为什么一身白衣，又不是少女，而且她只是一名乡下妇女，就宣称上帝在她面前显灵了，因为就连那些博学的教士、修士还有其他明显比她要神圣的人，都没有收到上帝显灵的讯息。马格丽回答说，上帝选择了她，而他们并没有选择上帝。因为修士们很久以来就没能遵从所属修会当初创建时的戒规了。天堂里的圣本笃有一次曾在她面前显灵，恳求她竭尽所能让他们回到正途。听到这个，修士们很生气，其中最年长的一位警告道，如果同伴们不能让马格丽保持安静，他将命人给她戴上脚镣，并把她关到附近的一座石头房子里，她在那里将不能同任何人说话。她的兄弟向修士们保证，她不会再引起任何骚乱，而此时，罗伯特·谢泼德也转移了大家的注意力。他挨个向修士们询问，沃尔辛厄姆圣母是不是真有能力找到丢失的钥匙，却很失望地得知，这种能力只有圣齐塔①才有，而她

70

---

① 圣齐塔（St. Sithe，意大利文为 Zita，约 1212—1272），意大利圣徒，被认为是女佣和家仆的保护圣徒。传说能帮助人找到丢失的钥匙。——编辑注

和沃尔辛厄姆没有任何关系。[5]

很快，如同过去经常发生的那样，马格丽变得温和平静下来，也很满意地被领着到包括骑士之门（Gate of the Knight）在内的地方游览了一番。这道门据说曾经很神奇地变宽，庇护了一名骑在马上、被敌人追赶而需要保护的贵族逃犯。因为最近几周朝圣人群史无前例地涌来，沃尔辛厄姆的修士们开放了一座供奉圣劳伦斯①的小礼拜堂，里面收藏了许多圣物，包括圣彼得的手指关节。但沃尔夏姆村朝圣者的第一站是一眼井，井水因圣母而变得神圣，因为很久以前是她下令让泉水喷涌而出的。井中的水以能治愈头痛和肚子痛而闻名，他们迫不及待地大口畅饮，发现那水无比清凉洁净。他们相信这水或许还可免除瘟疫，于是把皮袋子也灌满，准备带回家给自己的亲人。

然后，沃尔夏姆村的人们加入了等待进入圣母堂的队伍，以难以忍受的龟速一点一点地前行。在他们等待的时候，流动商贩们拿着放有徽章、胸针和圣祠标志的托盘走来走去，[6] 朝圣者们会迫不及待地买来这些东西别在帽子上和胸前。最受欢迎的物件之一，包括一小幅方形的圣母领报画；还有一种更贵些，是圣母马利亚像，只见她右肩上靠着一柄鸢尾手杖，左边是圣子。卖这些东西的年轻妇人向他们保证，这是他们将要在圣祠内看到的圣像的完美复制品。然而更吸引人的是那些底部刻有"沃尔辛厄姆"字样的徽章。

---

① 圣劳伦斯（St. Laurence，拉丁文为 Laurentius，225—258），也译为圣老楞佐，早期罗马教会教宗西斯笃二世在位期间的七名执事之一，掌管教会财产，负责救济穷人的工作。258 年被罗马皇帝瓦勒良以酷刑熏烤致死，4 世纪后成为教会中最著名的圣人之一。——编辑注

不过，或许这当中最受欢迎的，还是做成胸针和徽章模样的微型锡瓶，每一个都保证含有一小滴由圣母井取得的圣水稀释过的圣母奶水，每一个都刻有一个大大的"W"，以表明其来源正宗。而对队伍中许多人来说无法抗拒的，还有小贩在装有黏土烤炉的手推车上售卖的热气腾腾的肉饼。

经过漫长的等待，向前挪动足够远的距离，终于能一瞥圣母堂时，他们简直不能相信，圣母祠竟然在这么一座不起眼的建筑里。[7]尽管已被告知规模不大，那些首次参观沃尔辛厄姆的人仍然期望见到一座宏伟的建筑，并散发着圣母的荣光。但他们看到的是一座设计奇怪的建筑，在某些方面还不如沃尔夏姆村的高厅庄园宅邸壮观，而且实际上比罗丝夫人的谷仓大不了多少。建筑使用的大部分都是毫无修饰的石头，勉强有 20 英尺宽。但是，看到所有穿过远处那道门离开的人们脸上露出的无比幸福的满足感，在排队的人们不断的唱祷词声之上听到里面频频传来饱含宗教狂热和喜悦的尖叫，他们的心情很快就变好了。当他们终于穿过拱形门而入，所有人都被无数蜡烛的闪闪微光映照下琳琅满目的金银珠宝彻底震慑住了。然后很快，他们的眼神又被圣母马利亚吸引住了。尽管其尺寸、材质或做工都不算突出，但圣母像让人眩晕。眼见的光芒就像是有一百根蜡烛由内而外地映射出来，向所有看向她的人散发出圣母自有的慈爱与关怀。

圣母像周围，是琳琅满目的金银雕像、盘子、杯子、烛台、画像、胸针和各式各样的装饰品。这些物件依次摆放在金色和最精美的鲜红色布匹上，布匹上面不仅饰有金线，还镶有大量色彩斑斓、尺寸惊人的珍贵珠宝。除了这些珍宝，还有成百或者成千的钱币堆

72

得高高的，有几堆高耸到几乎直指屋梁。随着朝圣者沿着展示缓慢蠕动，修道院的仆役指出了其中最精美也最出名的物件：一座仿照国王亨利三世而刻的厚重金色雕像，由他本人捐赠；一个金色胸针，他的儿子爱德华一世在位时捐赠。朝圣者们尤为感兴趣的是现任爱德华国王来圣殿礼拜时捐赠的众多精美礼物，包括一批制作精良的布匹和一个嵌有珠宝的金色胸针，他在 1328 年 9 月放置于圣母旁。当被告知这些礼物价值 83 先令 4 便士时，所有人都惊讶得倒抽了一口气。

站在最神圣的圣祠前，就在国王和王后当年肯定站过的地方，而且眼前就有此等慷慨大方的证明，沃尔夏姆村的人们受到鼓励，向随行的修士们献上自己微薄的供奉。修士们接过来放到钱堆旁。对于一些朝圣者买的亲人蜡像，修士们就不那么情愿了，但也接下了，将其放在圣祠跟前的地上。

当然，马格丽·沃德比特在沃尔辛厄姆的大部分时间都处于一种宗教狂热的状态。但队伍中没有一个人不因参观圣祠而改头换面的，他们无不被来到圣母马利亚的面前、饮着她的圣水和祈祷她的帮助这些事极大地鼓舞和振奋着。在返回沃尔夏姆村的途中，他们兴奋地谈论着、祈祷着，朝圣者们暂时得以将旅途中不断听到的坏消息抛之脑后：国外瘟疫横行，并以不可阻挡之势冲着他们国土边境而来。

在整个神圣的朝圣旅途中，沃尔夏姆村低微的乡巴佬同来自各个社会阶层和世界各地的其他朝圣者们相遇，包括上流人士、有钱的批发商和高阶神父。他们坐在那儿入迷地听着一位瘦瘪老妇人给

他们讲述自己当年的朝圣之旅，那是她丈夫很多年前去世的时候，　73
她从诺福克郡的简陋农舍一直走到了最神圣的城市耶路撒冷。就在
同一场炉边集会上，这个单薄又可敬的朝圣者刚讲完她那不可思议
的故事，一个显然很富有的中年男人就紧跟着描述他去罗马的宗教
之旅。接下来，一个老练的年老朝圣者，他来自莱斯特郡，瘦高个
儿，展示起自己别在帽子和披肩上的徽章和标志物，光数量和种类
就让听众们叹为观止。他还自豪地宣称自己去过很多圣所，列出的
很长一串名单也让大家惊叹不已，老人随后还分享了每一处圣所的
内部信息，以证实自己所说。这位朝圣者称他多年前就已全力侍奉
上帝，从那以后就完全依靠虔诚教徒的自愿捐助来谋生。无须更多
提示，围在火炉旁的虔诚的人们就把手中的零钱给了他，以资助他
的下一趟旅程，那是要去神圣的殉道士圣多默在坎特伯雷的墓进行
第六次祈祷。

　　但人们在休息处所谈论的和所讲的故事，没有几次会不提到瘟
疫。在来往沃尔辛厄姆的人群中，许多人详述了对于自己亲眼所见
或侥幸逃脱的恐怖场景的个人经历。实际上，正如他们急切解释的
那样，正是出于这个原因，他们才进行这场朝圣之旅。因此，他们
几乎毫无停歇地告诉同伴们，等待他们的命运是什么，所说的类似
于，"从创世之初到今天都没听说过这么大的疫情"，或者"比以
往听过的或者从任何一本书里看到的都要可怕"。[8]每个人的话里都
透露不出任何希望，传递的信息反而是"医生也没有办法"和
"那些生病的坚持不过两三天，许多人都是突然死了，你都没反应
过来他生病了"。而那些自诩对异域情况有了解的人，说的也是同
样的故事，"尽管各城镇和村落的统治者们使出浑身解数阻止疫情，

比如禁止外人进入，清扫街道，最博学的医生给出所有关于避免感染和提供治疗的建议，最神圣的教士甚至教皇自己作祈愿，乞求上帝施以仁慈，死亡依然不可阻挡地现身各地，仿佛一块乘风而来的、看不见的传染之云"。

74   离开沃尔夏姆村两天后，朝圣者们聚在塞特福德附近一个大谷仓里过夜时听到了一段讲述，比他们旅途中听到的众多故事中的任何一个都更让人震惊。那是由罗伯特·德戈丁顿爵士（Sir Robert de Godington）以冷静而威严的气势娓娓道来，他是伊利主教家的文书和查账员（auditor）。[9]阿维尼翁瘟疫暴发的时候，他正在教廷。几周前在贝里圣埃德蒙兹修道院住过的修士们，曾传过关于阿维尼翁情形的二手甚至三手证词，人们已经感到惊惧不已了。而这名绅士和他的三名助理展示了对阿维尼翁疫情肆虐场景的深入了解，他的表达如此清晰有力，以至于让恐怖程度瞬间加倍，如果说人们初次听闻疫情时脑海中只对恐怖画面形成了模糊轮廓，此时则变得无比生动形象起来。听众们沉默而敬畏地坐着，听罗伯特爵士跟他们讲述一切。

首先，这位爵士阐明自己为何可信："我可以向大家保证，我要透露的信息是准确的也是最新的，因为我已经亲眼见过所有这些可怕的事情。我不仅在疫情暴发的时候身处圣城，在那儿待了好几周，而且我返回伊利之后，考虑到主教将来可能还会到访阿维尼翁，我仍然在跟还在那儿的朋友们经常通信。"

为了制造效果，他停顿了一下，然后接着讲："不管你们听到了或是希望发生其他什么，瘟疫确实已经让城里成千上万的人死亡，让数千座房屋完全荒废，里面根本没有人住。"

当罗伯特爵士宣布，最近圣城的疫情减缓，生病的居民已很少，死亡的人更少时，人们松了一口气。但他立刻轻蔑地挥挥手，制止了听众心中闪现的希望，继续汇报说，在毁灭了这座伟大的城市和其中大部分人口之后，瘟疫又继续气势汹汹地前行，就在此刻，它正在向北横扫并击穿法国，朝着布鲁日和根特而去，向东朝着神圣罗马帝国而去，向西朝着波尔多和加来而去，从那儿可能会传到英格兰。他双臂大张，仿佛以此表示疫情在如何席卷全球，吟诵道："不管瘟疫到了哪儿，就跟在阿维尼翁一样，它都在身后留下成千上万的死人，腐烂的尸体堆满教堂的庭院，即使匆忙祝圣过的新墓地都摆放不下，无数虔诚的基督徒们被随意抛进田里挖出的坑里，连个仪式都没有。"

罗伯特爵士以一种超然冷漠的态度下结论："什么都阻挡不了疫情发展；它将继续肆虐，势不可挡。在马赛，我们被告知，除了两扇后门，所有城门都已关闭，但那儿的每五个人中已经死了四个。在阿维尼翁，即使教皇都不能阻止或者哪怕减轻其破坏力。我们必须放低姿态，请求宽恕。我在阿维尼翁的时候，教皇多次下令举行虔诚的游行，参加的人有两三千，吟诵着连祷文，许多人赤着脚，其他人穿着刚毛衬衣或者抹上灰，狠狠地用鞭子鞭打自己直至流血。但我不能否认，所有这些哀歌痛悼，对瘟疫的可怕行径没一点用。只有上帝知道结局和开端。"

此时，罗伯特爵士终于从情绪中缓过来，不再说话。但是他的听众们在除了偶尔喘气或叹息，全程都鸦雀无声地听完之后，突然活跃起来，抛出一堆的问题："人们不能逃离瘟疫自救吗？"

"不能，"罗伯特爵士回答，"逃跑不是办法，因为瘟疫在普罗

75

旺斯的每一个村落和城市肆虐，到处都不欢迎陌生人。而且，那些逃离的人怎么活下去呢？只有富人才有实力逃离，可他们许多人又不愿把自己的家当留下来，担心东西会被偷，房子要被洗劫。"

另一个听众喊道："前一阵子，我们听说阿维尼翁的瘟疫是一种从没听说过的新类型。是真的吗？"

罗伯特爵士答道："我不是医护人员，但我可以根据我的所见告诉你，袭击那座城市的瘟疫有三种，而不是一种，每一种都是新的并且很可怕。第一种天降瘟疫是肺部感染，患者会持续发烧和咳血。感染这种的没一个能逃过死亡，所有人都在两三天内死去。更厉害的是，患者会将疾病传染给在他病中看过他的任何人。所有探视过病人或运送他遗体安葬的人，都立刻随他进了坟墓。在这种瘟疫横扫城市的几周后，另一种又袭来。这一种也是引起发烧，但这次还有大疮，在腋窝处突然出现。然后又有一种出现，患者不论男女，大腿根那儿都会长疮和痈。"

就在这时，沃尔夏姆村民的首领之一约翰·沃德比特站了起来，鞠躬说道："我们在村子里时听说，一位逃离阿维尼翁的年轻神父告诉贝里修道院的修士们，病人都被他们的家人和朋友抛弃了，孤独死去。甚至还有些神父拒绝探视将死之人，这会使得他们的灵魂堕入地狱。这些故事当然不可能是真的吧？"

听到这个，这位高级教士低头看着地面，只能说，大量受感染和即将死去的人给教士造成了无法承受的负担。"神父也不能幸免惹上瘟疫，他们死去的人数至少和平信徒一样多。所以，死亡和生病的人数处于高峰，幸存的神父也并不总能为城里每一个有需要的人提供足够的精神慰藉。所以，教皇才允许在没有其他选择的时候，可以由平信徒听取忏悔。"

人们本来高昂的情绪，被听到的这些事情浇灭了。几天后，他们内心的乐观情绪又遭受到更多打击。当大多数沃尔夏姆村朝圣者在费克纳姆郊区的一块田里安顿下来度过温暖的夜晚时，一小部分人决定步行进镇子找一家酒馆。在那儿，他们被一个伊普斯威奇来的船长热情洋溢的做派逗乐了。[10]他刚从去布鲁日的航行回来，在那个了不起的佛兰德斯港口，停靠着来自世界各地的船舶，批发商和海员在那里贸易和休闲，跟通过陆路和经河道而进城的贸易商们混杂在一起。船长估摸着听众中大多数人从没有见过大城市，很愿意跟他们讲述自己在布鲁日如何遇到众多批发商和海员，有来自热那亚、威尼斯和佛罗伦萨的，还有来自汉萨同盟北边的大城市科隆、迪南（Dinant）、马格德堡、汉堡和吕贝克的。他夸口道，实际上，最近他还和法国各地的人们聚在一起，偶尔还有卖红酒、铁器和兔子皮的西班牙人。讲了这么长的开场白后，他让酒馆的听众们彻底相信，对于疫情的现状，没人有比他更好或更新的消息了。

"我的消息不是来自信件或者遥远的回忆，"他说道，"而是就在几周前我自己的经历。"在吸引了所有人的注意后，船长简略地宣布，"我在布鲁日听到的太可怕了，所以立刻就取消了必须买更多货物运到英格兰卖的计划，赶紧登上船，尽快开返伊普斯威奇的家。"他满意地笑着继续说，"这还没完哪。世界离可怕的末日不远了，我这辈子作了很多孽，以至于一到港口，就破天荒第一遭也来朝圣了。"

这些话着实把听众都吓得够呛，但接下来他又巧妙地用安慰的话让众人安心："你们可以相信我，疫情还没到北海或者任何邻近

77

英格兰的国家。布鲁日还没有看到任何迹象，整个佛兰德斯和诺曼底也没有。甚至在东边神圣罗马帝国皇帝的国土上也没有。而且，我在很多场合都听到过可靠的报告，丹麦、挪威和瑞典这些极北的国度也都还没被波及。"

"但是，"他警告说，"不要相信你已经逃过去了。每一天过完，死亡就更加临近，到达这个王国也只是时间问题。这场最恐怖的瘟疫正迅速朝我们而来，就像不受控制的大火。我曾计划从布鲁日航向波尔多，买几桶好的红葡萄酒去伊普斯威奇卖，好赚上一笔。但是当我准备起航的时候，被警告说那座城市里的许多人开始死于一种奇怪的新疾病。所以要小心别喝任何葡萄酒，它传染瘟疫！"听众们一边大口饮着上好的英格兰麦芽酒，一边大笑。

"不要笑，应该祈祷，"船长吼道，"当疫情到达我们这儿的时候，是的，它迟早会来到，会将我们所有人挫成灰的。法国南部和意大利全境的那些最伟大的城市都已经满目疮痍，那些地方的人都完全被毁掉了。我在布鲁日遇到一个佛罗伦萨的批发商，他几个月前到那儿卖他那些奢侈货品的时候还有钱有势，但现在穷困潦倒，被迫流亡。因为害怕疫情，他无法回到自己在家乡城市的豪宅，而且他已经知道，自己的家人、朋友和生意伙伴都已丧生。就在我跟他说话那时，来自罗马附近一个镇子的一个粗野水手插了进来，他告诉我们：'当瘟疫在我的出生地横行的时候，就连站墙根小便的狗也没留下一只。'[11]"

说完这个，船长开始滔滔不绝讲了一大段，每一句都铿锵有力："任何地方都逃不掉，每一个地方都会被袭击，而且很可能是在非常短的时间内。刚开始，人们认为是犹太人和麻风病人在井里投毒传播瘟疫，但是给井投毒的人都被烧死了，疫情仍然继续横行。犹太人、麻风病人还有萨拉森人，都成千上万地死在愤怒的人群手里，人们觉得是他们有意散播疾病，但还是有更多的人死于疾病本身引起的极度痛苦。

"现在，人们相信这种可怕的瘟疫是通过船只传播的。人们都在讲，从卡法的鞑靼人那里驶出的热那亚大帆船是如何先把瘟疫带到墨西拿，从那儿又传到热那亚。在热那亚，七个人中勉强有一个人能存活，[12]大帆船继续航行，瘟疫下一个袭击的是威尼斯，在那里，十个人中有七个死亡。在布鲁日，现在没人会吃，甚至接触刚从那些地区进口的调料，他们也不愿吃鱼，因为他们害怕瘟疫会通过海洋传播。几乎没有人驾船到疫情肆虐的地方，就像我不敢驾船去波尔多一样。由漂亮的热那亚和佛罗伦萨大帆船组成的一支船队，满载他们想去东方售卖的货物，一直停在布鲁日海港，因为船员们害怕得不敢回家。

"你们必须认识到这场可怕的疾病根本无法阻挡。海里的鱼能传播，海上航行的船也能传播，还能随着风在看不见的空气里传播。就在我说话的时候，这种致命的传染病继续冲我们而来，根本没有办法阻止或避免。

"疾病本身还不是最让人害怕的。我听过在瘟疫暴发时关于人性之残酷的最可怕故事。生病的人经常被家人像狗一样对待，他们把食物和水放在病人床边后就逃离了房子，留下可怜的家伙孤独死去，没有人照顾，没有进行忏悔。即使许以重金财物，也很少有医生给病人看病，因为害怕会被传染。许多被吓坏的神父无法履行他们神圣的职责，拒绝为他们的教区居民举行最后的忏悔、授予圣餐或涂油仪式，于是将他们的灵魂丢弃，任其在永远被诅咒的边缘瑟瑟发抖。这场瘟疫的传染性如此之大，人们又如此害怕被传染，以至于父亲不会看望儿子，母亲不会看望女儿，兄弟也不会看望姐妹，朋友也不会看望朋友。因此，无数的人在死去的时候都没有得到任何关怀、虔诚或慈善的表示。而且说句实话，死的人中很多本来可以逃脱的，如果他们自己也曾拒绝探视病人的话。

"所以，仍然健康的人都只能各管各的。如果哪个富人死去，他的遗体由一群流浪汉抬到坑里，没有人哀悼，只有几盏灯，那都算是幸运的。当送葬队伍抬着尸体走过大街时，邻居和朋友们都躲在屋里，没人出来一道送葬。但也许他们是明智的，因为不久后，那些不怕把尸体运送去安葬的流浪汉们也死去了。"

勇敢的船长随后大声而热诚地祈祷起来，声称自己一生大部分时间都是一个罪恶的人，信念薄弱。但现在，他向圣母马利亚保证，他已经改头换面成了一个虔诚的朝圣者。他要去沃尔辛厄姆，用圣母的奶水洗去灵魂上所有污点，获得宽恕和圣餐。[13] 在自己剩下的短暂日子里，他将尽可能清白地活着。当瘟疫必然降临到他身上时，不会有神父可以听忏悔，他将在痛苦中独自死去，没有家人或朋友的安慰和支持。

船长很会讲故事，他讲的故事很吓人，然而听众中较积极的人很快指出来，他实际上给他们带来了好消息。来自林肯附近的一名敦实的磨坊主并没有质疑船长的诚实，但坚持认为，他所说的对英格兰的男男女女来说是一种宽慰。"这种可怕的新瘟疫在偏远的炎热地方肆虐，那里总是有太阳照射，不下雨，一直都有许多难以置信的生物和奇怪的疾病。"去耶路撒冷旅行过的老妇人用力地点着头，人们也在窃窃私语，一致认为英格兰从没有见过这种样子的瘟疫。

罗伯特·谢泼德受到了鼓舞，于是转头对同伴们说道："船长已经说过，瘟疫最北肯定还没有到布鲁日。如果我们相信这些故事，那么，虽然它可能杀死了像热那亚、马赛、阿维尼翁这些遥远炎热地区的大部分人口，但它还没能波及佛兰德斯，或者北海对岸跟我们气候相似的任何一个邻国。" 　80

在返回沃尔夏姆村的途中，一种柔和的乐观之光照耀着朝圣的队伍。受到跟圣母待在一起、喝了许多她的圣水、虔诚地祈求她的帮助这些事情的振奋，朝圣者们心情愉悦。他们从参观的圣地汲取的精神食粮，跟他们相互陪伴和共同经历所感受到的温暖交织在一起。随着他们返回自己的家园，他们对慈爱的圣母阻止上帝之手、劝上帝仁慈并饶恕他们和他们的亲人的能力，又增强了信心。而如果她不能立刻听到，他们买的那些珍贵的纪念品也将为他们提供护佑。

第 6 章

1348 年仲夏和秋季

随着疫情在1348年夏季离英格兰越来越近，教会理所当然地牵头提供建议，告诉大家如何减轻上帝的愤怒。许多主教用所有人都能理解的话，用英语写成信，好在他们主管教区里的所有教区教堂内读出来，目的是督促人们忏悔，并命令进行忏悔游行和弥撒。[1]这些信件最早是约克大主教和林肯主教在7月末写的；8月中旬，爱德华三世让坎特伯雷大主教在整个大主教管区安排祈祷、弥撒、布道和游行，"保护英格兰领土免遭瘟疫和死亡"。因为人们相信，所有重要的事件都是受上帝之命而发生，所以这些回应相当合适。这些也是面对像战争或饥荒这样的困厄时期的传统反应，早在700年前第六世纪的大瘟疫时期就曾用过。值得注意的是，主教的这些信经常明确表示，疫情在整个欧洲的进展及其对英格兰迫在眉睫的威胁都已是常识，坎特伯雷大主教甚至这样写道："不可能有人不知道这一点。"

可以理解，在眼见要发生的如此大规模、如此令人恐惧的灾难面前，教会领导者们极力发出明确的、让人信服的讯息，而在他们的公开声明背后，他们也没什么信心。疫情被描述为"凶猛

82　的"和"残酷的"，而坎特伯雷的克赖斯特彻奇（Christchurch）
修道院院长的信件开头是："上帝以严厉的方式对待世人。"教
会领导者们有时也承认，就算他们中最博学的人，对上帝的意
志也一知半解。伍斯特（Worcester）主教写道："理解上帝的计
划不在人力范围内。"在关于黑死病的意义及其随后暴发情况的
喧嚣讨论中，无法否认的是，上帝发起瘟疫是对人类罪恶的回
应，这经常被拿来同《圣经》里的瘟疫作类比。但最有见地的
思想者们，并没有将这场灾难看作愤怒的上帝发起的报复行为，
或者甚至是公正的惩罚；而是将其看作将人们从罪恶中纠正过
来的仁慈方式，他们最终也许能由此得到救赎。

　　那些试图解释为什么人类会遭受这场致命疫情的人，面临
着深刻的困境，这在当时的写作中非常常见。《十日谈》的作者
薄伽丘经历过佛罗伦萨瘟疫，他写道："有些人说，是天体的影
响导致它祸及人类，其他人则说它是一种惩罚，表明了上帝对
我们邪恶生活方式的义愤。"法国北部图尔奈的圣贾尔斯（St.
Giles）修道院院长贾尔斯·利姆斯（Giles li Muisis）在他关于
瘟疫时期的编年史中，有一种想法非常引人注目："要对占星家
和数学家的说法与预言，给予比信仰所允许的更多信任。"但正
如住在奥地利南部城市诺伊贝格的一位编年史家所写到的："当
祈祷不能阻止它，当每天的痛苦确实增加到了人类有史以来从
未经历的顶点，而且当医生的努力被证实无法治愈它或转移它，
那么他们唯一能做的就是将所有都托付于上帝。"

　　编年史学家们中间有一个普遍共识，黑死病在英格兰首次

出现，是在南海岸多塞特郡的海港韦茅斯（Weymouth），但是他们关于日期却争论纷纷，从施洗者圣约翰节（6 月 24 日）到 8 月初不等。多处资料显示，最先把瘟疫带到多塞特郡的这个小镇的，是从法国西南部的加斯科涅地区驶来的船只，据说其中至少有一艘曾是布里斯托尔的船。葡萄酒港波尔多，似乎最可能是来源地，此外根据杰弗雷·乐贝克（Geoffrey le Baker）的编年史，瘟疫于 8 月 15 日在英格兰第二大城市布里斯托尔暴发。最早在英格兰暴发的地点和日期很重要，但如果没有关于实际死亡情况的具体记录，就不可能确定，编年史学家们给的日期到底是被认定携带病毒的船只停泊的日子，还是当地出现首例瘟疫病人的日子，抑或是疫情牢牢站稳脚跟的日子。这个问题很重要，因为这几个事件中的最初一件和最后一件之间的跨度可能长达好几个星期，从而很可能在日期的确定上造成一些令人困惑的差别。

英格兰南部和西部港口最初出现的感染，跟那里的贸易商们沿西班牙和法国的大西洋沿岸穿梭的许多地方在 1348 年下半年出现的疫情是同步的。直到 1349 年末，疫情才到了法国北部、低地国家和斯堪的纳维亚，这里是英格兰东部港口的主要贸易区域。但是，因为伦敦是内陆贸易和交通，乃至海外贸易和交通的活动中心，这座首都在 11 月 1 日或者更早就暴发了疫情。

"全能的神用雷电和他从宝座上降下的其他打击，来严惩他希望拯救的子民。因此，既然来自东方的一场瘟疫灾难已经到达了邻国疆域，那么非常令人担心的是，除非我们不停地虔诚祈祷，否则类似的疫情就会把它的毒枝伸向这片国土，击垮和吞噬这里的居民。因此，我们所有人必须在忏悔中来到我主面前，吟诵赞美诗。"[2]（见图 15）

那是一个炎热的夏日，在沃尔夏姆村的圣马利亚教堂里，教区居民们把这座高大建筑挤满了，静静地聆听他们的神父宣读主教给其辖区内所有堂区发的信。伊克斯沃思修道院院长代表所辖神父接收了信件，并立刻转交给约翰神父。约翰渴望赶紧遵循主教的严格训示，把他那拉丁语写成的讯息用英语、用所有教区居民能够理解的措辞大声朗读给他们听，还要给他们仔细完整地解释里面的内容。

约翰神父在宣读信件剩下的内容前停顿了一会儿，休整一下，这时，他的助理神父突然自发齐唱起赞美诗的语段。洪亮的声音响彻高耸的石筑建筑，他们虽自发地吟唱，却不可思议地协调，虽热情洋溢，却又吐字准确：

> 耶和华啊，你是伸冤的神。
> 伸冤的神啊，求你发出光来。
>
> 我们要来他面前忏悔。
> 因耶和华为大神，为大王，超乎万神之上。
> 地的深处在他手中，山的高峰也属他。

海洋属他，是他造的；旱地也是他手造成的。

来啊，我们要屈身敬拜，在造我们的耶和华面前跪下。

因为他是我们的神；我们是他草场的羊，是他手下的民。[3]

随着吟唱慢慢停下，就听到教堂会众中有人在低声嘟囔。约翰神父立刻接着读主教的信："既然现在已是天下皆知，那么不会有人不了解，多么严重的死亡人数、瘟疫和空气感染此刻正在威胁着世界各地，尤其是英格兰。除非救世主神圣的仁慈从高天照向他的子民，人类不可避免的命运——没人能幸免于凄惨死去——如今在威胁着我们。唯一的希望是自己赶紧回到他那儿，他的怜悯胜过审判的力量，而且最宽容大度的他对罪人的皈依极为高兴。因此，我们都应该通过祈祷和祷告，谦卑地敦促他，敦促善良而仁慈的万能的上帝，不再愤怒，消除瘟疫，让传染病远离他曾用自己宝贵的血液拯救的子民。"

约翰神父大声宣布，极力让自己的声音不被教堂会众的啜泣声和叹息声淹没："不要失望。不是所有人都迷失了。记住，尼尼微人曾理所应当地被预言要遭受毁灭——但是他们在进行了自我惩罚之后，又幸运地得到挽救，摆脱了上帝判决的灭绝威胁。[4] 因为他们就像你们一样，说：'或者神转意后悔，不发烈怒，使我们不至灭亡，也未可知。'[5] 正如《圣经》告诉我们的：'于是神察看他们的行为，见他们离开恶道，他就后悔，不把所说的灾祸降与他们了。'

"因此，最善良的耶和华为了忏悔的人们着想，以有益的方式仁慈地将他的愤怒转化为和善，将毁灭转化为建设。但对于不愿悔过的固执之人和冷酷之人，他则是相反的做法，法老的故事，还有索多玛等五座死不悔改、最终消亡的城市的故事，证明了这一点。

"要获得上帝的宽恕，我们应该每天在弥撒中念专门的祷词，以减轻瘟疫和疫情。而且，因为我们的主教大人相信万能的上帝是如此仁慈，相信他母亲伟大的圣母马利亚的功德和祈祷，相信神圣的使徒和所有圣人的功德和祈祷，他敦促我们所有人，包括教士和教区居民，我们要在每周五集合进行虔诚的游行。我们必须在神圣仁慈的主的眼前谦卑地放低姿态，为我们的罪过愧疚和忏悔，用虔诚的祈祷讲述我们的罪责，好令上帝出于仁爱，让这场瘟疫远离他的子民。"

然后，约翰神父转向挂在布道坛后面的十字架，乞求道："求你不要记念我们先前的罪孽，向我们追讨。愿你的慈悲快迎着我们。因为我们落到极卑微的地步。"[6]

读完主教的信，约翰神父又慢慢地翻阅了一遍，把主要的点挑出来，解释给他的教区居民听。然后他坦率地讲道："如果最新的流言是真的，那么疫情已经到了英格兰的最南部和最西部。"

因此，在那个阳光明媚的 8 月早晨，每个住在沃尔夏姆村的人都已知道，疫情不再仅仅属于遥远的地方，而是就在附近流行；他们都面临着一个迫在眉睫的可怕威胁，即疫情很快就会来到他们身边。一段时间以来，人们已经预期到了这个消息，但因为它由约翰神父讲出来，冲击要大了许多。约翰从一开始就不遗余力地鼓励大家，要以健康的怀疑态度来看待关于遥远国土上的疫情的狂乱故事；一天又一天坚持不懈地劝告他的信徒，要专注于自己的生活。

沃尔夏姆村的普通民众脑海中立刻开始浮现出这样的画面：在他们
自己的村庄和附近的土地上，混乱、残酷、失望和死亡随时都会穿
透他们的生活，进入他们的房子里，摧毁他们的家庭。

神父说话的时候人群还保持安静，突然之间人们开始交头接 86
耳，急切的声浪涌起，有人对约翰神父和他的助手们大喊提问：

"上帝为什么降下这场可怕的瘟疫？"

"疫情现在到哪儿了？"

"什么引起了这场瘟疫？"

"悔过和祈祷能阻止疫情到这儿来吗？"

神父告诉他们，他没有最终答案，教堂里最有智慧也最虔诚的
人正在寻求解释，上帝为什么会降下这场灾祸。"万物都依上帝的
旨意，理解上帝的神圣意志可能不在人力范围内。"[7]约翰神父的语
速很快，他继续以前两天在收到主教信件后就认真准备好的意见向
人们表示，"但是，我们必须相信，这场瘟疫是上帝对我们邪恶生
活方式感到义愤的迹象，因为《圣经》教导我们，上帝在过去经常
对罪恶的人群降下许多灾祸。但是你们必须还要在心中相信，他这
样做是出于善意，而不是出于残忍。他用疫情鞭打那些他希望救赎
的人。他在这个尘世中惩罚我们，这样我们才可能脱离罪过，免于
被永久定罪。"

正当约翰神父试图继续他认真准备的解释，教堂会众中冒出一
个声音打断了他："我听说，贝里有一名修士，是个了解行星和恒
星的占星学家，他曾说，起因在天上，世界上大多数事情的发生都
是这样。是倒霉的恒星和行星同时出现，污染了大气，产生了疾
病。[8]这肯定是真的，因为古老的书中有写，土星和木星同现时，

会在大气中造成巨大的疫情，而我们知道几年前刚发生过这样的同现。我们也都知道，火星是一个孕育愤怒和战争的恶毒星球，而它最近在狮子座。"

神父打断了这位目不识丁的农民"博学"异常的发言："孩子，你所说的可能是真的，但更真的是，上帝控制着行星。它们不是随意移动。"

接着，约翰神父又被一位女性激动而颤抖的喊叫声打断："如果那是真的，如果世上发生的所有事都是按上帝的旨意发生，那么他为什么要那样移动星球，结果引起了这样一场可怕的有毒瘟疫，惩罚他的子民呢？上帝为什么这么生气？我们做了什么，非要受到这样残酷的对待？"

神父看来也很困惑，他只是重复说道，上帝的旨意不是他能解释的。"但是，"他又说，"我们有能力判知，上帝肯定会因为子民犯下的严重罪过，而降下瘟疫惩罚他们。但不是仅仅要给我们造成身心的痛苦。他鞭打我们，正是为了救赎我们。"

教堂的后排，一个微弱、发颤却具穿透力的女性声音喊了出来。约翰神父认得这个声音，那来自一位年老的、技术高超的治疗术士兼接生婆，经常陪着他去看生病和将死之人。"预示我们厄运的，不仅有星体，还有不久前赫尔（Hull）城一名双头孩童怪物的死去。[9] 去年冬天，你们都听过伊普斯威奇的水手跟我们说起这个生物。你们听见他说，他如何亲眼见识那个东西的下半身连在一起，但从肚脐往上是分开的，男女同体。他跟我们说，当其中一半吃喝、睡觉或说话的时候，另一半如果想的话，可以做其他事情，还有它们一起唱起歌来是那么优美动听。这个生物活了几乎二十年。但是在博茨代尔的市场，人们告诉我，不久前，一半死了，另一半把它抱在怀里三天，然后也死了。这肯定是一个可怕的预兆。"

约翰神父不耐烦地挥了挥手，正想不屑地说点什么，但马格丽·沃德比特高声喊起来，重复着朝圣旅途中听到的猜测："据说在阿维尼翁，上帝用这些厄运鞭打世界，以此作为对匈牙利安德鲁国王①之死的惩罚，他是被他的妻子残杀了。[10]尽管她罪过深重，但在她逃到阿维尼翁时，这座城市接纳了她，人们原谅了她，还允许她再次结婚。正是因此，阿维尼翁理当被摧毁。"

约翰神父还没能回答，另一个声音就大喊："但是阿维尼翁的教皇的罪过，不应该意味着无辜的我们也应该被杀死吧？这不公平，也不仁慈！"

这时，一位名叫罗伯特的木匠兼木工站了起来。他是一个富裕的工匠，不苟言笑，是村里不多的几个几乎能完全依赖手艺而不是务农或体力劳动谋生的人，还是一个出了名的能多少读点书，写点东西的人。同样出名的还有他简朴的生活方式和他对轻浮行为的谴责。"不，你错了，"他十足自信地宣布，"威胁我们的疫情，是对小姐、主妇和贵妇们的可耻行为，对她们轻佻出格的着装方式进行的惩罚。[11]现在全国都在举办比武大会，这些无耻的女性没有丈夫陪伴就自己出席，和陌生人私通。她们穿着奇特的服装，有些穿得像男人，跟演戏似的。她们骑着配有精美马饰的战马去比武大会，戴的腰带镶满了金银，腰袋里佩着短剑。她们是女性中最漂亮的，

88

---

① 指卡拉布里亚公爵安德鲁（Andrew, Duke of Calabria, 1327—1345），匈牙利国王查理一世之子、拉约什一世之弟，以及那不勒斯女王乔万娜一世之夫。因争夺那不勒斯王位被刺杀，乔万娜一世被匈牙利方面指控有重大嫌疑。——编辑注

却也是最没有德行的，因为她们行为不检、造谣中伤、放荡淫乱，亵渎了自己的身体。"

　　他的朋友，一个名叫约翰的裁缝，接着补充："而且上帝还被侍臣和贵族那种夸张和不合时宜的着装冒犯到了，这是从艾诺（Hainaulter）家族和他们怪异的时尚跟随菲利帕王后①来到英格兰开始的，就是她跟我们国王结婚的时候。他们现在流行新的异国奇装，每年都变，代替了旧时那种又长又完整、能盖住身体的得体服装。相反，侍臣们穿着又短又紧的衣服，饰有花边，用扣子或有背带，让他们看起来像酷吏或恶灵。更加可耻的是，女人有时穿的长袍太紧，她们不得不在裙子后面放一条狐狸尾巴，好遮住屁股！"[12]

　　人群立即爆发出一阵坏笑，缓解了紧张气氛。然后，素有捣乱者名声的威廉·沃德喊道："我们谦卑的穷苦人，为什么应该为这个国家以及世界上其他地方富人的罪恶和贵族的不道德行为，受到如此残忍的惩罚呢？"

　　约翰神父一时也回答不了这个激愤的"维兰"提出的问题。他极力用命令的口吻，挺直了身体，站在比会众高出许多、精心雕刻的橡木布道坛上，努力维持秩序："我们都有罪过，要想免于上帝公正的审判，我们必须自己去上帝面前，对我们的罪过进行充分且适当的忏悔，通过自我惩罚做出应有的补偿。我们必须按照他所吩咐的那样进行谦逊的游行，那样一来，温和仁慈、长期忍耐、毫无

---

① 艾诺的菲莉帕（Philippa of Hainault, 1310—1369），英格兰王后，爱德华三世之妻。艾诺伯爵纪尧姆一世与瓦卢瓦的让娜的女儿，法文称作菲利普·德艾诺（Philippe de Hainaut）。——译者注

恶意的上帝，可能会免去这场灾祸，让它远离我们。"

　　裁缝约翰再一次从会众中出声打断："教皇亲自加入了队伍，　89
游行的人也鞭打自己直到流血，可游行还是没有阻止阿维尼翁的疫
情。大瘟疫仍朝着我们而来。解决办法在于我们内心，而不在于花
哨的游行或者假情假意的表演。"

　　"是的，但是阿维尼翁的教皇是法国人，他无足轻重，因为耶
稣现在变成英格兰人了！"[13]

　　最后这句话是一个雇工说的，他曾追随爱德华国王和他那颇有
骑士风范的儿子征战法国，打了好几次胜仗。他经常在村里的酒馆
里宣称，自己在这些战役中遇到的危险要比任何疫情所造成的严重
得多。"我在法国的时候，"他继续道，"我们在胜利后就贴出了告
示，告诉法国人，耶稣是英格兰人，因为他站到了我们这一边。"
他的话引来人群一阵窃笑，但很快又有人开始惊恐地喊起来，要求
就一些不可能有答案的问题得到确切的回答。约翰神父也害怕，但
他怕的是会众们在自己的教堂里失控，所以他要求大家安静下来，
自我约束一下。他用盖过众人的声音大喊，同时指向自己左边的那
排玻璃窗户，那儿在阳光照耀下绚丽多彩，[14]上面描绘着七种善
行："我们必须为我们的罪过提供救济。我们必须让挨饿的人有食，
让干渴的人可饮，让赤身的人有衣，去看望病人，宽慰囚犯，为陌
生人提供住处，安葬去世的人。我们还必须在即将来到的这个周三
集合游行，到时大钟将敲响，召集你们大家。我的三位副手和我现
在将听取忏悔，从那些忏悔最多的人开始。我们将一直持续到听完
你们所有人的忏悔为止。你们都应该以最大的悔意彻底忏悔，欣然
完成给你们的自我惩罚。这样上帝才会保佑我们。"

说完这些，约翰神父转身从布道坛上下来。一些人开始离开教堂，但大部分人希望立即做忏悔，所以在助理神父想拒绝其中的大部分人，让他们改天再来的时候，现场一片哗然。

在教堂外面，一伙更富有也更冷静的村民聚集在庭院里，跟紧张不安的人群造成的压抑气氛稍稍拉开了一些距离。他们急切地私语着，讨论如何才能最好地挽救自己的身体和心灵，并决定很快重新聚首采取措施，给自己提供他们渴望的精神帮助。当几天后这其中大概二十名男男女女再聚的时候，他们立即发现大家都有很深的忧虑。所有人都听说了当疫情肆虐在异国的基督教疆土时，种种混乱不堪的故事，大家为此深感不安，也恐惧不已：将死之人被朋友和家人抛弃，没有神父在侧，享受不到只有他才能授予的神圣仪式。不会有由手持蜡烛、十字架和旗子的神父带领的庄重葬礼队伍，遗体只会被无赖之徒们收集起来堆在马车上，这些人既不知道也不关心要遵守任何基本的仪式。能看出这些虔诚而谨慎的村民很苦恼，他们重复着这些故事：遗体被马车运到没有被祝圣的地块上，被扔进同一个大坑里，有时一个神父都没到场，葬礼仪式不过是几句仓促的嘟囔。他们中有些人与市镇上的人打交道时，了解到了行会和兄弟会的行事方式，于是众人当场决定，要以类似的形式协同行动。他们将结成一个团体，制定相应规则，并共同出资，竭尽所能，出人出钱，从而确保他们中任何一个人如果要死也会死得体面，从生病那一刻起直至死亡。[15] 除了许诺他们每个人都会看望每一个生病的兄弟或姐妹，无论多么危险，他们还热切地同意，每一个去世的成员将会有一个相称的送葬队伍，被埋在被祝圣过的土地上，有神父和哀悼者出席，有蜡烛和全套的仪式。他们还同意，之后会举办弥撒，以护佑逝去的灵魂。

为此，他们许下庄严的誓言，决心要为共同基金慷慨解囊，好为葬礼游行以及随后的教堂供奉准备足够数量的蜡烛，并且付钱请神父为他们中任何去世的人的灵魂做临终祈祷、操持葬礼、举行一个比如说每周一次的弥撒。作为誓言的见证，他们将每一个人的名字小心地写在一卷皮纸上。接着，他们自愿把钱交给司库，放在共同的钱袋里，每个人都按照其财富和地位付相应的金额。此外，其中一位成员许诺交一个圣母马利亚像，另一个人给精美的布匹，还有一个人给白镴圣餐杯；最富有的成员把家里最好的房间贡献出来开会用。他们都同意每年办一次宴会，庆祝兄弟会的成立。唯一的分歧出现在一些成员反对马格丽·沃德比特加入，因为她老是晕倒、大声哀哭，还有她那些痴迷的幻象，让人难以忍受。但她的小叔子约翰说服了大家，他会保证控制好她，还会捐献一个精美的镀锡大烛台。

不久后，一位年纪较长的成员凯瑟琳指出，他们第一次想到要结社的日子，离基督圣体节非常近。凯瑟琳是一位颇有威望的自由佃农彼得·品福尔的遗孀。这个说法让大家很兴奋，因为圣体节是一个令人振奋的新节日，[16] 已经有很多地方在庆祝，但在沃尔夏姆村还没有庆祝过。凯瑟琳受到鼓舞，热情地谈起剑桥城里的一个兄弟会最近采用了这个圣餐节日的名字和徽章，这使得另一个成员报告说，在大港口林恩，也有人计划这么干。

在危险迫在眉睫之时，纪念基督受难是最合适的。念及他的受难，会带来宽慰，因他洒下鲜血涤清人们的罪过。兄弟会当即决定拨出一笔钱，捐制一扇彩色玻璃窗，上绘一只虔诚的鹈鹕，啄伤自己的胸部，用滴下的血喂养幼子，[17]据说剑桥的行会也是这样做的（见图16）。不久，凯瑟琳·品福尔又出钱请人在圣马利亚教堂一张长椅（兄弟会成员可能会坐在这里）的一端，雕刻了鹈鹕带子图（见图16）。

> 虔诚的鹈鹕，主啊耶稣
>
> 用你的鲜血，涤清我的不洁吧
>
> 你的一滴血就能让
>
> 整个世界摆脱全部罪过[18]

约翰神父在教堂里读着主教的信，让村民们心生凄凉，不仅仅因为其中有关于疫情进展的骇人新消息，还因为它证实了去年或更久之前在沃尔夏姆村及其附近传播的一些最疯狂的流言。在接下来的日子里，总是有教区居民在圣马利亚教堂排队做忏悔，以及涌进这座教堂或者伊克斯沃思修道院，为过去忘缴或逃避的什一税捐上钱或是农产品。在教堂和在家的祈祷数量成倍增加，既有大声念的也有默念的；此外，穷人、老人、病人，还有许多不能归类于这三种的人，都收到了前所未有的赈济，有金钱、食品，还有各种形式的救助。没几个人还记得，曾几何时，宗教节日被更加郑重地视为休息和礼拜的时间。每一个人都期望施行善举，但他们不得不从七善行中仔细挑选，其中包括看望病人、给陌生人住处和安葬死者这样充满危险的规劝。[19]人们热切地从圣人和圣物那里寻求在即将到来的疫情面前得到保护，以及宽恕过去的逾矩。村民们继续组团进行虔诚的朝圣之旅，到当地的圣祠，或者冒险远行至沃尔辛厄姆。但是现在，人们会更谨慎地权衡，到远处旅行和跟陌生人群混在一起招致的感染瘟疫的风险，以及这样的旅行可能带来的精神回报。

神父如此不遗余力地鼓励教区居民仔细检查自己的良心，以至于天性较激动、本来就不断地狂热渴望精神净化和宗教体验的人，在这种情境下，就会被驱使着表达他们对死亡随时会来临的恐惧，或者表达他们对上帝之仁慈的虔诚。即使更加世俗和务实的灵魂也受到感召，进行内心反思。对于一位本就因肩负重重职责而忙碌不已的教区神父来说，试图满足这些紧迫的需求真是要让他筋疲力尽了。

然而，尽管人们对主谦卑，广施善举，去朝圣，做祈祷，周三和周五都举行庄严的游行，而且出于真正虔诚的心态，大多数村民都勤勉地参与进来了，但约翰神父还是没有找到疫情的威力或进展被阻止或者减缓的任何迹象。相反，关于疫情已经跨过海洋并占据了国内西南部的故事，变得越来越可信了。一些人拒绝这些消息，93
倾向于相信英格兰和法国之间的大海是一道瘟疫无法逾越的屏障；而另有些人则引用发生在欧洲其他地方和东方的事，害怕没有能抵挡瘟疫的物理屏障，因为它随云传播，随风飘到各处。他们哭喊着只有上帝才能提供保护，当他把世界其他地方都毁灭的时候，又怎么会剩下沃尔夏姆村呢？

为了减轻人们悲观失望的情绪，约翰神父经常站在布道坛上，对着教堂里满满当当的人，给教区居民们讲《以西结书》的寓意——主耶和华是一个仁慈而非残暴的神，他是在努力让人类改过自新，而不是为了毁灭他们："主耶和华说：我指着我的永生起誓，我断不喜悦恶人死亡，惟喜悦恶人转离所行的道而活。"[20]

　　虽然对未来将要发生之事的恐惧情绪强烈压迫着当下的日子，但沃尔夏姆村的日常生活并没有停止。大多数村民没空也不愿永远逗留在疫情日益迫近这件事上。当然，有些人变得极其心神不宁，有些人致力于每日要进行好几小时的祈祷，斋戒，穿着麻布衣让身体受苦，躺在石头和光地板上而不是垫子和草席上，不管什么天气都光脚走路。但大多数居民没办法让这样的规则主导自己的日常生活，原因很简单，他们得养家糊口。动物得喂和照看，地得除草，钱得赚，东西得买。除了留出些时间参加敬拜活动外，占据他们每天大部分时间的，仍然是干活和让人愉悦的消遣。村里酒馆和酒馆老板娘的生意也没变坏，因为饮酒这事，每有一个基督徒发誓戒绝作为赎罪，就有另一个将其看作忘掉恐惧的法子。

　　与此同时，尽管村民们别无选择只能继续日常的营生，但所谓正常的生活其实很脆弱。沃尔夏姆村或者邻村的人生病或死亡的任何新消息，都会让恐慌的情绪席卷这个社区。很明显，去病床前给予支持和安慰的朋友与邻居越来越少，葬礼队伍和参加葬礼的人也显著减少。为了让人们多少能冷静下来，鼓励不那么情愿出席的哀悼者向逝者致敬，主持最后仪式的神父经常不得不反复向公众确认，死者是老死的、死于事故或是一些熟悉的疾病，他们身体上没有任何感染奇怪瘟疫的迹象。然而这些保证经常不起作用，因为普通民众还是更在乎安全，可不想将来后悔。秋收时候，曼苏尔·沙克福德突然老死了，人们谣传瘟疫来了，只有少数几个人，去他跟人共住的小屋里做了最后的探望。为了平息恐慌情绪，曼苏尔的遗体由庄园看守官做了检查，公示没有任何奇怪的特征。在弥撒仪式上，约翰神父敦促为这位德高望重、受人尊敬的村民进行私人祈祷和公共哀悼仪式。但参加他葬礼的人真是少得可怜，随后的免费餐宴上也相差无几，真是令人尴尬。

当海洋对岸的疫情消息首次传到沃尔夏姆村的时候，外国人让病人独自死去，以及没有葬礼仪式就埋葬逝者的胆怯和冷酷行为受到鄙视。如此行径并非基督徒所为，不能被原谅，有扰灵魂的永久安息。人们听说，一旦这场新的灾难降临到某处，就像柴堆上的火传到各个地方，死亡的痛苦也肯定会随之而来。没有人不曾心怀恐惧地听过这样的描述：患病者头也痛，胸也痛，有气无力地躺着，咳出大量的血，或者饱受腹股沟和脖子上长出的大黑肿块的痛苦，或者毫无预警就暴毙。但即使如此，当村民们因危险即将来临而颤抖时，他们仍旧相信，如果疫情来到萨福克郡，他们将表现出无私的同情和善意。

但同时，人们普遍同意，跟病人和死人保持距离仅仅是常识。只要看病人一眼或者通过接触和呼吸，就能传染这种致命的新病毒，人们很快就学到了这一教训，也很快意识到，即使病人住过的房子和穿过的衣服也能杀人。[21] 这一切很容易理解，因为他们多少都见识过，像咳嗽和感冒这样的许多常见疾病，很容易人传人，就像癣疥在羊和羊之间传播一样。明智的人不会冒不必要的风险，只能谨慎地避开所有可能携带病毒或能传播病毒的人。

收获的季节意味着，社区里几乎每一个成员都要从事长时间的繁重劳动，但也意味着受人们欢迎的额外收入来源。天气好的时

95

候，工匠、商贩甚至神父的日常例行工作都被撇在一边，要在田里干更紧迫的农活。尽管仲夏时节下过大雨，但在初秋收割庄稼和捆扎麦秆的时候，谷物的收成好得让人欣喜，价格降了三分之一甚至更多，使得面包、浓汤和啤酒的价格比之前好多年都要便宜得多。[22] 按惯例，要给那些在秋收中干活的人准备充足的食物和啤酒，好鼓励他们提高干劲。粮食收割好了，堆满了谷仓，村民们开始庆祝好年景和繁重的劳动结束。额外的收入让他们口袋里的钱币叮当作响，劳动后随之而来的，是一连串宴会和庆祝活动组成的闲暇时光。

9 月 29 日的米迦勒节之后大概一周，当大多数佃农都不太费力地在这个结账日支付了该付的租金后，一个胡子灰白、头发凌乱、个子极高的传教士来到了沃尔夏姆村。来一个云游传教士不是稀罕事，因为来到乡间大声疾呼世界末日就要到来的陌生人数量，随着疫情威胁一起增长。但即使疑心最重的村民，也惊愕于这个陌生人不寻常的外表和黑得发亮的双眼。很快有传言说，这个传教士是一个真正的先知，一个最神圣的人，曾独自在野外生活了很多年，就寄居在洞穴里。故事越传越玄乎，说他以浆果、草根和其他果实果腹，偶尔吃自己用陷阱抓的和徒手捕杀的动物。只有在冬天最寒冷的时节，才偶有附近虔诚的加尔都西会①修士们的侍从送来少量最基本的食品——只不过是面包和豆子。

这名先知雷鸣般的声音震天响，黑色大斗篷在双肩处飘动，在

---

① 天主教隐修院修会之一，又称苦修会。因创始于法国加尔都西山中而得名。1084 年由科隆的圣布鲁诺创立。——译者注

第一次周日弥撒后，他在圣马利亚教堂的庭院里聚集起一大群听
众。他带了一帮忠诚的门徒，他们用有节奏的敲鼓声、敲钹的叮当 96
声和灵魂饱受折磨的哀哭声，来为他雄浑的话语伴奏。他以不容置
疑的笃定语气宣布，这种致命的瘟疫实际上正在屠戮英格兰成千上
万的男人、女人和儿童，而聚在他面前的可怜的罪人们还认为病毒
仍在海外："在我说话的时候，死亡正在横扫那些堕落的英格兰南
部沿海城市。这些城市昨日还挤满了载有各种小玩意儿、佳肴和乐
子的船只，这些东西都是从东方不敬神的异教徒土地无耻地运来满
足富人的贪食和恶欲的，如今这些城市的居民都躺在地上狭窄的坑
里，而不是飘香的浴池里，成为虫子的美餐。[23] 就在此刻，疫情的
毒手指正在不可遏制地快速伸向伦敦。这个城市已经冒犯上帝太
久，最终会被毁掉。《圣经》告诉我们，很久以前，发怒的上帝毁
掉了冒犯他的罪恶之城索多玛和娥摩拉，现在，他也将以同样的方
式毁掉伦敦，连带毁掉剑桥、塞特福德、贝里圣埃德蒙兹及其罪恶
的修道院、沃尔夏姆村，还有世界上所有其他被罪过玷污的地方。"

他站直了身体，怒吼道："我看见在祭坛底下，有为神的道，
并为作见证被杀之人的灵魂，大声喊着说：'圣洁真实的主啊，你
不审判住在地上的人，给我们伸流血的冤，要等到几时呢？'"

他慷慨激昂地说着这些可怕的话，每说几句还停下来重复强调
一下。"我就观看，见有一匹灰色马，骑在马上的，名字叫作死，
阴府也随着他……"然后说，"因为他们忿怒的大日到了，谁能站
得住呢？"①[24]

———————

① "忿怒的大日"即审判日，也就是世界末日。——译者注

他的听众惊恐地站在这个可畏的人面前，鼓声又突出了他的讯息的可怕，此时，他开始背诵《启示录》："这是有预言的，就要发生了。"（见图 17）

97

　　羔羊揭开第七印的时候，天上寂静约有二刻。

　　我看见那站在神面前的七位天使，有七支号赐给他们。

　　第一位天使吹号，就有雹子与火掺着血丢在地上；树的三分之一被烧了，一切的青草也被烧了。

　　第二位天使吹号，就有仿佛火烧着的大山扔在海中；海的三分之一变成血，海中的活物死了三分之一；船只也坏了三分之一。

　　第三位天使吹号，就有烧着的大星好像火把从天上落下来，落在江河的三分之一和众水的泉源上；因水变苦，就死了许多人。

　　第四位天使吹号，日头的三分之一，月亮的三分之一，星辰的三分之一都被击打。

　　第五位天使吹号，我就看见一个星从天落到地上，有无底坑的钥匙赐给他。他开了无底坑，便有烟从坑里往上冒，好像大火炉的烟；有蝗虫从烟中出来飞到地上，在那些日子，人要求死，决不得死。

　　第六位天使吹号，马军有二万万，口中所出来的火与烟，并硫磺，这三样灾杀了人的三分之一。

　　其余未曾被这些灾所杀的人，仍旧不悔改自己手所作的，又不悔改他们那些凶杀、邪术、奸淫、盗窃的事。

传教士停了一会儿，缓慢察看着被吓坏的听众，用他那锐利的眼神和许多人对视。"三分之一，三分之一！"他嘲笑道，"《圣经》告诉我们这个，然而我告诉你们，我们这个时代的罪恶是如此之大，上帝用眼下这场灾难杀死的不是三分之一而是二分之一的人，有时甚至七个人中有六个人被杀。我们也仍未悔改我们的罪过，因此第七位天使不会吹响能打开天堂之门的号，它们将永远向我们关闭。

"因为上帝说过：'听我号令，让行星毒污空气，毁掉整片大地；让所有人都悲伤和哀悼。让猝死之利剑穿透整个世界。不要留下一个人，不论性别和年龄；让无辜的人同有罪责的人一起死去，一个不要逃掉。'"[25]

然后，当他的听众内心都被痛苦和恐惧紧紧扼住时，他又开始描述他们在几个星期之内就将面对的地狱，那时疫情会来到他们的村庄，他们的死期也会来到。

"你们已经听说，那些得瘟疫的人死得很痛苦，但比起你们悲惨生命最终结束之时等待你们的遭遇，你们死亡的痛苦不值一提。你们死后，可能世上不会有人记得你们，但魔鬼会记得你们。那些将坠入地狱的人，会遭受诸种痛苦和折磨，一些来自小魔鬼，一些来自大魔鬼，因此也会处于无尽的忧愁之中。有些人在地狱将被熊熊烈火灼烧，比这个世界的任何火都要热九倍。是的！有些将被绞脖子而死，无数的魔鬼将拖拽四肢将其分解，用火热的烙铁重击他们的身体。有些将被绞舌头而死，有些将被拖进火里，内脏被掏出

98

（见图 18）。[26]

"我将用这个例子向你们展示，你们的罪过会被判决在地狱遭受怎样的痛苦。如果这里有一个桶，桶壁满是又长又尖的钉子，尖头朝里而且极其滚烫，我相信，你们所有人当中，没有谁会愿意在里面滚上一英里，哪怕能得到整个英格兰的领土也不肯。然而这仅仅是一英里。啊，善良的主！人的'五觉'的每一处最终会受多大的痛苦，可不仅是一英里的路，而是上帝在天为神多久，就要遭遇多久。"

似乎这还不够，他的跟随者齐刷刷地开始吟唱起一首描述死亡之痛苦的著名诗篇，而听众中知道词句的许多人，也加入了进来：

　　　　当头颅发抖，

　　　　嘴唇发黑，

　　　　鼻子变尖，

　　　　肌肉变硬，

　　　　胸膛喘息，

　　　　气息变弱，

　　　　牙齿哒哒响，

　　　　嗓子呼噜响，

　　　　灵魂已经离开

　　　　身体只剩一堆破布，

　　　　那么身体将被扔进一个洞里，

　　　　没有人会记得你的灵魂。[27]

人群中一些已经痛苦不堪的人，朝着传教士和他的跟随者喊，要求赎买自己的罪过，赢得宽恕。他们乞求能看一眼圣物，他肯定随身带到了沃尔夏姆村。他们呈上零钱，希望从他那里买陶器和骨头制的防瘟疫符咒。但他鄙视地笑了笑，说他并没有这些东西，而且拯救不是买来的。他把他们的钱扔掉，讥笑他们为时已晚的低声下气，并告诉他们，上帝的决定已经做出了。现在想通过花钱来免受他可怕意志的惩罚，太晚了。

"一个人在地狱里要流的泪，比尘世所有的水都多——捐赠、弥撒、祈祷都不会帮到他。天堂是给那些服侍上帝的人准备的。"[28]

说完这些，他转过身走出了村子，上了去往贝里的路，不仅有来时的门徒和乐师跟着，还有几个村民跟在后面，一边捶胸一边悲戚地哭着。

第二天，在贝里圣埃德蒙兹的大市场（Great Market）上，这个先知站在一大群痴迷的人面前，轻蔑地指着高耸的市政厅和四周一排排漂亮的房子，斩钉截铁道，城市领导者和富人们对于拯救他们的城市或他们自己都无计可施。当他向天边挥舞着长长的胳膊，要把高耸的圣马利亚教堂和圣詹姆斯教堂以及更远处的圣埃德蒙兹辉煌修道院都涵盖进来时，眼见众人缩了缩身子。就在那座修道院外面，当修士们惊恐地观望时，他又宣称教会就算用尽其财富、世俗权威和威严，也无力保护其教区居民不受上帝严苛的惩罚，或者甚至自己的教士也保护不了。

这名传教士带给贝里这座繁华城市里的精明市民的深刻影响，跟他带给淳朴百姓的一样。但除了他的演说，还有别的消息让听众大为震惊。因为在人群中，有些人已听到了甚至比先知所说的还要及时的新闻。前一天，两名马车夫带着成堆的杂货从伦敦到达这里，他们随意地聊道，从法国来的可怕疫情正在英格兰南部和西部的港口及城镇肆虐。后来在晚上，被灌了一些酒之后，他们承认，就在他们出发踏上向北去贝里的路之前，他们已经听到了伦敦一些地方出现奇怪死亡的流言。

第 7 章

1348 年秋季和冬季

历史学家很难还原瘟疫的传播模式，而对当时的人来说，它肯定也显得很神秘，不可预测。当然，有关瘟疫蔓延情况的信息，传播得并非很通畅。比如，一封被称为"可畏"的信件，敦促用祈祷的力量抵挡灾难的入侵，爱德华三世希望这封信在英格兰南部众教区流传，但花了很长时间才到达各位收信人手中。国王原本要求坎特伯雷大主教约翰·斯特拉特福德（John Stratford）写这封信，但斯特拉特福德于8月23日去世，这项任务又移交给坎特伯雷的克赖斯特彻奇修道院院长。现存的一封他写给伦敦主教的信，日期是9月28日。主教们也并非一直待在他们的主教管区内。温彻斯特的主教在10月24日的一封信中写道，"……深感痛苦的是……这场残酷的疫情现在开始对英格兰沿海区域展开了……疯狂攻击"，而这封信是他在伦敦郊区萨瑟克（Southwark）的一个他以为安全的地点写的。但疫情也很快就冲着那里去了。

对于伦敦这样一座有着大约十万人口的重要城市，我们对于那里疫情的了解少得让人沮丧。[1] 主教管区的登记本已经遗失，如今也没了类似庄园法庭卷轴的资料。这座首都身为如此巨大的一个聚居区，经历的流行病模式和持续期都和别处不一样。根据对现存遗嘱进行的分析，疫情传遍整座城市的历程，似乎持续了至少六个月，这比在小一点的城市里持续的时间要长相当多。死亡率波动可能也相当大，在 1348 年晚秋最初爆发后，曾回落了一段时间，但在新一年的最初几个月又创了新高。1 月初，本来即将召开的威斯敏斯特议会发了一份休会公告，因为"致命的疫情灾难突然暴发了……每日增长迅猛"，就反映了这一点。威斯敏斯特修道院正常的修士编制是 50 人左右，而在 1348 至 1349 年间，有 25 名修士死去。

　　14 世纪的正统教派里有大量的巫术，而且有许多异教信仰遗存。在疫情逼近的威胁下，这些信仰和习俗很自然会受到越来越多的狂热追捧。除了圣人和圣物所特有的力量外，在神学家和普通民众的心中，上帝还能被召唤来祝圣在周日分发的、代替圣餐的圣餐饼，"这样一来每个食用者都能得到健康的身心"，而这被视为给病人提供抵御瘟疫的医药以及保护。公认的合理举措还包括，让虔诚的人洒圣水来驱赶邪魔或病毒气泡，以及饮用圣水来治病或防病。极其流行的还有蜡质护身符，它最初是由教皇祝圣过的复活节蜡烛制成，据说戴着能赐福。

　　神父自己就有权管理"七大圣事"①，在黑死病时期，其中

①　七大圣事（拉丁文：septum sacramenta），俗称基督教七礼或七圣礼，包含七种被赋予特殊神圣意涵的仪式，是基督教会一切宗教活动的基础。《天主教法典》将其分别定名为：洗礼圣事、坚振圣事、圣体圣事、忏悔圣事、病人傅油圣事、圣秩圣事、婚姻圣事。——译者注

的忏悔这一项变得尤其重要。比轻微罪过严重得多的不赦之重罪，要获得宽恕有三大必要条件：悔过的人必须真诚悔悟，要向神父忏悔罪过，并践行根据他们犯下的罪过安排的自我惩罚。那些带着没有告解或悔过的罪过死去的人，可能或者将要下地狱。但是，如果将死之人并非出于本人的过错，却没能获得神父的救助，就会出现一种两难困境。因此，中世纪的人一直很害怕猝死。1349 年 1 月初，当疫情正在巴斯（Bath）暨韦尔斯（Wells）主教管区肆虐时，主教承认"用爱或钱都找不到神父"，命令手下教士"立刻公开……让每一个人知道……尤其要让那些生病的人知道，如果他们在濒死时，不能获得一名正式任命的神父的服务，他们应向任何一位平信徒告解……甚至没有男人的时候向女人告解也行"。他又督促他们"同时要让人们知道，这种方式的忏悔是合乎道德的，对赦免他们的罪过是非常有好处的"。

就在恐惧和失望气氛日益发酵之际，沃尔夏姆村的两个年轻人决定结婚，一个是威廉·克兰默的儿子罗伯特，另一个是约翰和阿米斯·特瓦尔德的女儿艾丽斯。两人的结合得到了双方家庭的衷心赞同。按照沃尔夏姆村的标准，罗伯特的父亲和祖父很大方，也比较有钱，于是开始着手为两人置办各种家当，让他们能一起自立门户。罗伯特有两个姐姐奥利维娅和希拉里，她们已经组建家庭，他还有一个未婚的兄弟威廉。他父亲和祖父决定公平对待两兄弟，在宣布罗伯特订婚后，老威廉很快就在布鲁克菲尔德（Brookfield）

从威廉·威瑟的手里买了一块地给儿子们，并加进去一英亩自己在哈尔克斯科罗夫特（Hulkescroft）的地。[2] 祖父又大方地给两兄弟送了三英亩地，外加可以让罗伯特和艾丽斯安家的一座房子，如此一来，这对年轻夫妇相对舒适的独立生活就得到了保证。

在1348年秋季和初冬，尽管沃尔夏姆村的生活在某些方面似乎还一如往常，居民们还是看出了一些让人不安的变化迹象。比如，虽然过去也断断续续会有人离开庄园，再也没回来，但最近离开的人数急剧增加。而且，离开的人不再仅仅是没耕地的、居无定所的、无牵无挂的穷苦体力劳动者。现在，弃沃尔夏姆村而去的人中，也包括土地持有者，甚至还有一些在当地生活已久的家族也卖地卖牲畜，换取现款。就在表象之下有一种让人忐忑的不安气氛，使得社会关系紧张，让之前平静的人们行事时变得激动和不可预测。庄头曾召集11名佃农为休·德萨克斯汉姆爵士和罗丝夫人收割庄稼，却遭到拒绝，无疑就属于这种情况。当佃农们被逼着履行职责时，这些叛逆分子公开扬言，如果世界末日要来，他们不会把最后的日子用来免费为贪婪的领主干活。庄园里从未有过如此大规模的反抗，但出人意料的是，领主和夫人决定以谨慎的方式应对，仅仅警告这些违规的人，下次庄园法庭会开庭审理这件事，然而最终也就罚了几便士而已。

尽管村民们竭力不去管他们在不久的将来要面临的可怖威胁，平平淡淡过好日常生活，但他们的努力总是被打断。那个愤怒的传教士引起的恐惧还没消散，沃尔夏姆村很快就传闻，约翰神父收到了另一份就要在布道坛宣布的官方消息。这次是国王亲自发出的命令。

"我有一则消息来自我们最尊贵的君主爱德华，蒙上帝恩宠，他贵为英格兰和法兰西的伟大国王。你们英勇的国王，总是关心臣民的福祉，他告诉我们，他已经严肃考虑过，万能的神如何才可能出于他无尽的仁慈，挽救和保护他的英格兰领土免受这些灾难和死亡的摧残。为了实现这一点，在他的命令下，伦敦的主教已经给所有的教堂写信，敦促进行虔诚的祈祷和弥撒；这样一来上帝受到祈祷的安抚，可能会将英格兰的人民从这些灾难中抢救出来，出于恩典帮助他们，并且出于他无以言表的怜悯，保护脆弱的人们免遭这些灾难和死亡。

"上帝以严厉的方式对待世人，在他的命令下，所有事物都要服从他的意志。那些他所爱的，他会严加管束；他以各种方式惩罚他们在尘世生活中犯下的可耻行为，这样他们才不会遭受永恒的责罚。他经常允许灾难、令人痛苦的饥荒和其他形式的苦难发生，用这些去吓唬和折磨人们，从而驱散他们的罪过。正因如此，英格兰的国土由于臣民们越来越傲慢、腐坏，犯下无数的罪过，其实已经多番人丁凄凉，饱受战争和其他各种灾祸之苦，王国的财富也随之被耗尽和吞噬。"[3] 神父停了一两秒没说话，然后举起信件好让大家都看到，同时一字一顿地说道，"国王通过他的发言人主教阁下告诉我们：'现在不得不恐惧，英格兰王国就要承受疫情和人们惨死之苦了，它们在其他地区已经暴发。'但是这封信来得太迟，在我收到的时候，已经有更加严峻的消息传来。国王和伦敦主教的担心，现在已成事实了。"

围得水泄不通的教堂会众骚动起来，因为他们所信任的神父，加上国王本人的权威，证实了他们最大的担忧。约翰神父略停了一会儿，但是也没等到大家恢复安静。所以他继续用深沉洪亮的嗓音压过嘈杂声，却未能成功地让自己的声音不颤抖："我必须告诉你们，此刻，在我们国家南部和西部的乡村和城镇，包括在邻近威尔士的偏远西部大城市布里斯托尔，人们正因为一种神秘的新疾病而大量地死去，对此我深感悲伤，我自己都心惊胆战。我无法确认关于疫情可能已经到了伦敦的流言，但是很可能，它离我们比我们知道的要近得多。"

神父继续说着，试图让他那些苦恼的教区居民们在发出悲叹的喧闹声之外，还能听到有希望的讯息："所以，我们必须加倍努力，平息上帝的愤怒，既要戒掉罪过，也要乞求他的仁慈。按照国王的心愿，我将组织更多的弥撒和特别布道，同时在我们周三和周五的例行忏悔游行中投入最大的努力。我已经被要求对大家宣布，在坎特伯雷大主教的祝圣下，主教将给予所有践行这些事情的人极大的宽容，赦免死后的痛苦和磨难。对这些行为必须抱有信念和希望。"

许多人哭泣着，乞求上帝慈悲，而其他人则质疑祈祷和游行是否有任何用处，主教甚至国王的指令是否会对上帝的愤怒起任何一丁点作用。那些谨慎、务实和理性的村民们原本有很好的控制力，他们在过去几周和几个月里都保持冷静，还安慰周围的邻居相信上帝的仁慈，不要相信谣言传播者，但是令他们失望的是，事实表明，那些胡思乱想的人、悲观的人和情绪激动的人对真相的把握更牢靠。

约翰神父尽管在内心意识到自己的讲话逻辑并不严密，但仍固执地向他的教区居民解释他们所有人必须做的事情。他敦促他们不要丧失信仰，而是要自愿投入更深层次的敬拜和忏悔活动中，他还做出一个大胆的举动，命令身边的教士组织新的、全面的敬拜活动。

"遵照我们得到的指令，每个周三和周六，这个教区的所有教士将在我们的教堂庭院集合，如果地面淋湿了则在教堂里，并且谦卑而虔敬地跪下，背诵七首悔罪诗篇和十五首讲道诗篇（见图19）。[4]每一个周三和周五，不论什么天气，教区的所有人都要庄严地参与游行。他们要唱这些诗篇，以及教父们①专为应对灾祸而安排的伟大连祷文，还要从事许多其他的虔诚敬拜活动。在沿路多处，我和我的助理将宣读经文，或者进行简短的布道。你们所有人将抛弃你们的世俗事务，陪同这些游行，低着头、赤着脚、斋戒。以一颗虔敬的心痛悔你们的罪过，你们就将放下所有无聊的腹诽。在你们虔诚行进时，要尽可能多地念诵'主祷文'（Lord's Prayer）和'万福马利亚'（Hail Mary）。游行队伍回到教堂时，你们要继续最真诚的祈祷，直到弥撒结束，每一次游行结束时我都将立即主持弥撒。

"我们要真诚地相信，如果我们在虔诚敬拜活动中坚持不懈，以信仰、正直和坚定的信任回应救世主的万能和仁慈，我们将很快从天堂获得治疗和及时的帮助。而你们每个人都会因为参与游行、弥撒，以及为吾王及其臣民、为所有基督徒的安全还有疫情早日结束的祈祷，而得到我们主教给予的四十天赎罪券。如果你们有充分的理由不能加入我们，而是在别处祈祷，你们也将得到三十天赎

---

① 指基督教创立初期，对教义思想、教会组织等方面作出很大贡献的领袖人物，比如克莱门、德尔图良、奥古斯丁等。——译者注

罪券。"

　　会众中再次发出嘈杂的声音，但是神父感到无力让他们安静，也回答不了他们的疑问。他不想在信仰应该获胜的时候给人们种下怀疑的种子，于是转向祭坛说道，他需要祈求宽恕和指引，也建议所有人同样这样做。人群安静了下来，除了已经匍匐石板上的人，大家近乎齐刷刷地跪了下来。有少数几人在石板上不断磕头，都流血了。

　　现在，用在祈祷和游行上的时间，已经大大影响了几乎所有居民的工作日。但是罗丝夫人和休·德萨克斯汉姆爵士的大总管还是竭力表明，领主和夫人的所有非自由佃农都需要如往常一样参加庄园庭审，时间安排在 10 月 24 日那个星期五。他找不到任何理由，让关于疫情的臆测迫使他偏离正常的日程，尤其是还有那么沉重的事务要做，有大量的费用①要收缴。庭审持续了大半天，[5]在这期间，多笔土地权利转移做了登记，其中包括小罗伯特和威廉·克莱默受赠来自父亲和祖父的土地；已故的曼苏尔·沙克福德那半间农舍和 6 英亩土地，在给领主支付一头牛犊作为租地继承税②后，正式转交给他儿子约翰。像往常一样，在村民共用地里非法放牧的人会因违反规章而被处以小额罚款，大总管尤其高兴地命令，伊克斯沃思修道院院长罗杰的财物也得附上，因为他的羊非法吃草，尽管

---

① 中世纪欧洲，佃农在向他人转让土地时需要向领主缴纳费用。与之相应，土地接收者也要向领主缴纳土地转让费（relief，或 entry fine，也译入地费）。——编辑注
② 租地继承税（heriot，或译上佳牲畜贡赋），指欧洲封建社会里领主拥有的一种权利，即佃农（无论是不是自由民）死亡时，其最好的牲畜应上贡给领主。——编辑注

他当然不是有意这么做。多名庄园官员提交了大量关于规模不大但让人担忧的偷盗的证据，告发八名佃农的仆役偷了领主少量麦秆，为此他们每人被罚了大约一天的工钱。另有七个人被罚了双倍的数，他们在收割季节前夕，自己到领主的地里掰了少量还在生长的谷物。然后法庭发现，彼得·吉尔伯特犯了更严重的偷盗罪，他从领主的谷仓里拿了半蒲式耳未扬的麦子，为此他被罚了 6 先令 8 便士的巨款，超过物值的十倍。领主的官员们还根据古老的传统，追究了村民非法侵入之罪，他们因为粗心大意而毁坏领主和夫人的庄稼，没能好好管住包括母牛、马驹和鹅在内的众多禽畜。同样琐碎但对诉讼当事人来说非常紧迫的还有，约翰·罗伯汉和托马斯·富勒继续拒绝解决他们针对两家土地确切边界应该在哪儿的争议；理查德·夸尔姆堵塞河道；以及托马斯·尤尔起诉约翰·曼，要求支付过期的债务。

　　但是，当大总管接着处置那几个未经许可就卖了几块地的佃农时，出席法庭的人突然意识到，这种劣行已经愈演愈烈，后果也严重起来。最近几周他们已经多次看到，长期居住的居民、有点财产的人在公开出售土地，但是提交到 10 月末这次法庭的案件数量，比预期的还要多。不过更加非同寻常的是，他们被告知，三块租地①的继承人根本没来沃尔夏姆庄园接受他们继承的财产。为了维持一切一如往常的假象，大总管听从主人和女主人的建议，匆匆结束了那十一名佃农合谋拒绝在直领农场工作的事，不太情愿地只罚

108

---

① 　租地（tenement），这里指的是佃农从领主处租用的土地和土地上的其他不动产（如建筑物）。本书中视上下文译为"租地"或"不动产"。——编辑注

了他们每个人仅仅 3 便士，他的执行官得用这个钱去雇接替的人手。但对新婚的艾丽斯·特瓦尔德和罗伯特·克莱默，就没有这种妥协了。他们要缴纳一笔 20 先令的巨款以获得结婚许可，因为他们双方都来自富裕的家庭，他们付得起。

在庭审结束后不久，三个下落不明的继承人之一，理查德·曼出现了，前来索取他姐妹死后留给他的几英亩加几路得（rood）① 土地。他给了大总管让人信服的理由，他之所以来得迟，是因为他不得不在出发赶往沃尔夏姆村之前，仔细打探清楚，确保村子和周边地带都没有疫情。

虽然沃尔夏姆村附近地区没有疫情的迹象，但几乎每天都有关于染疫死亡的消息从英格兰的最南部传来。11 月初，来自伊克斯沃思的一名修士报告说，他的修道院院长收到了一封信，信中说，德文郡纽厄纳姆（Newenham）的西多会修道院里，26 名修士死了 23 个。[6] 几周后，沃尔夏姆村从许多途径都收到了可怕的消息，伦敦有大量人口死于一种新病。然后，一名沃尔夏姆村的马车夫本来要去往伦敦，却惊恐地急忙掉头回了村。他还没到达切尔姆斯福德（Chelmsford）就折返了，因为他一路上遇到太多的旅行者，他们纷纷跟他讲述去往首都沿途的前方村镇里正在发生的离奇的死亡故事。

109   但是，徒步旅行的传教士并没有被疫情的传播所吓倒，反而受此激励，在全国穿梭得更频繁。当他们到访沃尔夏姆村，而且来的

————————————

① 英国的长度和面积单位，相当于六至七码，或四分之一英亩。——译者注

人还越来越多时，约翰神父会经常表示反对，因为他们未经许可，对《圣经》经文也显得很无知。但是他的谴责，没能有效阻止这些游方传教士吸引到大量听众，还捞了很多钱，因为他们带着狂热的兴致斩钉截铁地宣称，村民们面临着如同伦敦以及南部其他好地方正在遭受的悲惨命运。其中一人声称，自己从汉普郡匆忙过来，有温彻斯特主教本人的文书，上面记着那里的村镇正在发生的事情："这些城市、城堡、镇子和村庄，迄今一直以其优秀的居民、明智的谋略、可观的财富、强大的实力和美丽的女性为傲，但突然之间，这场最凶残的疫情悲惨地夺去了居民们的生命。直到最近，人们还成群结队从远近四方蜂拥而至，来到这些美好的地方，寻找伙伴，享受愉悦和舒适。但现在没人再敢踏进这些地方。相反，所有人都像逃离野兽的洞穴一样奔离这些地方，结果所有的喜悦都不在了，所有的美好都消亡了，欢歌笑语无踪无影。它们都成了充满恐惧、荒无人烟的不毛之地。"[7]

　　伦敦是整个王国最好也最大的城市，有着王国的所有城市中最辉煌的财富和最杰出的居民，位于沃尔夏姆村以南80英里多一点。步行的话只用轻松的四天旅程，骑马的话可以很舒适地不到两天就到达。这是一个奇迹之地，此时是英格兰第一大的港口和贸易市场，也是司法和行政中心。尽管沃尔夏姆村没几个人曾远行到首都，但他们经常同去过的人接触。贸易商在贝里和伦敦之间穿梭很频繁。几乎每天都有大量的货物从伦敦运到贝里，再从那里运到附近的镇子和市场。精美的布匹、葡萄酒、水果、调味料，还有日常的缝纫用品和五金，所有这些都通过马车和马背，从伦敦抵达贝里市场的货摊和商店。反过来，贝里担当着本地区羊毛、谷物、牲畜集散中心的作用，这些货物连同斯陶尔（Stour）河谷沿岸的拉文纳姆（Lavenham）和克莱尔（Clare）生产的布匹，向南运到首都，再分销到全国乃至出口海外。

12月中旬，一个男人和一个怀孕的女人来到沃尔夏姆村，一匹小马驮着他们的几包财物。他们悄悄搬进亲戚的一处农舍，离群索居，农舍位于村外去往阿尔伍德（Alwood）的方向上。男人是一个熟练的锡匠，专门做圣餐杯，之前一直住在伦敦齐普赛街（Cheapside）附近他师傅的锡镴工作坊楼上的一间阁楼里，和妻子过着幸福的生活。但突然有一天，他师傅大量咳血暴毙。他们第二天帮忙埋葬了他，却发现，这病似乎已经在人群密集的附近街区传开了，他们就惊恐地逃出了城。他们抵达沃尔夏姆村一天之后，好奇的邻居被告知，他们是为了即将来到的宗教节日短暂探访近亲的。尽管村民们还有疑问，但新来者还是被允许留下来，毕竟现在是圣诞节期间，而且他们的到来，跟马利亚和约瑟到伯利恒寻求庇护，呈现出让人不太舒服的相似性。

圣诞节后不久，一个失魂落魄的陌生人被发现睡在教堂里。当村吏问他的时候，他说在找他妻子的一个兄弟，他认为他住在纽马基特附近。他确信他会收留自己，但自己晃荡了一两周也没能找到地方。他问，自己妻子的兄弟是否住在沃尔夏姆村，得到的回答是没有。在进一步的逼问下，陌生人承认自己是从伦敦逃出来的，还没继续逼问他，他自己就竹筒倒豆子一样，气喘吁吁地说了自己对疫情的亲身经历："那座伟大的城市正被一种可怕的、最严重的疾病掌控，疫情越来越凶猛。当你得了这种病，你要承受难以忍受的疼痛，不断咳嗽，大量咳血，然后没几天就死了，无一例外。我很清楚我在说些什么，因为我看护了两天我的妻子和我那三个年幼的儿子，直到他们都痛苦地死去，没有神父甚至一个邻居来安慰他们或是帮助我。"

陌生人可能想用他遭受的痛苦，激起面前人们的同情，继续道："然后，我在夜深人静的时候，用肩膀扛着他们到墓地，那会儿外面没人，我在教堂庭院的角落里，徒手挖了一个又窄又浅的墓穴，把他们并排放在里面。[8] 在天刚亮，我离开他们墓旁的时候，我看到 20 多具尸体被从马车上卸下来，仓促堆进四个空墓穴里，只有一个神父主持了简短的葬礼仪式。"被问到他接下来做了什么时，他回忆说，自己返回住处，在房间里花了几天时间为妻子和儿子的灵魂祈祷。但很快，那座房子里的其他人以及街上其他住户也被瘟疫传染，所以他逃出城，期望能逃脱其魔爪。

这时，已经有一群情绪激动的教区居民在盘问陌生人了，因为他是他们遇到的第一个承认亲眼看到疫情影响的人。他急于取悦他们，愿意回答他们的问题，并告诉他们，他看到无数病人被发烧折磨着，痛得有气无力，咳血和吐血，还听说一些人长了大疖子。其他人则毫无预警或没有任何外部疾病表征就暴毙，但他承认他只听说过这样的猝死，自己并没有看到。但他见过许多人躺倒街头，有活的也有死的，被家人和朋友遗弃。

村民们要求知道，在他从伦敦来的一路上，疫情是否已经侵袭了哪个村子和镇子。他感受到人们增长的敌意，便向他们保证，他在哪儿都没有看到任何迹象，而且如果他在伦敦被感染了的话，现在肯定已经死了。然后他大声地咳嗽起来，往地上吐痰，好让他们看看他的痰里没有血。但他们把他从教堂赶了出去，又赶出了村

111

子，朝他扔石头，直到他因怕被打死而跑掉。在那晚的会议上，村民们决定分成小组，轮流看守道路，以确保他不会回来。那些见过这个伦敦人并在审问他时和他离得很近的人，接下来几天都过得惶惶不安，生怕从他那里感染了瘟疫。但他们没有。

接下来几周，也没有迹象显示疫情在继续逼近沃尔夏姆村及其附近地区。实际上，在 1 月中旬特别冷的一段时间，一些鼓舞人心的流言开始传开，说伦敦的疫情减弱了。但这些希望很快又落空了，被召集参加 1 月末威斯敏斯特议会的贝里议员们收到通知，国王已经取消议会，因为"致命的瘟疫之灾突然暴发，严重程度每天都在增加"。[9]贵族、骑士、议员和主教们很怕被要求赶赴威斯敏斯特，担心自己的安全，普通民众也有同样的感受，他们很清楚，去一个疫情肆虐的地方同感染者混在一起，恐怕没什么比这更能导致感染的了。

恐怖景象就在离沃尔夏姆村居民的家门不到 100 英里的地方激烈上演，再加上他们自己的信仰以及神父的教导，助长了一种对罪过几近执迷的关注。村里有头有脸的人物当中，之前很多人靠着非凡的自制力和超脱的态度，得以继续过正常的生活，但如今也终于被愈演愈烈的焦虑气氛攫住。一些人先前似乎不为所动，现在却转到了另一个极端，陷入几乎不受控制的歇斯底里状态。

现在，每个人都知道罪人会被惩罚，但他们希望，上帝或许还能为那些值得怜悯的人转移愤怒。上帝的心思不是人能了解的，但对罪过和不经意间犯下的劣行进行快速忏悔，如果再伴以真诚地表达悔悟、忠实地完成自我惩罚并避免新的逾矩，可能会把他们从死亡中解救出来。因此，对所有那些可能做出公开或私下的堕落行为而犯下罪过的人，教区的教士们加倍热诚地劝诫，反复强调，没有人可以相信自己是例外。他们在布道坛上一次又一次地敦促教区居民："乞求天堂里的所有圣人为你们向基督祈祷，求他对你们仁慈和怜悯，如他在十字架上为你们赎罪一样。"[10]虔诚的人以极大的热诚和毅力照做，他们被教导"忏悔涤荡一个人的心灵，教化他的感官，圣化他的灵魂，让他做好准备迎接基督"。"牧羊人"不断警告其教众，教区居民之间也互相警告，那些延迟忏悔的人，或者"像狗回头吃自己的呕吐物一样"在忏悔后又犯下罪过的人，会有灾难等着他们，而且会让"上帝之子再次被钉上十字架"。[11]

　　在一次特别有感染力的周日弥撒结束的时候，每一个参加的人都俯伏在教堂的石地板上，公开忏悔自己的罪过并乞求原谅，约翰神父站在教堂的走廊里讲了一个故事。讲的是一个非常虔诚的妇女，她总是忏悔自己从孩提时代就犯下的每一个罪过，只有一个罪过她因为害羞而犹豫不决。"那晚，在她沉睡中，耶稣基督出现在她面前，伤口大开，给她展示他的心，就那么露在外面，被穿透、流着血。他向她问道：'你为什么羞于向我展示你的心，我都没有羞于向你展示我的？'他握着她的手拉向自己，说：'来，摸摸我的心。'她醒来深感自责，向遇到的所有人展示她沾满血的手，然后忏悔了那个罪过。因为这次忏悔，她的手又变得和从前一样干净，这是她的罪过得到宽恕的标志。"

　　大多数教区居民本已惊惧不已，约翰神父不想再雪上加霜，于是倾向于鼓励而不是吓唬他们，他克制自己，不跟他们讲不忏悔的罪人会面临怎样可怕的命运。但他的助理们以及络绎不绝的流浪传教士和神秘方士们，却不会有所保留。他的教区居民们也会狂热地想象出自己心目中可怕的地狱景象，如果他们就是那么不幸，突然暴毙或者独自死去，或因疾病而失去理智，就会有这样的地狱等着他们。

定期参加且积极参与弥撒，成了每天一次甚至频率更高的要事。为满足教区居民中许多人想要每天至少看一次象征圣体的祭饼的需求，教士们又通力合作，不知疲倦地推出全天一连串的小弥撒（Low Mass）。仿佛这些无休止的敬拜活动数量还不够，成群的教区居民开始捐钱建立共同基金，他们定期取用，雇用神父私下举行另外的弥撒。此外，如果需要更多的宽慰，还可以从徒步旅行的托钵修士那里得到，他们发现，人们前所未有地希求他们提供的安慰的话语、简单的忏悔和轻微的苦行，即使如此旺盛的需求促使他们大幅提高了所收取的费用，其势头也有增无减。

经常参加弥撒，对集体救赎和个人救赎都至关重要，邻居和朋友们好言劝说顽固的人，并帮扶老弱去往圣马利亚教堂。那些住在高厅、阿尔伍德格林（Alwood Green）和哈特夏尔（Hartshall）等离教堂很远地方的人，在寒冷而漆黑的 1 月和 2 月需要很长的时间才能走到，行程也相当不舒服，但想到自己奉献越大，越可能被上帝注意到，能从他那里得到特别的旨意，他们心中也就深感宽慰了。在约翰神父的鼓励下，人们拿出大量时间，学习《信经》（Creed）、《主祷文》（Paternoster）和《圣母颂》（Ave Maria），识别圣事、七宗罪、善举、善事和七美德。经过深思，约翰神父推行了额外的圣餐仪式，最勤勉和博学的人被允许更多次分享圣餐圣饼所象征的圣体。其他人也同样热切渴望身心健康，对于他们，一片祝圣过的面包就可以带来安慰，每周日都会在走廊的一张搁板桌上放上一大堆面包分发。[12]饼堆每周都在变大，直到又加了一张桌子摆放，才能满足不断加长的队伍所需。

不那么得体的是，教区居民中开始出现为了抢大弥撒（High Mass）中用过的蜡烛头而争斗的行为。抢到的人，会借用教堂里木制的圣母大雕像的右手手指，把烛头压成蜡饼，镶上皮圈并戴在脖子上。尽管教士很努力，也没能很好控制住大家交换这些小饰物，在村子里，这样的蜡制护身符的卖价相当于一天的工钱。随着这种歇斯底里的异常情绪在日常生活的平静表象下日益发酵，寻求圣水保护的需求也在上升。每天，村民们成群结队地到教堂排队，带着各种形状和大小的容器来取水，为了增加供应，还有人专门从邻村伍尔皮特的圣母井打来更多的水。[13]人们饮用圣水，还洒在食物、亲人和动物身上，倒在路上和地里，经常洒水，润湿了沃尔夏姆村几乎每一户的门前。

任何有技能的人都能因此赚到额外的钱，比如，一个木雕工可以满足人们对圣母像和圣人像的渴求，画工则为雕像饰以五彩的圣衣、乌亮的还有淡黄的头发以及红色的唇颊。从伦敦才来不久的锡匠发现自己的活儿太多了，得工作很长时间，浇铸用抛光的锡制成的小手镯和项链，来装饰遍布村中几乎家家户户的神龛里头的雕像。约翰神父总是喜欢让教堂装饰精美，他笃信，圣人的雕像和画像尤其是受难基督像，就是平信徒的"书"。正如教士通过阅读上帝的话语而离上帝更近，那些不识字的人应该至少能用自己的双眼看到他们不能在书里读到的东西。[14]但最近，人们对圣人像本身进行的敬拜活动有点热心过头了，这让他很不安；他们还经常指名要

115

向哪位圣人祷告，奉上供物，以获取对个人的保护和其他好处，这也让他感到困扰。他斥责对此最为狂热的敬拜者，让他们记住，他们珍视的偶像仅仅是块木头或石头，此外啥也不是："当你们在神像前跪下，你们应该对着上帝和他的圣人，而不是对着这些东西说出祈祷。"[15] 他还在教堂中警告过很多次："如果我们把只该给上帝的供物和礼拜给了这些木头和石头像，我们不仅冒犯了上帝，违背了他的吩咐，而且也冒犯了天堂里的所有圣人。因为正如圣奥斯汀所见证的，如果对这些圣人自身做这些事，他们只会感到厌恶，因为这些事只能对上帝做，他们不愿僭越。"

但约翰神父很高兴从教区收到共计 40 先令，用以制作一个大的圣母马利亚石雕像，摆在主祭坛旁。他迅速委托一位贝里的石匠立即开工，然后在石匠完成的时候开始找最好的画师去装饰。

约翰神父热切希望，他的教区居民的奉献能成功抚慰上帝，但他也特别注意所听到的每一件事，这样如果疫情来了，他可以更好地照看自己的教区居民。意大利、阿维尼翁和其他遥远地方，因为生病和死亡的人数庞大而乱成一团，许多人只能独自面对死亡，没有向神父忏悔的机会。他听说这些事情已经有一段时间了。但是他不能认同，受灾地区的主教和其他教堂领导人感到必须授予低阶教士（还有那些还没怎么接受过圣职培训的教士）听取忏悔的能力，甚至还包括赦罪的能力。约翰神父认为这是不负责任的行为。

116　　伊克斯沃思修道院的司库，为了收取约翰教区的税金而例行到访时告诉他，巴斯暨韦尔斯主教管区疫情肆虐，这使得主教更进一步分散神父们的圣职。约翰神父因此更是深感困惑。司库告诉约翰："显而易见，在西边的那个主教管区，很多人因为找不到神父，未做忏悔就死去了，这把主教和他的顾问们吓坏了，宣布可以向平信徒做忏悔，如果找不到男人甚至可以向女人做！"[16] 司库看着约翰，想看到自己的话有什么效果，很满意地看见约翰的脸惊得僵住了。"主教为自己犯下的错误甚至也许是异端行为进行辩解，说他是被迫那样做，因为那么多人没有圣礼就死去，在这儿我引用他自己的话：'因为找不到出于热情、奉献或者哪怕为了任何薪俸，而愿意拜访病人并给予他们教会圣礼的神父。'你能相信我所说的吗？"约翰仍然处于震惊和沉默当中。"而且，似乎这还不够，"司库抱怨道，"在诺维奇主教的豪宅里，就在此刻，也正在酝酿着类似的错误，伊利的主教也是一样。"约翰终于镇定下来，进一步发问，于是司库告诉他，因为诺维奇主教被国王派去法国谈判停战协议的事，他手下的高级官员留下来处理事务，而最近城中不巧有人接二连三猝死，让他们很是惊慌，所以正在私下紧急讨论这件事。还有流言称，支持这种做法的人占了上风，他们认为教皇自己都已经同意了，而且他们发现，根据使徒们的教诲，这是被允许的。

　　事实上，比起每天听到的英格兰南部和伦敦有多少多少人罹难的传言，这个消息让约翰神父对教会的信仰产生了大得多的动摇。他一直都认为，服侍病人和将死之人，是他所有职责之中最重要的。在生命离开身体的时候，还有什么比洗涤有罪的灵魂，用教会和其所有圣人的祈祷、仪式和连祷文护卫灵魂，更重要的呢？他认可习惯的做法，面临猝死的人可以向任何恰巧在身边的人忏悔，但这种绝望的补救办法只应在罕见的、极端的情境下使用。让一位博学、熟练和神圣的神父抛开责任靠边站，绝不能成为通行规则。内心的悔意可以通过向平信徒忏悔而加深，但单凭悔意无法终结不赦

117

之重罪，而只能打败它。[17] 神父有司钥权，他们蒙受天恩，向神父忏悔，才是终结最致命大罪的唯一途径。一名神父可以凭一己之力拔除罪根并消灭它，治愈伤口，抹去疼痛，让一切恢复如常。

约翰神父不禁想到，教会领导人如此极端和毫无根据的反应，会引起怎样困惑和疯狂的情绪呢？待到世界终于摆脱这场瘟疫时，教士的地位肯定会不可避免地发生动摇。向邻居忏悔，能真正带来什么样的持久安慰呢？当向着女人忏悔，上帝怎么能专注地聆听呢？神圣的教规禁止泄露人们的忏悔，主教们可能希望所有平民倾听者都会恪守教规，隐瞒和保守自己听到的内容，但约翰心知，只有教士才值得信任不会透露忏悔室里的秘密。而且，那些认为自己要死的人也不一定会死，向平信徒忏悔，可能会让悔过的人日后遭受勒索、公开侮辱和嘲弄。

然而，尽管约翰神父感到不安，但从那时起，他的脑海里开始认真思考，在这场致命的疫情中，他的教区居民中有谁或许有能力承担神父的一些重担和责任。他的教区居民中有些人有意愿和能力相助，于是，在没有告诉他们原因的情况下，他就开始指导他挑出的几个人，如果他们担心神父可能不会及时赶到，在人们死前最后的时间里该在床边说什么和做什么。为了教区着想，他花了很长时间思考如何约束马格丽·沃德比特精力无限的敬拜活动，但也没想到什么好法子。

2月初，一名严肃的年轻教士从伊利来到圣马利亚教堂。他还不到20岁，一头浓密的棕色头发打理得很精细。不久，另一名新手也从诺维奇前来，他的一身装扮对于一名年轻教士来说多少有点铺张。他们向约翰神父自荐，申请助理神父的职位，随身都带有他

们主教的信件，确认他们最近已被授予神职。[18] 他们的到来证实了
约翰从许多渠道听到的消息，即为同不可避免的疫情侵袭作斗争，
非常多的年轻人被仓促授予圣职，以一种不太恰当的方式增强"上
帝的军队"①。两个年轻神父向约翰神父强调，他们渴望帮助治愈心
灵，只在条件允许时收取小额的费用。他们宣称，他们已准备好在
他的指导下，孜孜不倦地照料沃尔夏姆的教区居民，如果有必要，
就为效命上帝而死。当约翰神父测试他们背诵弥撒、晨祷、定时祈
祷文的能力时，他发现他们都说得急促不清，还漏掉了部分文本，
而且他们的拉丁文需要极大的提升。因为这些问题，他告诉他们，
希望他们先做执事，直到展示出让人满意的进步。他还特别责备诺
维奇来的年轻人穿着时髦的尖头鞋，告诉他那是虚荣的标志，说明
他对世俗无价值的东西关注太多。

　　在先前形势更安稳的时期，约翰神父很可能把这两人当成需要
接受进一步教育的男孩，而不会要他们。但是现在，尽管表面上显
得不太情愿，在心里他很庆幸有他们充沛而年轻的力量作为补充。
除此之外，怀着对未来深重的忧惧，他也继续细心地培养自己挑选
的那几个平信徒帮手。

118

---

①　即教会的神职人员。——译者注

第 8 章

1349 年新年

负责照看自己社区的健康状况的修士们，被称为医护修 士。[1]他们因为拥有医学知识而被挑选出来，并且因为他们一般在职时间都很长，对许多疾病的症状和预判都积累了异常丰富的临床经验。除了为社区健康负责，为病人开出治疗方案，医护修士还同许多医生磋商，如果需要，其中还包括花大价钱从相当远的地方请来的顶尖专家。尽管中世纪的医学所基于的许多前提都是错误的，但相当大的程度上，它是一门在建构上符合逻辑、具有内在一致性的学科，因此很能让当时的人信服。新的疾病被巧妙地吸收进了现有的知识框架里，而14世纪中期这场瘟疫在当时已有七百年未见，它被融入当时理论的方式，尤其令人惊叹。理论医学同实用医学共存，后者源自跟人和牲畜的疾病长期打交道的经验，还要加上异教和基督教的众多不可思议的药剂与符咒。

　　一名受过大学教育的内科医师（physician）[1]，是行业的翘楚。就像乔叟笔下的医生：

> 他知道每一种病症的原因，
>
> 不论受热还是受寒，湿症还是干症，
>
> 发自体内何处，又属哪种体质。
>
> 可真是一位完美的医师。[2]

　　但是收费如此高昂的内科医师所给的治疗方案，并不必然比那些地方上或游方的草药医生（herbalists）、治疗术士（healers）、"水蛭"医师（leeches）和江湖医生（quacks）开的更有效。

　　现存资料的性质及其稀缺性，意味着它们提供不了多少信息帮我们了解，各村镇和地区间的正常交流模式乱成了什么样。我们从市场费用和关税账目看出，1348 到 1349 年的贸易以及生产大幅下降，但要想搜集到首都疫情肆虐时周边郡的人们如何行事的相当确凿的细节，就极其困难了。在这种情况下，明智的做法是参考意大利、法国和其他地方更加丰富的编年史和注解资料，并且推断出英格兰的人也害怕感染，明显倾向于回避

---

①　在中世纪的西欧，内科医生和外科医生的区分一开始并不明显，但随着时间推移和社会发展，两者的等级差别日益明朗。尤其在大学出现后，擅长医学理论的内科医生地位更加优越；而实践性较强、主要进行手术操作的外科医生的地位相形尴尬，到黑死病之后才有改观。可参阅高建红：《中世纪西欧的医生（12—16 世纪）》，四川大学出版社 2021年版。——编辑注

②　出自《坎特伯雷故事集》"总引"。——译者注

120

同陌生人接触，并极力阻止他们进入自己的聚落。但是这些合理的预防措施造成了冲突，不仅在买卖货物从而赚钱谋生的需求上，还在对精神宽慰的渴望上，因为对于后者，人们不仅向当地的教区教士和教堂求助，也可能向游方教士求助。这类巡游者当中的无赖，在乔叟刻画的托钵修士、法庭差役和卖赎罪券者等形象中永远凝固下来，其中修士为了钱"随随便便同意赎罪"，卖赎罪券者的口袋里"满是刚从罗马带回的赎罪券"。①

　　两个新来的年轻教士，很快就开始为两名助理神父提供令人愉悦的支持，这两名助理神父协助约翰神父在这个人丁兴旺的大教区里照看大家的精神需求。负担得以减轻，促使约翰神父再次考虑起要不要接受几周前收到的邀请，去拜访他的朋友理查德。理查德是贝里修道院的医护修士。理查德的邀请语气急切，但约翰因为疲倦并要照顾教区居民，也许还对可能得知的事情有些害怕，迟迟没有回复。但现在，他可以抽出大约一天的时间。他刚通知管家他的计划，就有流言在村里传开，说贝里的修士们发现了一种预防疫情的可靠手段和一种治疗感染者的方法，而约翰神父就是去拿处方并带回沃尔夏姆村。但事实是，他朋友的信里没有如此神奇的消息，而仅仅是催促他快点去，这样理查德可以告诉他在修道院图书馆的古籍里找到的关于疫情的许多发现。尽管理查德的信里可能存在一些乐观的理由，但从字里行间，约翰无论如何也无法解读出疫情的秘密已得到揭示，或者谁找到了治疗方法。

121

---

① 参见《坎特伯雷故事集》。——译者注

因为旅行者很有可能遭遇怀疑甚至敌意，约翰决定早点离开，在上午过半之前到达贝里。他走没人的小路，绕过村子，一旦接近农舍就让马跑快些。约翰的旅途一路都很平顺，直到他来到离贝里城不到半英里的地方。在那儿，一群人手拿棍棒、刀和一两把剑，粗暴地强行拦住他。他们宣称，他们受贝里居民的指派，拦住任何不肩负有益于居民的合法事务的进城者。当约翰神父告诉他们他是谁，抗议他们的无礼时，他们让他保持冷静，并告诉他，他们的行为确保了他们的城市至今尚未感染瘟疫。这些人站得远远的，听约翰解释自己为什么来贝里。约翰随后又解开斗篷，露出里头穿的神父十字褡。为了进一步证明自己没有恶意，他把邀请信给领头的人看。那是一个健壮的碾磨工，穿着一件满是灰尘的白上衣，戴着蓝色头巾。他告诉他，把信放在地上。碾磨工围着信转了几圈，观察完是否有瘟疫的迹象后，才用指尖犹豫地拿起皮纸，举起来隔着一臂的距离仔细看。也许他认出了签字的修士的名字，因为约翰开始感觉到，自己可能会获准进城。但他首先得脱掉外衣，只剩贴身的衣物，还要在举起胳膊、伸直腿的同时转身，从而向这群鱼龙混杂的岗哨展示，他身上没有任何瘟疫的迹象。

尽管约翰神父已经证明自己是一名神父，没有感染瘟疫，有合法的公差，他仍然发现其中一名岗哨陪着自己走到修道院，那人坚持他们要走最直的路线，路上不得停留。不寻常的是，约翰发现修道院的大门被堵上了，他不得不向看门人仔仔细细地解释他的差事，尽管先前来的时候，他其实已经认识了这个如今在栅栏那边盘问自己的看门人。最终，他的朋友理查德来到大门处，门才终于开了。

理查德很早就对药物感兴趣，已掌管医务室多年。他作为医护修士的职责是，在修士们生病的时候监督他们接受的医疗护理情况，为整个社区安排例行的放血疗法，监督草药园，从药店和杂货店订购医疗用品，以及为了他不能自己治愈的病，同他召集来医治修士们的内科和外科大夫打交道。理查德喜欢花大把的时间待在一个放着大大小小五颜六色的陶罐和金属罐的小石屋里，用他喜欢的研杵和钵来捣草药，以及配置他用来医治病人的药剂和药膏。但他还不得不留出时间，监督那些看护住院和问诊病人的仆人和年轻修士，指导那些给他种植草药的园丁，紧盯那名准备不同饭食的厨师，因为其中每一种饭食都必须符合相应病人的状况。

　　医务室在修道院里占了很大一块地方。除了一个有时能容纳多达六张床的大厅，还有许多单人病室，后者是供比较高级的修士，以及病情需要同其他患者隔离开的病人使用。然而让理查德感到非常生气的是，这里的大部分地方通常住的是老人、疲累的人和懒人，而不是真正的病人。最近几周，他特别努力地腾出空床位，为疫情做准备。但他们穿过大厅和走廊时，理查德小声抱怨，他刚被修道院院长威廉·伯汉姆逼着放弃他最好的病室，给一个富裕的平信徒捐助者住，这个捐助者希望在老年可以隐退到一个能让身心都得到很好照顾的地方。

　　在来贝里的路上，约翰神父没有在任何地方看到疫病的迹象，于是变得有点乐观。但他立刻发现，理查德要说的可不是什么好消息。按以往惯例，这位医护修士总有一篇很长的开场白，只是这一次，他的嗓音压得异常低，而不是像他通常那样大声宣扬自己的技能和学识。而且一旦有人走到近前，他就立刻停止说话。

　　"自从两年多前，关于这场巨大的新疫情的消息首次传到这座修道院，"理查德说，"我就仔细地问过每一个来访者，对疫情在其他国家肆虐的情况有无了解，以及世界上的伟大内科医生们如何看待这场疫情。在它朝着英格兰蔓延，并且我确信我们不能幸免的同时，我尝试了通过系统性地理解伟大的医学大师著作当中的真理，来补充这些杂乱且有时不可信的描述。这座一流的图书馆里有许多医学书籍，包括许多古埃及和古罗马学者写的，他们知道世界上的所有秘密。我翻遍所有这些书，寻找有关瘟疫的信息，我还去过好几次其他图书馆看书，去了剑桥、伊利和塞特福德。但对于我从本修道院搜罗来的知识，我在那些地方的收获却没多少有价值的补充。我的视力因为长时间点着蜡烛阅读而受损，我的研究也经常被教友的恳求打断，他们老是能在身体的疼痛中或皮肤上找到可疑的印迹，因为心存恐惧，他们就可笑地认为是瘟疫的症状。"

理查德鄙视地笑起来，但约翰现在已显得有些不耐烦，催着他的朋友说出他的发现。尽管理查德不喜欢被催促，但很快就说到他的第一个重点："在我查阅过的所有古代学者的著作，连同由更晚近的外国和英格兰作者撰写的大批较次要著作当中，伟大的希腊大师盖仑①的水平和权威都无与伦比。[2] 因此，我最仔细地研究了我能找到的所有盖仑著作，尤其是这位大师对有史以来最伟大的内科医生希波克拉底的成就的评论。结果告诉我，希波克拉底是关于疾病，比如关于眼下瘟疫的所有确凿知识的源泉。但盖仑进一步深化了希波克拉底对这些问题的理解。我相信，盖仑之所以有能力这样

① 克劳迪亚斯·盖仑（Claudius Galenus，129—199），也称"帕加玛的盖仑"，是古罗马帝国时期的希腊医师、自然科学家和哲学家，被视为古代西方最杰出的医学家之一。——编辑注

做，是因为很多很多世纪以前，他很可能经历过现在世界上正在遭　124
受的相同流行病。[3]"

最后这几句话吸引了约翰神父的注意力，他专注地听着医护修士
继续他的分析。"盖仑教导我们，身体有三大主要部分，他称之为
emunctoria（排泄部位），依次由大脑、心脏和肝脏主宰。[4] 于是，我
通过对眼下这些灾难的所有症状进行研究，发现在引起巨大肿痛的这
类瘟疫当中，这些通常被称为淋巴结肿大（bubo）的肿痛总是出现
在身体的三个部位之一，每一个都对应一个 emunctoria。当病人被感
染，或许是吸入了有毒气体，毒素就会进入身体，然后进入大脑、心
脏或肝脏。身体会迫使毒素离开这些重要器官，因此如果是从大脑赶
出去，就在脖子或耳朵后形成大包；如果从心脏，通常就在腋下形成
淋巴结肿大；如果是从肝脏，肿包就在腹股沟或大腿上出现。"

"看，我这儿有盖仑的一部论著，"他得意地说道，"这里面解
释了这些肿块。"说着，他取下了由黑棕色的皮质书封结实包裹的
一本大书。他把它打开，翻到他用羽毛笔标记过的地方，开始读
《医学的艺术》（*The Art of Medicine*）这部分的内容，事先还告诉约
翰，不要因为他朗读时把拉丁语翻译成英语而觉得被冒犯，因为里
面有专业词汇："'非自然的肿块分为炎症、结块、瘤和 erysipelas
（丹毒）。'[5] 该如何翻译最后这个词，我仍在寻求建议，那是希腊
语，但我希望，盖仑描述的腹股沟和脖子上的肿块，就跟眼下疫情
中病人身上肿起的完全一样。"他在回到书本内容前，突然插话。

"一个部位的持续疼痛，要么说明那儿出现阻塞，要么说明物
质发生了彻底改变。阻塞是因为切割、腐坏、压迫或拉伤。物质改
变是因为热、冷、干燥或潮湿。"约翰的意识已经开始游移，但他

的注意力还是被理查德的兴奋劲所吸引，这时理查德的手指指向了书页的下边。"看这儿，'排出的物质可以分为感染部位的坏死部分、排泄物或者该部位的正常部分'。我们无数次得知，眼下疫情中出现的肿块排出的物质，不是身体那个部位的正常部分，比如血液，而是脓和胆汁。"

"但是，在我们如何治疗或避免瘟疫方面，你的研究能告诉我们什么呢？"约翰急切地问。理查德把书放下，并用力合上。然后，他终于开始解释他所知道的一切，它们来自他从研读过的所有书籍获得的大量知识，以及他从治疗病人的长年经验中获得的大量技能。约翰神父专心地听着，他朋友用温柔但偶尔颤抖的声音揭露这场即将要毁灭他们的可怕疫情的真相。作为神父，理查德首先谈的是神学问题，在冗长的话语之后，他总结道，在疫情来到他们生活的地方时，每个人都有生命危险，尽管学者们可能会争论，罪人和死不悔改的人是否比已忏悔和悔改的人更易感染。他进一步详细说明了瘟疫如何入侵身体，并随后扩散到全身。但让约翰非常失望的是，他拒绝立刻透露，怎样才能治愈或者避免这场瘟疫。最后，经过多次敦促，理查德承认，他对于治愈给不出多少建议。

"到目前为止，我还没有发现患者感染之后的任何治愈方法，而且我也不相信有任何办法，尽管一些病人确实恢复了。"他干脆地说道，"但是说到避免这场疫情，我们所有人都知道必须让体质保持平衡，除此之外，我还能给出一些非常有用的建议。"约翰渴望地抬起头看着他。"但是你不会乐意听，"理查德戏谑地说着，"现在和过去都有许多大夫宣称，他们发现了避免感染的方法，是各种不同治疗方法的大杂烩——使用这个或那个药剂，不吃这个或

那个食物，或者不做这个或那个活动。但是，我并不相信他们的任
何建议会对眼下这场灾难有用，它的毁灭性远远超过了我读到过的
任何东西。但是有一点，我确定无疑：要是吸入了生病的人呼出的
气体，一个健康人感染的可能性就会大大增加，哪怕他是主持最后
礼仪的神父。此外，有学识的医生报告过很多次，并且许多书中也
证实，当一个人严重感染且快要死的时候，有毒气体会通过他的眼
睛散发出来，只要碰到了旁边人的眼睛，就能传播疾病。"

126

　　约翰插话："这肯定就是为什么即使人们小心翼翼地避免和病
人有任何密切接触，仍旧被感染了。那天尽管你以怀疑的态度提出
质问，那名阿维尼翁来的教士仍旧反复断言这种情况已经发生了。"

　　理查德不耐烦地挥手让他安静。"出于这些原因，我的总结是，
目前避免感染瘟疫的最好办法，并不是等瘟疫到达你的村镇时，再
避免同其他人的所有接触，而是立刻远离瘟疫所在之地。如果你够
理智，你甚至应该逃离它有可能波及的地方。欧洲各地的专家们都
已经知晓：如果你想活着，就赶快逃离瘟疫，走得远远的，并且回
来越晚越好。"[6]

　　"但是当然，"医护修士又嘲讽地说，"所有这些辛苦收集来的
专家建议，对我们俩毫无用处。因为神父不能抛弃他的教区居民，
修士也不能逃离他的修道院。"

　　尽管理查德的结论让人沮丧，但他随后透露，几个月来他都在
增加芦荟油、阿蒙神之盐（salt of Ammon）①、没药的储备，好为社

---

① 阿蒙神之盐（salt of Ammon 或 salt of Amun），可能是一种氯化铵。阿蒙是古埃及的主
　神和太阳神，传说古罗马人在利比亚的一座阿蒙神庙附近发现了这种化合物，故
　名。——编辑注

区成员防备瘟疫提供保护，为他们提供最好的生存机会。他把每一种都取出一丁点给了约翰，并用黄铜制的小钵和杵展示了如何把它们捣碎，再倒进葡萄酒，同时说："这些能缓解病情的药物已经变得非常昂贵，等到疫情在这个地区暴发时，就不可能找得到。但它们值得去寻找，因为古代最受尊崇的医生之一，以弗所的鲁弗斯①，没听说哪个因瘟疫将死的人在饮过这种药水后不曾恢复的。"[7]

约翰冷笑了几声。"即使我听说过以弗所的鲁弗斯，要是这个药真的如此简单和出名，为什么那么多国家的那么多医生都承认，自己在挽救瘟疫病人上面无能为力呢？"

理查德责怪了他，但他眼里闪着光，说医药是一个太过复杂的研究领域，即使聪明人，没有多年的研究也理解不了。他很快继续讲其他重要的任务，包括对死者以及活着的人的精神疗愈。医护修士建议约翰神父买尽可能多的油，好为濒死者退火（anneal），还要储存大量备用的蜡和蜡烛，因为当疫情来的时候，肯定会有潮水般的死者。[8]约翰已经开始储备物资了，但他答应在他回去的路上，肯定会去城里的市场继续购买。"此外，最重要的是，"理查德向他亲爱的朋友强调，"尽你所能，欢迎尽可能多的游方教士到你的教区去。友好地对待他们，不要太严苛。即使这意味着接受那些你在过去会毫不犹豫拒绝的人，以及允许他们收取高出你容忍范围的费用，不然他们不可能留下来。"

127

---

① 以弗所的鲁弗斯（Rufus of Ephesus，约80—约150），罗马帝国时期的希腊医生和医学家。他特别强调解剖学的重要性，并重视实用性的诊断方法和治疗方法。——编辑注

约翰神父骑着马慢慢地踏上了返回沃尔夏姆村的路途，他的马鞍袋子里满是蜡、蜡烛和油。一路上他悲伤地回想，尽管这一天他汲取了那么多精彩的话语和深刻的智慧，但唯一有效的做法，可能还是逃离疫情。不管如何煞费苦心地依据古代大师的教程，任何疗法实际证实的效力，都可能远不及直接逃离灾难暴发的地方。这个惨淡的结论，跟他从之前听到的大量可靠不可靠的传闻中获得的所有信息十分契合，那些消息说，面对即将到来的疫情，成群吓坏的人们抓了几件物品就逃走了。尽管接受这一点让他发怵，但是逃走的有效性，使得关于那些神父的声名狼藉的故事更加可信了，这些神父在教区居民最需要的时刻将他们抛弃了。但是对于一名好神父，逃离绝无可能。他知道自己别无选择，只能每日去宽慰病人的内心，在将死之人被感染的房子里照看他们，并且安葬他们被污染的躯体。只是他必须牢记，不要看向他们的眼睛。

在整个阴暗潮湿的冬天，沃尔夏姆村的教堂都由无数的火把和蜡烛照得通明，许多蜡烛用的是上好的蜂蜡。所有这些灯火都是教区居民热切捐赠的，既来自富人也来自穷人，人群数量之众前所未见。这里过去的仪式中曾有唠叨、闲聊，偶尔还有笑声，现在人们都全神贯注，加上几乎连续不断的低声祈祷。然而，人群并不满足于只是安静地目睹圣马利亚教堂里的礼拜仪式，[9] 在祭饼高举的时候，他们就回应以虔敬地复述《圣体颂》（Ave Verum Corpus）；在沉思基督在十字架上的苦难时，则回应以虔诚地哀哭；而只要在仪式中有间歇或是有提升兴奋水平的新仪式，他们就吟唱对圣母马利

128

亚的祈祷。

> 万福的马利亚，你充满圣宠；
>
> 神与你同在；
>
> 你受所有妇女赞颂；
>
> 你的亲子耶稣同受赞颂！
>
> 阿门。

绝大多数村民在这些仪式中获得了安慰，在参与感和社区归属感中得到了精神抚慰和精神力量。但沃尔夏姆村有几个严肃而沉默寡言的人，尽管极其虔诚，却极力拒绝对宗教情感进行任何外向的激烈展示。这些想法淳朴的人抱怨，无休无止的祈祷和弥撒、游行、下跪、点头、燃香、亲吻、祭物、点火和朝圣让人分心，不能静思上帝，容易让人们困惑和偏离，不能正派地生活。[10]基于这样的想法，他们很少来拜访神父，基本在自己家或有相同想法的人家中祈祷，安静地忏悔他们的罪过。因为他们认为，通往救赎之路主要在自己手中，完全取决于要正派地生活。

同伦敦之间的联系，在圣诞节后几周就基本上停止了。几乎找不到任何人愿意运送货物去伦敦，即使那些试图带着货物从不远的地方来沃尔夏姆村的人，都经常被拦阻。因此，靠着最近这次丰收提供的充足食物，加之深冬限制了活动空间和工作机会，沃尔夏姆村闭关自守起来，努力和外界隔绝。

1 月末有消息传来，伦敦的疫情比以往更严重了，据说那里成千上万的人死去，墓地不堪重荷，不得不赶紧祝圣新的安葬地点。这种情况下，人们对隔离的渴望更强烈了。在这种恐惧的气氛下，村子里哪怕一些小病或常见病都能吓坏病人和其家人，并在那些最近同他们有过接触的朋友和邻居中引起几乎歇斯底里的反应。在沃尔夏姆村的周边，还没有过一起更加可怕的传闻，即由咳血或脖子和腹股沟上的肿包这样的恶兆引起了过多或不可解释的死亡，但阻止陌生人和访客尤其从南边来的人仍是非常明智的。任何可疑的或停留时间过长的人，都会被恶语相待并被赶走。村民不时尝试阻止所有外来者进入，但有太多大大小小的路通往村子，又在里面纵横交错，使得这不可能实现。

然而，尽管疫情在伦敦肆虐，但没有迹象表明它从远在首都一带到了这里捣乱，沃尔夏姆村周边村镇的去世人数并没有任何明显的增长迹象。尽管村里有人奉劝，不要过于信赖商人们的说法，因为淡化贸易和旅行的风险对他们很有好处，但是，那些急需把重要商品从南方运来的人看起来都健康良好，并且他们反复发誓一路上没遭遇任何疫情的迹象，这还是被视为一个最为有利的兆头。

结果，到 2 月初，脆弱的信心开始增长，一些限制放松了。许多熟悉的面孔再次被欢迎来往沃尔夏姆村，其中有牲畜贩子，他们把动物带往遥远市场；有批发商和贸易商，他们赶着载有货物的马车，或是领着驮有鼓鼓的货包的马队；有小商小贩，他们背着廉价货物徒步往来。但是有一些不熟悉的面孔也受到了欢迎。其中一些人，主要是男人，但也有少数妇女，为抵抗疫情而提供医疗、魔法和精神方面的服务。在这个厄运将至的时期，卖药剂和护身符的人如雨后春笋般迅速增长，但在忧心忡忡的萨福克人中间，他们全都生意兴隆。有几个江湖医生之前到过沃尔夏姆村，但大多数都没有；一些有惊人的资质，获得了很好的名声，但大多数都没有。卖赎罪券者，无论是否得到许可，钱包里都塞满小卷的皮纸，他们宣称，那皮纸的威力大到可以赦免所有冒犯了上帝的、让灵魂不堪重负的罪过（见图20）。他们挥舞着刚从罗马获得的神圣文件，上面有红衣主教甚至教皇本人的签字。如果这些高高在上的特赦令对穷人来说太贵，或对抱有疑心的人来说太难以置信，村民们就会被供应一种更便宜但仍然具有吸引力的替代品，是从主教、修道院院长和执事长那里获得的：被设计成适合放在各种钱包里的赎罪券。[11]

"圣僧"们来到沃尔夏姆村，他们带着圣徒遗骸上的几块骨头，圣人的几根头发、几节手指，基督被钉的十字架上的几块木片，或者至少他曾躺过的棺材上的一根木头。如果有人要，他们很容易就能从自己的包裹里找出圣母马利亚的一段面纱，或者可能是她鞋子的一块残片，或者福音传道者圣约翰的指环，甚至是施洗约翰指向基督的那根手指。这些圣物有些是装在玻璃瓶里，所以看得见却摸不着；其他的则放在手里传着看，花半便士可以亲吻，花4便士就能买下来。当不信的人或仅仅是好奇的人要问这些物品的具体出处，他们就会听到冗长而神秘的各种故事，讲述的是在遥远国度发生的一系列凑巧幸存和奇遇，这让它们被从许多世纪以前的圣地带到了1349年萨福克郡的绿地上。这些圣物到达沃尔夏姆村简直是个奇迹，想必许多个世纪以来，它们漫长旅途中的每一步都受到了上帝的亲手指引。

　　卖赎罪券者和传教士经常充满激情地布道，既宣布他们的到来，又聚集起最大数量的人。这些慷慨激昂的陈词激发了恐惧情绪，刺激了购买他们卖的物件的欲望。聚集起来的人群被告知，致命的疫情还有世界末日就要来了，他们还被《圣经》引述吸引住了，诸如："在他前面有瘟疫流行，在他脚下有热症发出"；还有，"多处必有饥荒、瘟疫、地震。这都是灾难的起头"。[12] 若得到约翰神父的允许，这些虔诚的徒步旅行者们会在教堂里演讲，但这种情况很罕见。如果支持者们的乞求无效，他们被拒绝进入教堂时，他们就在教堂庭院里或外面的路上，在市场上或甚至田地里，直接把听众召集起来（见图 21）。

　　在离开沃尔夏姆村的时候，几乎所有游方传教士和卖赎罪券者的钱包都比来的时候重许多。沃尔夏姆村单纯的人们也不是完全相信听到的一切；他们一次次透过虚伪的虔敬面具，看到了底下的贪婪和嘲讽。当诘问的人们宣称，在过去三个月，自己看过的基督被钉的十字架上的木头比当初建挪亚方舟用的都多时，他们开怀大笑。但人们极其恐惧，接下来几周或几个月里自己在有罪过的状态下死亡，因此很少有人敢于拒绝每一个获得精神净化和上帝保护的机会。有些人热切地献上他们最后几个银币，只为得到一片骨头，而那骨头看起来更像是来自一头猪，而不是圣人的神圣躯体；而更多疑的大多数人则认为，只要从自己口袋掏出点小零钱，一个特别可信的遗物或文件就有可能带给自己精神恩惠，还是划算的。

　　一个医生或是"水蛭"医师的到来总会在村子里引发一阵骚动，同样能引起骚动的还有那些狡猾的男人和女人，他们振振有词

131

地宣称他们手上的草药、药剂和符咒能预防感染，尤其是正在加速向这儿蔓延的瘟疫感染。当然，教区的教士不停地劝告大家，从疫情中幸存的最可靠方式是摆脱罪过；因为按照上帝的意志，药物只会对清白的人有效力。但大多数人都觉得，只寻求心灵保护，而不寻求身体保护，就太蠢了。

在这些只管有钱没钱、不挑服务对象的人当中，比较突出的是那些衣着精致的医学博士，而邀请他们来沃尔夏姆村的，是高厅那座壕沟环绕的漂亮庄园宅第的新主人埃德蒙·德韦尔斯。1347 年，埃德蒙同他的姐妹马格丽在她的丈夫尼古拉斯·德沃尔夏姆去世后继承了高厅庄园的所有权，他对疫情越来越恐惧。最近，他将注意力转向了把关于如何避免生病，以及关于如果感染该如何治疗的最好建议事无巨细地汇编到一起。当然，他详细地盘问了约翰神父在最近拜访贝里修道院时得知的一切，这些对话能帮助他集中思想。

一开始，埃德蒙急切地接受了他的医生们的建议，他们的结论132　是，应该用香甜的空气来对抗被感染的空气，因为瘟疫是由空气传播的，盛行风会把空气中的传染云吹向各处，当病人吸入这些有毒气体时就会被传染。[13]他照着做了，方法是举着花束凑到鼻子，尤其当和其他人见面时；此外，他还命令在高厅他常待的所有房间里不断地焚香。[14]但是，埃德蒙不满足于仅仅听从他博学的顾问们的指导，即使是其中最杰出的顾问，他还发明了自己的一套方法来保护自己免受感染。他热情地将推荐疗法的逻辑继续往前推进，他发现，花束和香味并没有在意大利、法国和欧洲的其他地方抵御住疫情。他推理，因此似乎显而易见，被瘟疫污染的空气肯定比香甜的空气更强有力，就如腐烂的鱼或坏鸡蛋的臭味很容易盖过花和大多数香料的清香。因此，埃德蒙决定自己创造一种臭而无害的气体，以抵御可能威胁他的瘟疫气体。他的做法是，命令仆人们每天早上将高厅所有厕所里的秽物收集起来，包括他姐妹卧室里还有男仆和女佣的小便罐，再倒进一个大瓮式的铜制蒸锅里，这个锅是他从厨房拿到自己房间的。他一天三次趴在锅沿上，让一条毛巾垂过他的头，尽力忍着，尽喉咙的最大限度深呼吸。然后他会带着满意的笑，认为自己获得了双倍的免疫。首先，这些气体会提供一种强烈的解药，应对侵入身体的瘟疫；其次，紧随其后经常会有呕吐，这会把那些成功穿透他的防御的任何有毒物质排出去。

从贝里和更远的地方来高厅拜访埃德蒙爵士的医生，经常会同村子里其他地方的较富裕村民做一点额外的交易，但他们的收费非常高，没几个人能够或是愿意支付。那些没有那么高贵的医生，收费相对低廉，他们热切地四处奔走，寻找新的客户。用一般草药自制药剂的医师是收费最便宜的，而那些能令人信服地说出星座的预兆、点和位置的人最具说服力。这些心怀抱负的占星学家们从容地吸引住了他们的客户，靠的是流利地说出星象的主宰法则：一些天体让人快乐，如木星，其他的让人易怒，如武仙座；某个天体在上升的时候带来好运，另一个天体在下降的时候带来好运。同样令村民信服的，是那些知道身体四种体液的盛衰秘密的人：血液，是热的和湿润的，来自心脏；黏液，是冷的和湿润的，来自大脑；黄胆汁，是热的和干燥的，来自肝脏；黑胆汁，是冷的和干燥的，来自脾。所有听众很容易就理解了，每一

133

种疾病都源于体液之间的不平衡，只有那些体液处于完美平衡的人才有望抵御住瘟疫的传染。毫不奇怪，这些江湖医生检查过的所有人，最终都被发现一种或更多种体液的要么不足要么过剩，因此，他们很痛快地买下了昂贵的药剂，据说这些药剂能在疫情到来前矫正这种危险的失衡。

谁能做到不跟那些人做买卖呢？那些人宣称自己是从遭受疫情打击的法国或意大利，火速带回了这些刚在那儿被发现的疗方。谁能抵御住那些技法的诱惑呢？据说它们能让传染的箭头偏离而不穿透身体，或者哪怕感染了也能减轻其威力。最后，还有那些久经考验、深受信任的本地术士，他们过去配制草药来抵御人畜疾病，已经证明了自己很可靠，而且村民经常指望他们配发便宜但很有效的药剂和符咒来抵御所有疾病。

冬季在过去，没有任何确定的迹象表明，疫情正出现在村子里或附近的任何地方，于是希望的余火被点燃了。就目前了解的情况来说，疫情似乎并没有远离伦敦。很自然地，也有人敦促不要掉以轻心，不要表达出乐观的情绪；此外，相信贸易商和零售商的话也显然不明智，因为淡化贸易和旅行的危险对他们有好处。但人们禁不住琢磨，上帝会不会本来就是专门要选中伦敦来施加极端严厉的惩罚，因为那座城市的居民过分奢侈，犯下了毫无节制的罪恶。随着时间一天天过去，看起来似乎越来越可能的是，他们所有的祈祷和游行、他们的慈善行为以及对宽恕的悔恨乞求，正在成功地为淳朴而虔诚的沃尔夏姆村赢来解脱。

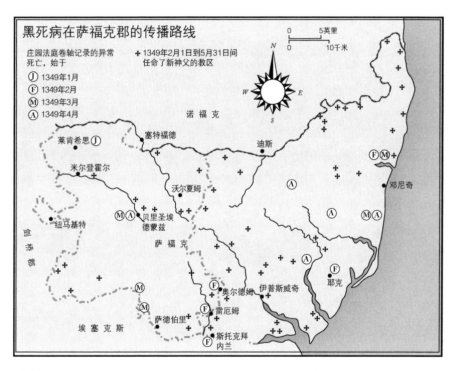

来源：Mark Bailey, *Medieval Suffolk: An Economic and Social History* (Woodbridge, 2007), p.178。

第 9 章

1349 年的大斋期和复活节

英格兰很幸运，保留下了相对丰富的 14 世纪文献，既有地
方的也有中央的，但是，要想编制出一部疫情在全国传播情况
的准确大事记，还是很难。庄园法庭卷轴详细记录了租种领主
土地的佃农的死亡情况，这可能是所有资料中信息最丰富的，
但要想知晓瘟疫过程的具体日期，不仅法庭要及时召开，而且
诉讼记录也要保留下来。这种巧合极少发生。幸运的是，我们
对沃尔夏姆村的周边地区了解得极其充分。比如，我们能确切
知道，沃尔夏姆村西边不到 30 英里有座莱肯希思（Lakenheath）
庄园，到 2 月初那几天，那个村子已经死了近 20 个佃农。2 月
11 日开庭的庄园法庭留下的皮纸卷记载，疫情一开始波及莱肯
希思，很可能是因为乌斯河（River Ouse）让这里同大港口主教
林恩城（Bishop's Lynn，即后来的金斯林）拥有直接的航运。萨
福克郡最东边、离伊普斯威奇较近的一些庄园，大约距沃尔夏
姆村 25 英里，也能找到疫情的苗头。[1] 耶克（Eyke）庄园距离
伍德布里奇（Woodbridge）约 4 英里，那儿开庭特别频繁，2 月
21 日的开庭记录上列有 6 例死亡，这个数字在当时高得异乎寻

常，下一次 3 月 28 日的记录里又有 18 例。在更近的奥尔德姆
（Aldham），3 月 6 日开庭的庄园法庭记录下 10 例死亡；而在雷
厄姆（Layham），离伊普斯威奇不足 4 英里的一个小庄园，2 月
20 日开庭的法庭记录的死亡数有 4 例，4 月 8 日的记录又有 28
例，高得难以置信。

大斋期（Lent）要进行 40 个工作日的斋戒和忏悔，于圣灰
星期三（Ash Wednesday，1349 年就是 2 月 25 日）开始，到圣
周（Holy Week）结束。大斋期的目的是，通过清空心灵和意识
而为颂扬基督受难、死亡和重生做准备。可以想见，此时全国
都在遭受可怕疫情的威胁，其意义也就尤为特殊。圣周是从棕
枝主日到复活节，其间会举行复杂的仪式，而 14 世纪的平信徒
最为看重的，是棕枝主日游行；周三、周四、周五的熄灯礼
（Tenebrae services），此时一根根蜡烛次第熄灭，象征耶稣基督
被使徒抛弃；耶稣受难日当天圣体"历经苦难被钉上十字架"
和圣体被安葬于复活节圣物匣（Easter Sepulcher）中的仪式；以
及所有教区居民于复活节大弥撒结束后接受圣餐的年度仪式。

统合所有证据来判断，疫情是接近复活节（那年是 4 月 12
日）的时候在沃尔夏姆村暴发，到 6 月初快速衰退，于 6 月底
消失。在 3 月 6 日开庭的沃尔夏姆庄园法庭上，一例佃农死亡
也没报告，但下一次开庭则报告了不少于 103 例死亡，那是在 6
月 15 日。但此时疫情实际上快要结束了，这反映在 8 月 1 日沃
尔夏姆庄园法庭的下一次开庭记录中，其中登记了仅仅 5 例死
亡。幸运的是，高厅庄园法庭的开庭记录为教区内的流行病持

续时间提供了进一步证据，这个小庄园里共有 15 例佃农死亡，其中 11 例发生在 5 月 25 日前。按地理分布和死亡数量来说，疫情在英格兰达到高峰的时间可能是在 1349 年 4 月和 5 月之间。此时，疫情不仅在沃尔夏姆村、萨福克全郡及其附近的东安格利亚区域（East Anglia）各郡肆虐，而且遍布全国大部分地域，从位于最西南的康沃尔郡到北部的约克郡。

残酷的是，就在深秋种下的小麦刚刚发芽的时候，瘟疫的毒手指开始向沃尔夏姆村伸过来。大家本来为种春大麦、豌豆和豆子留好了地，正一门心思准备犁地，此时忽然间，即使在最乐观的人心里，丰收的希望也近乎破灭了。死亡从伦敦的周边爆发，并以最快的速度传开。传播不是通过村民担心已久的陆路，即向北辐射穿过赫特福德郡、埃塞克斯郡和剑桥郡，而似乎是通过大小船只，它们沿着海岸以及可通航的河道来回运送货物与人员。

疫情正在逼近，这个可怕的消息首先是由一个年轻人传到沃尔夏姆村的，他在村子里寄居几年了，打零工谋生。年轻人听说自己的大哥死了，于 2 月的第二个周末动身前往莱肯希思。他哥哥在那里有个小农场。步行去莱肯希思不远，在西北方 20 英里多一点的地方，位于一片沙质荒地的边缘。这位年轻的雇工和他所有的同伴一样，期望有自己的地，他几乎抑制不住兴奋之情。他告诉朋友们以及其他每一个愿意听的人，他可能会从未婚的哥哥那儿继承一座农舍和一小块地，连同所有家产、家畜和工具。但就在出发去莱肯希思几天后，他一脸不高兴地返回沃尔夏姆村，说他的另一个哥

137

哥，他本以为早死了，却意外出现，要走了遗产。村民们叽叽喳喳盘问了他很多问题，问他的旅程和外面发生的事情，但他的一些回答听起来非常奇怪，含糊其词，让人觉得事有蹊跷。最近，村子已处于恐惧之中，在这种气氛下，人们的疑心很快增长，于是决定应该由庄头沃尔特·奥斯本和庄园看守官杰弗雷·拉斯对他进行进一步盘问。在几句无力的否认之后，这个年轻的雇工脱口而出，说他到了莱肯希思，结果发现那里遭受了一种可怕的新型疾病，大批男人、女人和孩子正在死去。

众人急切地要求他说出详情，年轻人也就不再犹豫，详细地一一道来：他到那里后发现，那个平常总是熙熙攘攘的大村子，出人意料地安静了下来。他遇到的几个人都一句话也不说就匆忙走开。等终于看到他哥哥那小小的农舍就在那几英亩地的前面，他刚要进去，邻居却喊他别进去，因为屋子主人死于瘟疫，遗体刚刚收去安葬。他们告诉他，一种瘟疫大约一周前到了莱肯希思，所有被传染的人都死了。把瘟疫带来的（至少他们这么认为），应该是从诺福克郡北部海岸港口林恩运来货物，并且沿着乌斯河定期行驶的大批驳船中的一艘。此时死去的人还在一天天增多。除了驳船船主和他妻子，村子里已经有 50 多人丧生，生病的就更多了。

这时，庄园看守官打断了年轻人的讲述，他指责他夸大其词、散布恐慌。"不，这都是真的，"年轻人反驳道，"我哥哥的邻居告诉我，就在我到的前几天，他们参加了庄园法庭的审讯，法庭确认并记录了 20 个佃农死亡。我还亲眼看见，到处都是生病和将死的人，每个人都在说，周围许多村子也一样。我不想自己也死掉，只在我哥哥的农舍待了一晚上就决定离开。我把他的羊、猪和鸡以几便士贱卖给了邻居，然后把农舍的门钉死，把能带的东西都带上，就赶紧回来了。你可以看见那边的铜蒸锅、铁锹和毯子，我还带回来这三把镀锡勺子，想卖掉。"

　　审理者们互相点了点头，他们似乎信服了。年轻人很高兴，他们最后相信了他。但他们不是像他希望的那样伸出友谊之手，而是害怕地离开他远远的，朝他大喊，要他立刻离开沃尔夏姆村。他们把他丢到门外，他那点财产也扔给了他。那晚以及接下来几天，年轻人都藏在村子边缘一个谷仓里，但很快被发现并被赶出了村子。

　　不久，年轻雇工讲的故事得到了证实，他的确遭遇了疫情，就在村子以西只要步行一天多一点的地方。到 3 月的第一周，即使最多疑的村民也相信，疫情暴发了，正从南边、东边和西边向沃尔夏姆村接近。用驮马运货的人，以往会经行贝里南边那些生产布匹的村镇，如萨德伯里（Sudbury）和拉文纳姆，他们称自己再也不能到那些地方买布了，因为死亡已经从东南向这边推进。其他旅行者也反映，疫情正沿海岸行进，并且正沿着德本（Deben）河谷和威维尼（Waveney）河谷被带到内陆，向沃尔夏姆村而来。

　　一个定期到沃尔夏姆村卖小饰品和粗布衣服的小贩，讲述了他在科尔切斯特（Colchester）市镇附近的斯托克拜内兰（Stoke-by-Nayland）郊外约一英里处的遭遇，他原本计划在那儿收购一些梳子和刷子，却遭到阻拦，并被警告村子里有疫情。他曾经向北逃，很快得知斯托克远远不是唯一受灾的，靠近科尔切斯特的一整串繁荣的聚落都已遭受了死亡的打击。他的听众们神情严肃地意识到，这一切跟莱肯希思的疫情暴发时间几乎相同。小贩继续告诉他们，他曾遇到一个男人、一个女人，带着两个孩子蜷缩在一辆旧的手推车上。他以为他们只是睡着了，但走近的时候，他发现他们已死了。就在离这一恐怖场景几英里远的地方，他远远看到了许多死去的和将死的人，还遇到了行为非常古怪的另一些人，有些在痛苦挣扎，简直像是战栗着起舞；有些看似健康，但威胁称如果他靠近就要杀了他。此后，他避开了平常徒步的大小路段，而是穿过田地回到了沃尔夏姆村。

疫情逼近的消息，引起了新的一波仓促离开沃尔夏姆村的浪潮，尽管小贩和其他旅行者警告，如果待在原地会更安全，但没什么用。[2]庄园法庭在 3 月 6 日开庭，但只有零星的人参加，主要在处理登记大量的小地块买卖和交换，这些都是恐惧的人们在离开庄园时仓促订立的。因为法庭上没提出什么其他业务事项，大总管很快结束了庭审日程，允许佃农快速回到自己相对安全的家和农场。

虔敬的人曾相信自己会以某种方式幸免于上帝的惩罚，世俗的人曾希望福气可能会降临并挽救他们，这些都一度帮助沃尔夏姆村维持一丝常态。但现在，这些让人感到安慰的想法，逐步被各种各样的情绪所替代，从极端的恐惧到平静的听天由命。每一个人会有什么样的情绪，自然依赖于个人的性格和处境，但事实上，随着一天天一周周过去，许多人发现自己的情绪一直在变化起伏。然而，日常生活很大程度上还得如往常一样维续——地得犁得种，草得拔，牲畜得照看，农产品得买卖，工钱得挣。不过，一种冷漠的情绪让人们之间的往来减少了，有时甚至影响到了家人之间和亲密朋友之间的交往。大多数交易都匆匆了结，对话越少越好，接触也受到了限制。

140

那些鲁莽的家伙则是例外。他们觉得，既然世界末日将至，所有人都会很快死去，那么不如活在当下，倾尽钱财及时行乐。就沃尔夏姆村来说，这通常意味着把大把的时间耗在啤酒馆里，整个教区都布满了这种小酒馆。这些放荡之徒有男也有女，酗酒、肆意赌博，享受着彼此的温馨陪伴。这群看起来无忧无虑的家伙，数量多过人们的想象，他们甚至发现对死亡和疫情开玩笑也是乐事。但是，就连这群浪荡之徒也普遍认为，胖西蒙太过分了，他在艾丽斯·派伊的酒馆里突然跌下长凳，并指着大腿根的一个大肿块大叫起来，让客满的酒馆一下子没了人。饮酒作乐的人被吓坏了，瞥眼瞅着他痛苦地躺在地上，的确看见他的胯部有一个大肿块，便都惊叫着从酒馆跑了。当西蒙追着他们到大路上，笑着露出自己勃起的巨大下体时，人们把他痛打了一顿，把他拒之门外。许多年以后，派伊酒馆的常客们在讲起"大号角"西蒙的糗事时，仍旧为此哭笑不得。他在那件事之后就被取了这个绰号。

随着 3 月一天天过去，疫情在埃塞克斯郡、剑桥郡和萨福克郡的村镇进一步扩散，离沃尔夏姆村也越来越近了。致命的传染病仿佛被风吹来的一朵看不见的云彩，一路前进，尽管人们为阻止它做了所有的预防措施，它却从未停止传播。3 月 6 日开庭的庄园法庭上，在领主和夫人的敦促下，大总管说了一些安慰的话，但短短两天后，一群粗暴的村民就朝一伙旅行者高声抗议，这伙旅行者是因为担心疫情而从奥尔德姆逃出来的。那地方在沃尔夏姆村南边，步行也就一天的路程。一个巡逻人员藏在去往韦斯索普（Westhorpe）的路边的树丛里，发现了这些逃亡的人，据说至少有两个人的脸上有感染瘟疫的症状。接下来的几个星期，相距不超过 10 或 15 英里远的各个村镇都抓到了绝望的逃亡者。又过了几天后，疫情的迹象开始出现在沃尔夏姆村南边和东边的各个毗邻村子——怀弗斯通（Wyverstone）、韦瑟顿（Wetherden）和埃尔姆斯韦尔（Elmswell）。[3]然后，沃尔夏姆村的两个马车夫曾带着谷物和羊毛去博茨代尔市场，却急匆匆地赶回来。他们看见，在一个热气腾腾的馅饼摊旁边，有个垂死的年轻人。刚开始，一群人生气地围住了卖馅饼的人，指责他的馅饼毒死了一个顾客。但是，有人指出年轻人脖子上有一个很大的蓝黑色肿块，人们就都跑掉了。沃尔夏姆村被一条死亡之带缠得越来越紧。

要逃也太晚了。在等待死亡越过最后几英里到达沃尔夏姆村的最后日子里，村子处于一种恐怖的宁静中。大多数人一方面感觉，在发怒的上帝面前无能为力；另一方面又发现，将他们逼入绝路的世俗恐惧同样具有无穷的力量，耗尽了他们的抵抗之力。疫情现在无处不在，人们什么也做不了，只能承受上帝的意愿。

死亡已如此之近，而在阻止或减缓死亡逼近自己村庄的脚步方面，祈祷、游行和朝圣又如此没用，即便约翰神父都发现，自己已经抵挡不住圣马利亚教堂里反复爆发的集体性歇斯底里。他绞尽了脑汁，把他所有的神圣经文和导引文本读了又读，并且苦苦翻找自己所有的过往经验，但他实在发现不了他教区的人们身上有什么深重的罪过，足以让上帝施加如此可怕的惩罚。也许世界末日真的要来了，此时需要将每一个心灵的最后一抹罪过洗清，好让其随后进入永恒的极乐世界。

尽管约翰神父因其学识、智慧和同情心而广受尊敬，但是面对焦虑并且时常愤恨的教区居民们抛出的各种问题，他给不出答案，这令他深感无能为力。他告诉教区居民的任何话语，都能让大多数 142 人明显增强信心，虽然睿智的他看得出来，这种变化多么短暂或是勉强。但是，他不管怎么尽力尝试，都无法让自己的安慰词句有起码的说服力。在一次布道中，他甚至发现自己加入了寻找替罪羊的行列，攻击了沃尔夏姆村和附近市场的零售商和贸易商，而这些人当然不比任何其他地方的同行更差劲。而在布道坛上，约翰神父指责酿酒师、面包师、屠夫和厨师，他们不仅对穷人收高价，而且贪得无厌到发假誓来保证他们产品的质量，用假造的砝码和升斗称重，还在货物里头以次充好。[4]

"酒馆老板娘没有在收你们高价的好啤酒里，加进便宜的兑水啤酒甚至酒糟吗？面包师们没有在他们的面包里加锯末吗？屠夫们卖的肉和鱼贩卖的鱼，是不是腐烂到能毒死一条狗？你们买得心甘情愿、吃得狼吞虎咽的热馅饼，里面塞满的东西却经常让人难以启齿。此刻，这些贸易商们过着富裕的生活。然而先知约伯告诉我们，最终他们将因为自己坑蒙拐骗的鬼把戏而下地狱。"约翰神父还以近乎愧疚的，而且肯定无法让人信服的语气补充说，此等行径把上帝惹得大为光火，这很可能就是眼下整个社区各种各样悲伤的祸根。

沃尔夏姆的教区居民们不需要特别的鼓励，就热情上头地开始了大斋期的斋戒和忏悔。当他们的神父在第一次大斋期布道中提醒教堂会众，他们需要开始忏悔，从而揭开自己心灵中的罪过的面纱，以祈祷和忏悔、节欲和施舍对他们在上一年做的恶给予补偿时，他们热切地听从了神父的劝诫："好人们，大斋期开始了，是时候为自己洗清从前做过的所有恶事了。在这个神圣的时期，我们应该比一年中其他任何时候更加禁戒罪过和劣行。现在我们要下定决心斋戒，来到教堂，在神圣的祈祷中服侍上帝，为我们的恶行而忏悔。"[5]

今年的大斋期禁食遵守得尤其好，几乎没有村民没有做忏悔，他们是为了准备好在复活节那天接受圣餐，此外正如很多人的感觉，也是为了准备好迎接近在眼前的死亡。太老或病得厉害的人无法自己到教堂，那么家人和出自善心的邻居就会帮助他们前往；同时，教区教士也不辞辛劳地拜访那些行动不便的人。

随着圣周临近，虔诚的强度并未减弱，倒是加速狂热起来。[6]离沃尔夏姆村几英里远的村子里，死亡人数成倍增加，这恐怖的现实让人们对即将来临的耶稣受难纪念活动的兴奋劲大涨。这一年的春季热得反常。当谣言开始流传，在村子的最东南边，有至少两三个家庭，甚至也许是四五个，在悄悄地照护被一种神秘的疾病打垮的家人，这种兴奋劲飙升到几乎让人无法承受的巅峰状态。在棕枝主日游行中，许多人因为兴奋，或对肯定在等待他们的可怕事件感到万分惊恐，而晕了过去。尽管对传染的恐惧情绪破坏了社区，但这场游行在人们能记起的类似集会当中还是规模最大的。跟随在十字架后面的人群如此庞大，当游行队伍走到从教堂登往乔利丘山（Jolycote Hill）的狭窄路段时，人们挤在房子和篱笆之间，速度缓慢到几乎停止。每个人手中都握着被神父祝圣过的红豆杉、黄杨木和杨柳的枝条。一天活动结束后，枝条都会被带回家，作为符咒供起来，以保护家里免受瘟疫。

耶稣受难日是充满悲伤和哀悼情绪的日子，那一天，对未来的恐惧、对过去的悔恨以及对宽恕的极力乞求，让人们一下子迸发出几乎控制不住的激情。从很久以前开始，仪式就是这样进行的：在受难日的这一天，沃尔夏姆的神父和人们沿着圣马利亚教堂的过道，光脚膝行到祭坛前面，亲吻十字架的底部。那是由最年轻的神父事先立好的。但今年，许多人直接从家里光脚走过来，其他人甚至一路爬行或膝行过来。有些人俯伏前行，越过尖利的石头，穿过泥泞的水坑。这种自我施加的痛苦和谦卑行为，以往是为了纪念耶稣基督的苦难，但今年也是因为恐惧上帝的怒火。

在受难日布道中，约翰神父站在布道坛上，朝着过道右边的彩色玻璃窗做着引人注目的手势。窗户下面有一名助手，用一根长棍子指向窗户上一系列描绘受难场景的生动画面。

"来，看这里，我主在颤抖，他全身赤裸被绑到柱子上。他周围站着那些邪恶的人，他们毫不讲理也毫不留情，满怀怒意地鞭打圣体。看，他们的怒气根本停不下来，直到看见他流出的血已淹没他的脚踝。从头顶到脚底，他们没有放过一寸皮肤。他们鞭挞他，直到深可见骨，然后因为自己打累了，又弃他不管，任他奄奄一息等待死亡。"[7]

指示棍继续移动。"然后看旁边，他的圣母。"每个人都转过头来，每一双眼睛都睁大了，看着相邻窗户上的圣马利亚画像。"看她为她亲爱的儿子感到多么悲痛。"会众们叹息着，开始为基督母亲轻声背诵祈祷词。指示棍继续移向下一扇窗户。"再转过来看你们的主，看看他们如何往他的头顶戴上荆棘冠，直到血漫过他的眼睛、鼻子、嘴和耳朵。"

至此，约翰神父利用了教堂有充分理由感到骄傲的那组精妙的彩色玻璃窗户，从而以圣马利亚教堂的传统方式开始了他的复活节布道。但随后，他因为意识到除了四面八方的疫情带来的威胁之外，正是在这次弥撒上无意传开的流言也声称，疫情已经存在于他们中间；于是他选择强调，耶稣基督的受难，跟正在折磨世界并且就要袭击这群教众的灾祸和苦难之间，大有关联。

"现在是我们受难的时候了；是我们受疫情的恐怖鞭子鞭打的时候了，正如耶稣基督在他的受难中被鞭子鞭打一样。"约翰神父告诉他们，他们几乎肯定要在几周甚或几天内面对的可怕苦行，会如何帮助清洗掉他们心灵上的罪过，"你们只能向上帝寻求宽恕，他也会给予你们宽恕，无论你们的逾矩有多过分。"

"凡求告主名的，就必得救。"[①] 约翰倾尽全力，从胸膛发声，让这句拉丁语在喉咙里产生了共鸣。他的话语响彻教堂，这种感觉让他深受振奋，仿佛是上帝自己在发出声音。拉丁语有自身的特殊魔力。"凡求告主名的，就必得救。"这个信息值得再一次重复，而且是以母语的方式："每一个人，不管他是谁，只要呼叫主的名字，就会得到拯救。"

145

但教堂会众中的大多数人，还在回味神父之前的话，也就是他们注定要通过疫情来完成受难。失望的情绪简直要吞噬掉他们，无论怎么努力，会众中也极少有人能够设想，他们到底犯下了什么罪过，竟然需要上帝施加如此残忍和极端的惩罚——正如耶稣基督在

---

① 此处为拉丁语。原文为：Omnis enim qui invocaverit nomen domini, salvus erit。见《旧约·约珥书》2。——编辑注

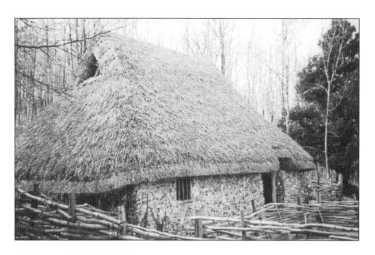

图 1 一座重建的农舍
"分布在村中各处的房屋形状、大小不一"(第 7 页)

图 2 《埃尔斯米尔手抄本乔叟》①
绘制的一名贫穷的教区神父
"这位神父'思想和行止都充满神圣之光'"
(第 20 页)

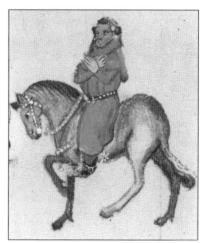

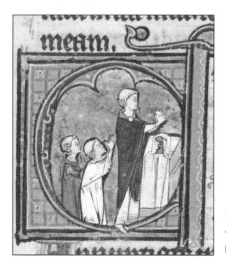

图 3 主持弥撒：举起圣体
"想要……主持礼拜、组织仪式和唱弥撒……
的教士却也不少"(第 23 页)

---

① 《埃尔斯米尔手抄本乔叟》(The Ellesmere Chaucer),或《坎特伯雷故事集的埃尔斯米尔手抄本》(Ellesmere
Manuscript of the Canterbury Tales),是杰弗里·乔叟《坎特伯雷故事集》的一部 15 世纪早期插图手抄本,现藏
于美国加利福尼亚州圣马力诺的亨廷顿图书馆(EL 26 C 9)。它被认为是《坎特伯雷故事集》最重要的抄本
之一。——编辑注

图 4　嘲弄

"虽然约翰神父全力调解……新的争端仍然
继续在教区各处冒出"(第 28 页)

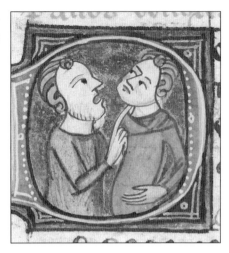

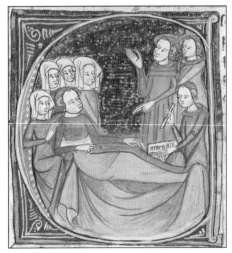

图 5　临终病榻的场景

"家人、朋友和邻居们都聚集到他家里,
守在他的床边"(第 32 页)

图 6　圣母的半身雕像

"因为慈悲的圣母将对圣子祈祷,为他
在天堂谋得一席之地"(第 40 页)

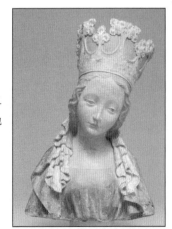

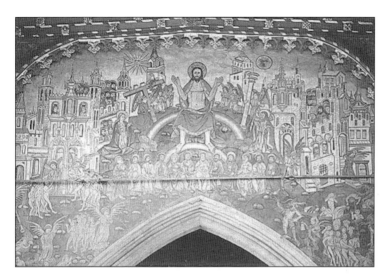

图 7　世界末日壁画

"上帝……摊开双臂……他的右手边是天堂,左手边是地狱"(第 54 页)

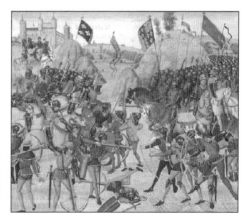

图 8　克雷西之战

"强壮的英格兰长弓手,跟他们一样的乡巴佬,干掉了一大群骑着马、身披盔甲的贵族和骑士"(第 60 页)

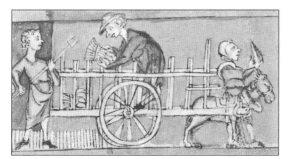

图 9　收贮麦捆

"1347 年的秋收并没有让沃尔夏姆村的穷人松一口气,因为收成又很糟糕"(第 65 页)

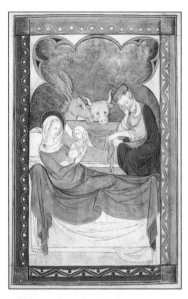

图 10　耶稣诞生的场景

"祭坛前面围着一群人,正在组装
一个大型的伯利恒马厩模型。雕
像是木制的,颜色涂得很鲜亮,人
们也显得非常兴奋"(第 77 页)

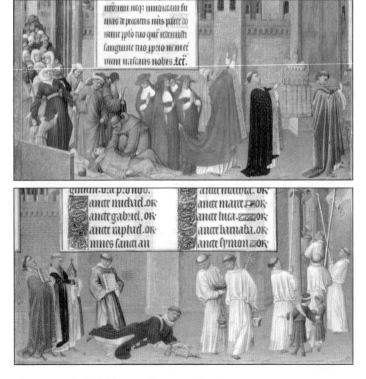

图 11　教皇在疫情时领导一场忏悔游行

"教皇就下令举行虔诚的游行,唱诵连祷文"(第 82 页)

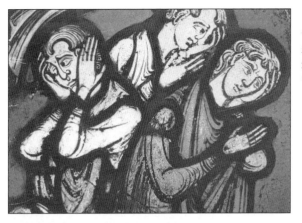

图 12　对瘟疫的恐惧

"这三位虔诚的人士……追问着自己,这种流行病……会在短短几周内悄然潜入英格兰"(第 84 页)

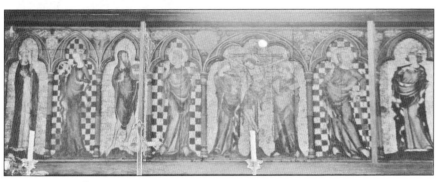

图 13　桑纳姆帕尔瓦祭坛装饰画

"新建的黑衣修道院内宏伟的祭坛装饰画"(第 93 页)

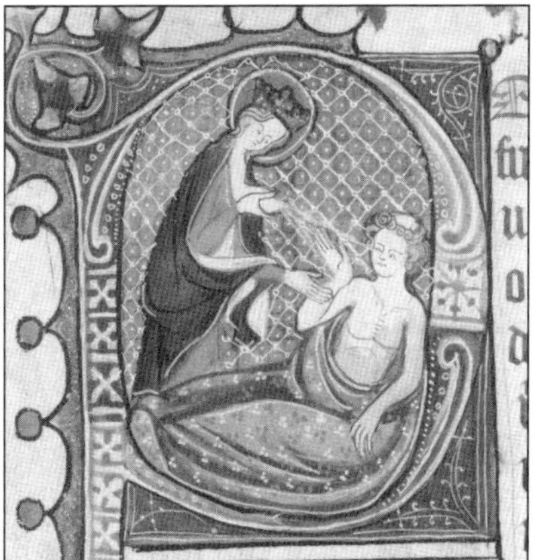

图 14　圣母乳汁的神迹

"到沃尔辛厄姆的朝圣,从善良的圣母马利亚的乳汁中汲取帮助"(第 94 页)

图 15　上帝画像

"全能的神用雷电和他从宝座上降下的其他打击"（第 116 页）

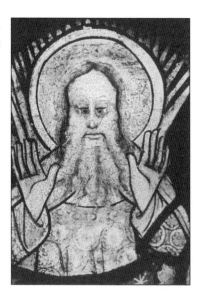

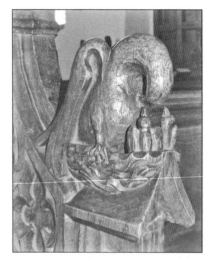

图 16　虔敬的鹈鹕

"凯瑟琳·品福尔又出钱请人在……一张长椅的一端，雕刻了鹈鹕带子图"（第 126 页）

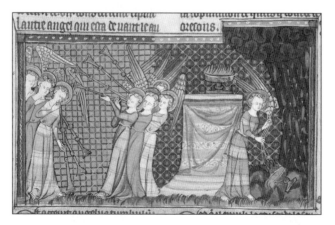

图 17　《启示录》里的场景

"我看见那站在神面前的七位天使，有七支号赐给他们"（第 132 页）

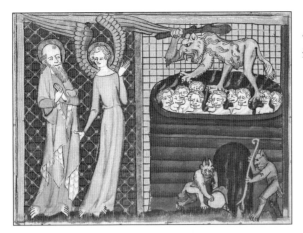

图 18　地狱的折磨

"你们的罪过会被判决在地狱遭
受怎样的痛苦"(第 134 页)

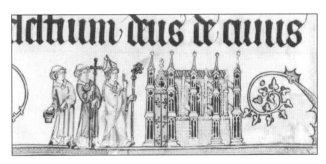

图 19　一场教士游行

"每个周三和周六,这个教区的所有教士将在
我们的教堂庭院集合"(第 145 页)

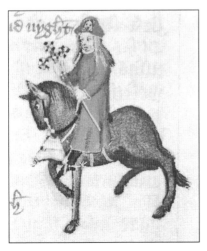

图 20　《埃尔斯米尔手抄本乔
　　　叟》绘制的卖赎罪券者

"卖赎罪券者,无论是否得到许可"(第
176 页)

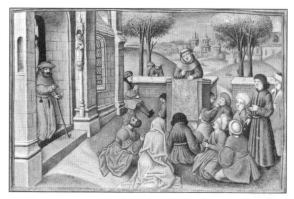

图 21　在教堂庭院里布道

"他们就在教堂庭院里……直接把听众召集起来"（第 177 页）

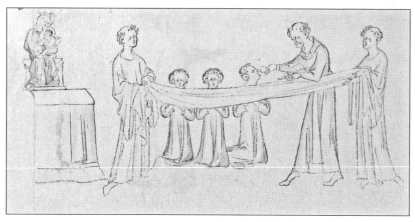

图 22　拿着圣餐布的助手

"助手们让每一个领圣餐的人走近一条长长的白毛巾"（第 200 页）

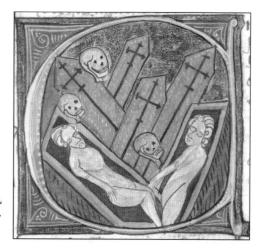

图 23　墓地

"似乎所有的人类都将死去"（第 200 页）

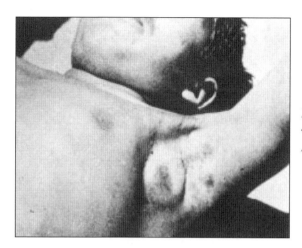

图 24　感染腺鼠疫的患者
"发病后的一两天内,就会发展
成淋巴结肿大"(第 204 页)

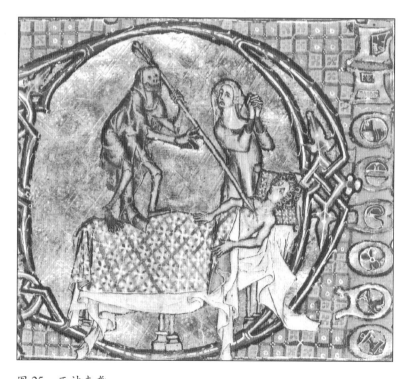

图 25　死神来袭
"时间一小时一小时地过去,约翰·查普曼的健康明显在每况愈下"(第 208 页)

图 26　抓住一个未忏悔者灵魂的恶灵

图 26　抓住一个未忏悔者灵魂的恶灵

"一群咧嘴大笑的恶灵,用他们那地狱之爪奋力抓走她丈夫的灵魂"(第 213 页)

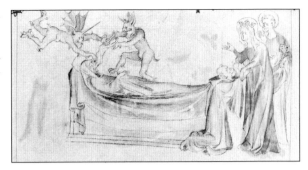

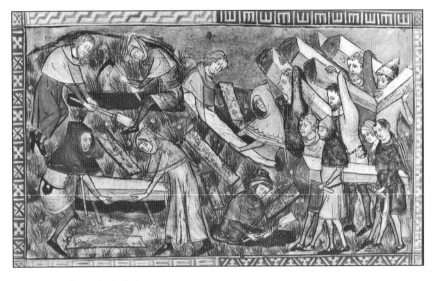

图 27　安葬瘟疫罹难者

"从复活节那天开始,圣马利亚教堂尖塔上的钟声就洪亮地宣告,沃尔夏姆村乡亲们的死亡人数在急剧上升"(第 224 页)

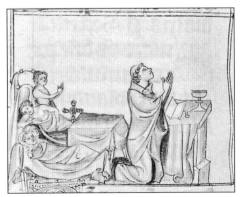

图 28　献给瘟疫罹难者的弥撒

"在死亡之谷照看他的教众"(第 230 页)

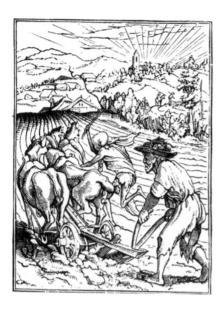

图 29　荷尔拜因：死神在驱犁

"疫情能让我们送命,饥饿也能要了我们的命"(第 239 页)

图 30　圣体节游行

"在乐观的情绪中,教士和平信徒决定……组织一场庆祝圣体节的游行"(第 253 页)

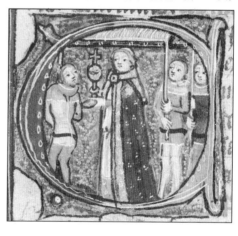

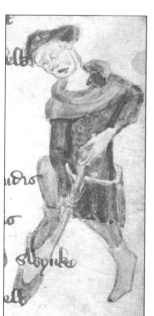

图 31　雇工挖地

"佃农几乎都懒得在规定的日子现身,到夫人农场上完成他们的工作"(第 258 页)

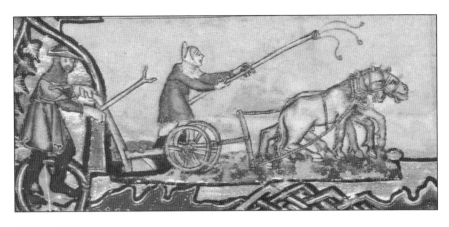

图 32　犁夫

"犁夫于是威胁,如果他得不到他应得的,他不会留下来承担休耕地的犁地工作"(第 264 页)

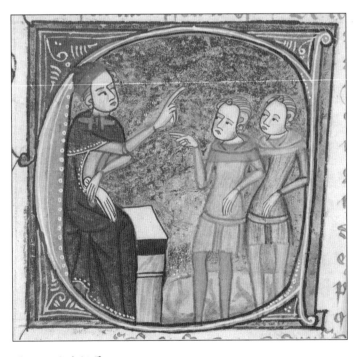

图 33　法庭场景

"大总管担心在公众面前遭遇挫败,决定继续后面的议程,但那样做之前他也威胁了弗朗西斯"(第 277 页)

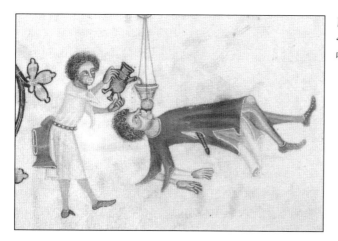

图 34　饮酒的游戏

"我宁可一屁股坐在这儿喝酒"（第 305 页）

图 35　跳舞的男女

"如果让乡巴佬占据了上风,上帝的造物将完全毁灭"（第 307 页）

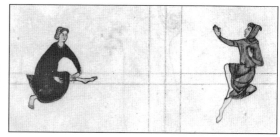

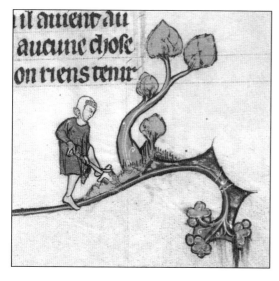

图 36　挖树的男人

"但他只干轻活,比如挖出小树,要价却是每天 5 便士和两顿美餐"（第 323 页）

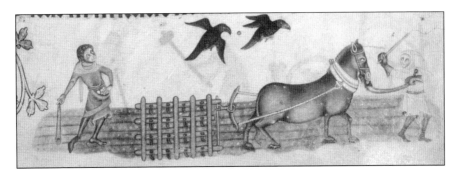

图 37　耙地

"没多少土地犁过两遍,耙地也做得粗枝大叶"(第328页)

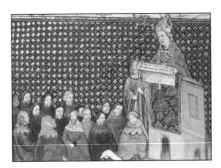

图 38　向上层人士组成的
听众布道

"修道院院长的大部分听众都是高级神职人员、士绅、律师、市民和商人,他们都点头赞同"(第335页)

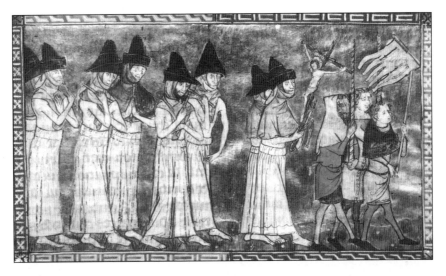

图 39　鞭笞者

"他们列队穿过沿途的村镇,齐声哼唱,既鞭打自己又鞭打彼此"(第343页)

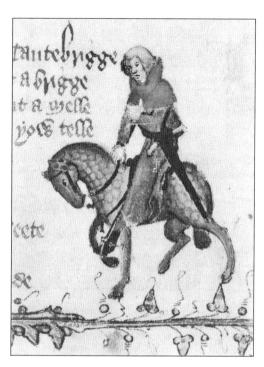

图 40 《埃尔斯米尔手抄本
乔叟》绘制的庄头

"亨利爵士对杰弗雷·拉斯的行径
暴怒不已,于是开始在沃尔夏姆庄
园到处询问村民对他们的庄头的看
法"(第 353 页)

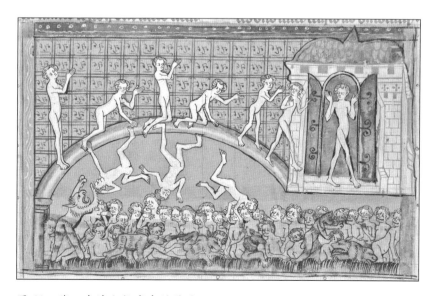

图 41 堕入危境和折磨中的灵魂

"在地狱,一个人流的泪会比尘世所有的水都多"(第 355 页)

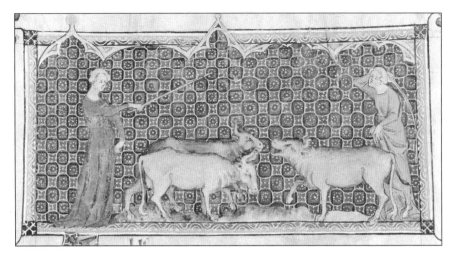

图 42　赶着母牛和一头公牛的两个妇人

"奥利维娅和希拉里很快就会发现……可以用非常便宜的价钱买到牲畜"（第 362 页）

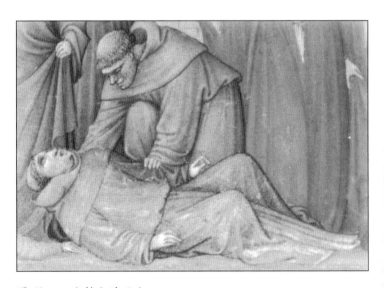

图 43　一名教士的死亡

"约翰神父……感到胸痛，随即倒下，没有了呼吸"（第 373 页）

尘世中那样，遭受"毫不讲理也毫不留情"的折磨。

约翰意识到，他的教众心里充满困惑和恐惧，他们可能会更为多疑，并失去信仰，于是他大声表明，完全理解上帝的计划超出了他的能力，甚至也超出了最神圣、博学的高级教士和学者的能力。他没有尝试解释，为什么他们的世界正遭受这样的死亡和毁坏，反而敦促教徒们将自己完全托付给上帝的慈念，并坚信，上帝将为那些值得的人提供援助和救赎。

说完，约翰神父从布道坛下来，开始举行本年度的圣体仪式，即象征性地安葬耶稣基督。[8] 他将盛有圣体的容器高高举起。当他朝着建在教堂一角的木质复活节墓穴移动时，拥挤的人们一时间挡住了他的去路。他们推挤着抢位置，奋力亲吻由执事拿着的十字架。人们表现得如此虔诚，当约翰神父脱掉他的圣衣和拖鞋，用亚麻布将装有祝圣过的圣饼和十字架的圣体容器裹起来时，一些人竟晕倒了，此时十字架已被人们亲吻得湿乎乎的。仪式进行过程中，他反复吟诵："我算和下坑的人同列。"① 当他走向前，将这些圣物放在象征性的坟墓内时，人群蜂拥着，都让他跟跄了，还有些人跌倒了。

教堂会众渐渐安静了下来，许多人开始沉思，自己可能会怎么死去，怎么被埋葬。这时，约翰神父宣布，他还有事情要跟他们说。他穿上圣衣，返回布道坛，手伸进口袋里找到一封信。之前布道时，他的手就曾反复摩挲这封信。几周之前，他的执事长给他寄来了这封信，他本来打算在教堂里宣读，然后贴在走廊的墙上，让

---

① 见《旧约·诗篇》88。——编辑注

所有人都能看到，让有能力阅读的人都能自己读。但约翰一直拖着
没那样做，因为执事长送来的信息深深困扰到了他。信上说，教皇
已经允许，"不管现在还是将来，在所有出现疫情或人员死亡的地
方——而眼下按上帝的旨意，这种惨况遍布世界许多地区"，如果
教徒死亡的时候找不到神父，他们就可以自行选择由谁来倾听他们
的临终忏悔。自从收到这封信，他就左右挣扎，无法解决自己的内
心冲突，冲突的一方是他的人性和对上司的职责感，另一方是他的
神学信仰。现在，他终于从口袋里拿出信，打开了。即使如此，他
也无法按照要求，迫使自己向会众大声朗读。相反，他以一种尽可
能平淡的方式，柔和地通知他们，一旦发生像其他某些地方那般严
重的疫情，如果受过完备培训的神父无法及时去病人那里听取他们
的临终忏悔，那么教皇、主教和执事长都已经许可，资质不够的教
士甚或平信徒也可以代而为之。会众们惊呆了，约翰自己其实也很
吃惊。说完这些话，约翰离开了布道坛，只能吞吞吐吐地小声说，
他的助手们会负责解释这些安排。之后他就转身离去，不再理会那
一百来号人的急切请求。

　　4月12日复活节那天，日出后没过多久，为了纪念耶稣基督从
坟墓中复活，教士们聚集在一起，从墓穴上移除圣体容器和十字
架，此时唱诗班则唱起了《基督复活》（Christus Resurgens）。一大
群激动的教区居民聚在一起，其中一些人晚上就已在教堂外等着复
活。他们一遍遍齐声吟诵着"基督不再死，死也不再作他的主
了"① 的消息。在复活节弥撒时，约翰神父敦促聚在教堂庭院里的

———————————

① 见《新约·罗马书》6。——编辑注

几百名教徒，到教堂或附属建筑里来："列为上帝的臣仆，沐浴爱与慈悲，莫做恶魔的仆从，为嫉妒和暴怒裹挟。"

　　疫情的逼近，给约翰神父的肩膀上增加了难以承受的重任，在过去的两周甚至更多的时间里，他度过了许多无眠之夜，想要思索出一种有意义的、合适的讯息，好传递给他深受困扰的教众们。但他没想到什么话语，能勉强满足当前的需求以及他自己的高标准，所以最终在布道坛上，他给他们进行了传统的复活节宣道。他劝告他们，保持目前的洁净状态；警告他们，如果不吸取"基督的伤痕"（Wounds of Christ）的教诲，七宗罪将很快再次污染他们的心灵。他敦促他们，不仅要避免犯下罪过，而且要积极行动，包括原谅邻居的非法侵入，对所有人都慈悲为怀。

　　在大弥撒（highest Mass）的最高潮，人群向前涌，好从圣坛屏中间的缝隙、圣坛屏旁边甚至圣坛屏的上面，看到约翰神父在祭坛上的样子，有些人还把孩子或体弱的亲属架在肩膀上。神父如往常一样，背对着教堂会众，将圣体举过头顶，庆祝圣饼变为圣体的那一刻。人群激动高喊着，要求他们的神父让他们更清楚地看看圣体。他本能而非有意地半转身，满足了他们的愿望。然后，在他众多助手的帮助下，人们恢复了秩序，领圣餐的人一排排站好队，在圣坛屏前等待自己的精神食粮。经过敦促，他们乞求基督的苦难能为他们带来怜悯和救赎，而不是带来死亡和永久的定罪。人们依次走近祭坛，助手们让每一个领圣餐的人走近一条长长的白毛巾，他们紧张地把毛巾握在手里，不让圣体掉一点在地上。当人们吃完圣体，他们又继续向前接过递来的圣餐杯，饮一口葡萄酒，咽下圣体碎屑。他们热切地希望，那葡萄酒就是为拯救他们而洒下的最神

147

圣、珍贵的耶稣基督的血，尽管神父告诉过他们，那酒没被祝圣过，不是圣物。他们也极其小心地把手指包裹在授予圣餐的布里，再拿圣餐杯，避免自己的手把圣餐杯弄脏，因为他们心里知道，基督血液的力量甚至能渗入又冷又硬的金属里（见图 22）。[9]

村民们迫切渴望，食入圣餐能为自己提供安慰和保护。然而在那显露任何端倪之前，就有六个已经连续几天感觉浑身无力、打寒战和疼痛的村民，开始发起了高烧，健康状况也急转直下。当谨慎的邻居害怕发生最坏的情况，去看望这些生病的教徒时，发现他们要么无力地躺在床上，无法翻身，要么处于疯狂的谵妄状态。又过了一天左右，其中四人的腹股沟处出现了巨大的肿块，而其他几个则在脖子上出现。肿块越来越大，颜色在变黑，疼痛也在加剧。没过多久，他们家里的其他成员也开始感觉不舒服，出现疼痛和发烧。六天后，最初的六个病人全都死了，村里至少还有二十个人也出现了致命的症状，包括刚到的年轻神父中的一个。在这些新的患者从健康人奔赴死亡的过程中，又有数量多得多的人生病了，也踏上了走向坟墓的短促而痛苦的旅程。

疫情越来越贪婪地狼吞虎咽，由此日益强大，直到它那黝黑的裹尸布罩住了整个村子。沃尔夏姆村的每个人都知道，它已经吞没了这个国家的所有地区。短短两个多星期内，这场神秘的传染病就打破了先例和理智的所有界限。这场瘟疫残暴无情、威力巨大，事实证明，祈祷或药物根本无力抵挡或治愈。圣马利亚教堂的丧钟几乎就没停过，似乎所有的人类都将死去，整个世界很快就要走到末日（见图 23）。

第 10 章

1349 年的 4 月中旬到 5 月初

本章叙述了约翰·查普曼和罗伯特·黑尔珀从发病直至死
亡的过程，一方面是基于 14 世纪对黑死病这种瘟疫的症状、体
征和预后情况的若干极好描述，另一方面则基于现代医学关于
腺鼠疫和其在病人身上发病过程的知识。[1]鉴于这两套资料在时
代和专业性上的巨大跨度，它们竟能相容，实在让人欣慰。加
布里埃莱·德穆西是意大利皮亚琴察的一名律师，他的描述在
现存资料中是相对具体的，他写道："应该让所有人都清楚这一
传染性疾病的病情、病因和体征，因此，我决定要将这些写出
来。那些身体健康、本无生命之虞的男男女女，都会在肉体上
遭受四种凶猛的攻击。一开始，是突然感觉发冷，肢体变得僵
硬。他们感觉有一种刺痛感，就像被箭头戳中一样。下一个阶
段的发作形式很可怕，长出大量极硬、极结实的疖子……随着
疖子越来越硬，它带来的灼烧感会令病人迅速高烧，还头痛得
厉害。随着病情加重，又会引发多种极端痛苦的症状。有些人
散发出难忍的腐臭味。有些人会吐血，还有些人会产生腐臭的
体液并在附近部位导致肿胀……一些人躺在那儿就像酩酊大醉，

叫不醒。注意这些肿块,那是主发来的警示。一些人在得病的当天就死去,还有一些人在第二天死去,其他人——大多数人——在第三天到第五天之间死去。"

150 尽管德穆西描绘的有些症状并不是瘟疫独有,但这些症状共同出现,就具有重要意义,比如真性的淋巴结炎,亦即淋巴结出现巨大的、非常痛的肿块。现代医学课本告诉我们,腺鼠疫的最初症状是发冷、头痛、腰痛、烦躁不安和高烧,紧随着是虚脱。发病后的一两天内,就会发展成淋巴结肿大,接下来通常会在身体的其他位置出现较小的继发性肿块(见图24)。常见的还有呕吐和谵妄,以及一种奇怪的恶臭。通常在三四天后就是死亡。德穆西的大多数描述针对的症状和预后情况,非常契合瘟疫的腺鼠疫形式;但提到"吐血"和"得病的当天就死去"这两点,也很契合另外两个变种,即肺鼠疫和败血性鼠疫。14世纪的专家告诉我们,吐血的人一个也没有存活,未经治疗的肺鼠疫就是这样。而黑死病期间报告的猝死病人,经常在发病几小时之内就丧命,也没有显示出外部表征,他们可能得的是更少见但同样致命的败血症变种。这个变种中的瘟疫细菌,会直接进入血管。

从4月初到6月初,在沃尔夏姆村肆虐并夺走一半人口性命的,很可能主要是腺鼠疫。如果是这样,早在人类疫情暴发的好几周前,它应该就已进入村子。腺鼠疫的流行病学特征显示,地方性动物病和兽疫流行病的各个阶段全部结束,一般需要两周多的时间;也就是说,传播鼠疫的跳蚤需要感染进而使大量老鼠死亡，直到鼠群数量不足以让跳蚤吃饱的程度。然后就是又两周的流行期，此时被感染的鼠蚤开始咬人类宿主，让他们发病，开始死去。从最初少量的人类死亡到有大量死亡的全面流行，可能还需要两周甚至更长。当然，在 1348 年到 1349 年，如果人身上的跳蚤，或者除老鼠外的鸟和其他动物身上的跳蚤也是有效的瘟疫传播者，那么传染的过程可能会加快更多。

约翰·查普曼和阿格尼丝·查普曼夫妇的农舍，位于教区的东缘，疫情在沃尔夏姆村初露狰狞时，他们是最先遭到打击的之一。4 月 12 日复活节后，约翰就生病了。这时，他们结婚快满四年了。两人都是再婚，因为先前的配偶都去世了。[2]阿格尼丝在婚礼后不久就怀孕了。他们现在有一个 3 岁的女儿，也叫阿格尼丝。查普曼夫妇住在一间极小的农舍里，在农舍后面种了一小块地，那是从小庄园高厅的领主埃德蒙·德韦尔斯还有夫人那里租来的。约翰 50 岁出头，收入不高，但受人爱戴，这些年来在村子里被委以许多监督职位。阿格尼丝比她丈夫年轻许多，来自一个中等富裕的"维兰"大家庭。她是吉尔伯特·黑尔珀的女儿，他在 1338 年春季突然去世，几乎和他父亲同一时间。遵循庄园的传统，她的四个兄弟——罗伯特、约翰、吉尔伯特和亨利——继承了父亲和祖父在韦斯索普的全部 18 英亩地，他们一起耕种直到 1347 年春季，随后，亨利把他那部分卖给了兄弟们，离开了庄园。

一听到住在附近的许多村民得了一种神秘的病，约翰和阿格尼丝就立刻在自家农舍里深居简出。他们只有在照看家里的动物和农作物，并且周围没有人的时候，才离开农舍。他们尤其注意让女儿始终处于视线之内。尽管采取了这些谨慎的措施，但一天傍晚时分，约翰在地里给头一季作物拔草时，开始感觉异常虚弱和倦怠；而第二天早上，他去给农舍后面那小块地上的蔬菜施洒牛粪，突然早早就回来了。他有点口齿不清地抱怨，他感觉很累，胳膊和腿很痛，是一种异常的刺痛感。阿格尼丝让他上床，祈祷这只是一次重感冒。但她的本能告诉她这不可能。约翰在前一天早上还非常好，却这样快就变得这样虚弱，现在他逐渐发烧，而且很奇怪地失去了知觉。她担心他得了瘟疫，很快就会死去。

那晚，阿格尼丝没怎么睡，无比恐惧。她丈夫在她身旁翻身、沉重叹息、偶尔呻吟，还发着高烧，搅得她也睡不着。黎明时分，他睡着的时候，阿格尼丝开始检查起瘟疫的迹象。她双手轻轻地绕着约翰的脖子上摩挲，感觉摸到一个小小的肿块。他的大腿压着她的膝盖，她伸手去摸他大腿内侧，手指在靠近腹股沟处摸到了一个非常小但很明显的硬包。她随即一跃而起，穿上衣服和鞋子，从农舍跑了出去。

阿格尼丝匆忙穿行在清晨的薄雾中，很快，她砰砰地敲起老接生婆朱莉安娜·德尼斯家的门，她在她生女儿难产时帮过她。那个时候，接生婆冷静而高效地在阿格尼丝体内试探着，当她的手指碰到腿而不是头时，她灵巧地在子宫里把孩子掉了个头，这样一点儿也没再费劲，孩子就给生了出来。朱莉安娜还是一个成功的治疗术士。只收取一两便士，她就会凭着自己广博的知识以及收集的大量草药和药剂，用医嘱和药物帮助病人。她很乐于配售廉价的符咒，它们在应对霉运或诅咒上很有效。两个女人间已建立起了友谊，所以当被拒绝进屋时，阿格尼丝很吃惊。接生婆坚持透过一个窗户说话，而且尽管阿格尼丝求她，她也没有被说服去看看约翰。老妇人急于看到阿格尼丝离开，就用秘方急匆匆制作了一款药剂，放在一个旧陶碗里，透过窗户递了出去。朱莉安娜嘱咐，要用浓汤混合一点儿这个，一起喂给约翰，还要一天三次把它揉进他的肿块里。她拒绝从阿格尼丝那里收钱，因为不想用手拿钱，但在阿格尼丝离开的时候，她扔给她一块系在一条皮绳上的磨光的石头，叮嘱她要一直戴在脖子上。朱丽安娜说了一句祝阿格尼丝和她丈夫好运，然后就砰地关上了窗板。

　　等阿格尼丝回到家，她发现约翰的情况恶化了。他极其烦躁，努力爬起来迈步走，但跌到地上。阿格尼丝费劲地想把他弄回床上，但跟他没法讲理，他对她的请求也不回应。最终他累了，她才得以将他弄回床上。然后，阿格尼丝把窗户旁边神龛里放着的粗糙的圣凯瑟琳①小木雕像拿出来，放在被子下面保护他。她取了些水给丈夫擦澡，因为他感觉太热，发烧很厉害。她先擦拭他的眉毛和脸，此时约翰紧紧握着她的另一只手。当她擦到腹部的时候，发现原先在他大腿内侧摸到的那个肿块没有了，这让她松了一口气。但是然后，她很吃惊地注意到，他右脚踝附近有一圈发黑的皮肤，她赶紧用接生婆给的药剂擦拭那里。擦完后，阿格尼丝赶紧走到屋子的角落，从床上抓起睡着的女儿，往她大哥家跑去。

　　阿格尼丝敲响了罗伯特家的门，里头传来的却是她兄弟约翰的

---

①　圣凯瑟琳（St. Katherine，约 287—305），又称亚历山大的圣加大肋纳，据称她是一名公主和著名学者，因劝阻罗马皇帝马克西米安迫害基督教徒而被斩首。后由天主教会奉为十四救难圣人之一。——编辑注

回答声，说罗伯特不太好，可能是感染了瘟疫。阿格尼丝现在极度惊恐，又跑去约翰·沃德比特家，那里离这儿大约有半英里远。作为富裕的威廉·沃德比特的大儿子，约翰四年前从父亲那里继承了那座大宅子。阿格尼丝经常给他干活，就如她之前给他父亲干活一样，包括打扫、做饭和照看牲畜。约翰开了门，但没有邀请阿格尼丝进去，而且当他听说她拜访的原因时，赶紧就跟她挥别。她请求约翰照看她女儿几天，这样她好看护自己丈夫。约翰尽管喜欢阿格尼丝，刚开始也不愿意答应。但看到阿格尼丝和她孩子看起来都没有生病，最终动了怜悯之心。阿格尼丝离去后，约翰示意女孩绕到农舍后面，让人把她领进一个小谷仓里。接下来两天，小阿格尼丝被留在那儿，由他的女仆照看和送食，直到看她精力始终旺盛，皮肤上也没有出现任何症状，说明她完全没有感染瘟疫，约翰这才允许她进屋。

　　阿格尼丝慢慢走回家，女儿安全了，这让她松了一口气。但快到农舍的时候，一阵恐惧袭来。她突然意识到，自从她丈夫生病，好多次她都直视他的脸，完全忘了，盯着病人的眼睛肯定会传染上瘟疫。

　　时间一小时一小时地过去，约翰·查普曼的健康明显在每况愈下（见图25）。他被身体上的痛苦和内心的恐惧弄得越来越发狂，而且间歇性地似乎被恶灵控制住了或是失去了意识。他在两种状况下来回转换，一种是强烈的谵妄，此时他就从床上起来，在农舍周围蹒跚；另一种是虚脱得不省人事，此时他几乎没有呼吸。脚踝上的黑色脓包并没有再恶化，但大腿内侧的肿块不太好，发炎得很厉

害，而且特别痛。那药水很明显没有用，阿格尼丝洒在她丈夫身上 154
的圣水也没有用。她放在他床上的圣凯瑟琳像，被他闲不住的腿踢
到屋子另一边，阿格尼丝又拿回来放在床底。她已经筋疲力尽，也
没法避免她丈夫看她，他睁大的双眼经常瞪着她，但还好，阿格尼
丝自己并没有感觉到任何症状。她心存感激地轻轻抚摸着脖子上的
石头护身符，它仍然在保护她不受感染。

　　约翰生病的第四天，日出后，阿格尼丝就朝路人大喊，她丈夫
要死了，请求他们去教堂请神父来。她还让邻居们再次去找接生
婆。直到下午，神父没来，接生婆也没来。阿格尼丝走了大约一英
里路到教堂，却发现，除了一个平信徒帮手，那儿一个人也没有。
他告诉她，教区里那么多人生病，神父只能应付那些马上就要死的
人。他向阿格尼丝询问了约翰刚生病的时间和他眼下的状况后，然
后向她保证，神父会准时拜访，肯定会在约翰死亡之前。

　　到第二天早上，约翰腹股沟上的痈有鹅蛋那么大了，发黑、流
着脓，他的精神已经基本混乱，只是偶尔有意识。阿格尼丝整天照
护下来，开始害怕那简短的有意识阶段，在那时候，她不得不按住
他，因为他挣扎着要从房子里冲出去，要跳河，以减轻痛苦。他有
一次抓起一把刀，想要切开自己那化脓的肿块。到黄昏时候，约翰
挣扎累了躺在那儿，看起来就要死了，阿格尼丝决定再跑到教堂
去，求个神父或助理神父来。庆幸的是，她很快遇上了回来的约翰
神父，他骑着一匹疲累的母马，沿着克兰默绿地（Cranmer Green）
缓慢地小跑前行。看望病人、施与最后的仪式以及安排葬礼，让他
身心俱疲。阿格尼丝拦住他，求他去她垂危的丈夫的病床前时，他
虚弱地笑了笑，拍了拍她的肩膀安慰她，然后调转他那困倦的马，

示意她引路。

神父发现，约翰的意识时有时无，在沉重地呼吸着，大汗淋漓，被剧烈的疼痛所折磨。阿格尼丝掀起被子，给他看约翰腹股沟那勃发的黑紫色肿块，已经长成了苹果大小。约翰面色凝重地点点头。他立即离开房间，打开他马鞍上的袋子，让阿格尼丝帮忙把蜡烛、一个十字架、一个圣母子像、各种各样的盒子和杯子拿到床边。约翰神父停了一会儿，深深吸了口气，拭去从额头流下又流进眼里的汗水。他们在床边安顿好后，约翰神父告诉阿格尼丝，根据他的经验，他担心她丈夫很快会死。他问她，约翰是否已忏悔自己的罪过。阿格尼丝摇摇头，解释说她还没想到做这个。

"你已经忘了主教的信吗，他允许在紧急关头可以向平信徒忏悔，我几个星期前刚在教堂宣读过？"

"我记得，但我不理解。那能是真的吗？"她回答。

约翰神父同情地拍了拍她的胳膊。"那么我现在将听取他的忏悔，"他说道。

尽管阿格尼丝反复尝试让约翰静下来，他始终处于心神不宁的状态，不能回应约翰神父的任何问题，也拒绝看放在他眼前的圣母马利亚像。当让他亲吻十字架时，他粗暴地推到一边，几乎从神父的手里打掉了。两人多次尝试往约翰的嘴里放进一个圣餐饼，但他只吃下去几块碎屑，而且是在阿格尼丝的帮助下：把他的嘴闭上紧紧地按住，直到口水将其溶化。她丈夫不能忏悔，还在死亡和约翰神父面前粗暴地亵渎了神灵，这让阿格尼丝很绝望。他肯定是受恶魔控制了，如果他不平缓下来接受基督的救赎，他的灵魂必然要迷失。但神父一直都很冷静，尽最大力气不理会约翰的骚动以及偶尔的不敬行为，同时坚定地继续进行神圣仪式的每一个阶段。

　　仪式终于完成。约翰神父安慰阿格尼丝："我确定是瘟疫而不是恶魔控制了你丈夫的意识。在内心深处，他极力要投入仪式。"然后他示意阿格尼丝拿掉被单，这样他可以为约翰的身体涂油。约翰痛苦地尖叫，发黑的皮肤和看着就要裂开的、鼓鼓的淋巴结肿大让神父退避三舍。他在约翰的额头、手和脚踝上匆匆地抹了几滴油，解释说油的量不重要，而且随着疫情扩散，他还得救赎尽可能多的人。然后约翰神父宣布："我将你的灵魂交在主啊你的手里。耶和华诚实的神啊，你救赎了约翰。"

　　这是一个简短而有条不紊的流程，不是阿格尼丝多次在亲人的临终病榻前见过的那种复杂而充满感情的仪式。她为自己的无礼道歉，请求约翰神父再多做些。神父安慰她："我确定你丈夫已经在内心忏悔了。然而，如果他恢复意识，不管时间多么短，你都必须帮助他进一步忏悔。"然后，他快速地和她演练了几个关键的用语，但阿格尼丝的意识乱成一团，她重复那些词的时候结结巴巴，有些干脆完全忘了。当阿格尼丝建议找她的兄弟们来帮忙，并为约翰祈祷时，神父摇摇头，强烈要求她一刻也不要离开她丈夫，而是和他待在一起，好让他在有能力的时候进一步忏悔自己的罪过。

　　约翰神父在夜里骑马离开时，他的内心感到深深的忧虑。他和他同事目前服务过的瘟疫病人，几乎全都无法回应向他们提出的问题，也无法进行像样的告解，或充分表达忏悔。实际上，躺在临终病榻上的人，没几个对于为他们进行的仪式拥有足够的认识。约翰曾发誓，他和他的神父必须想方设法在病人刚发病的时候就早些看望他们，他们那会儿还有意识和理性。但他也默默想着，拜访不能

156

太早，因为忏悔必须在临近死亡的时候进行，可能康复的人当然不应该被故意涂油。而且，不管他和他的教士有多警觉，都必须由家人或邻居决定什么时候请神父。他认定，他的教士的行动根据，应该是他们这些年自己积累的以及从前辈那里吸取的经验，而不是对这场可怕新灾难的毁灭性进程的恐惧。

正在约翰神父教区发生的事情是完全前所未有的。死者和临死者的数量已经让教士几乎处理不过来，而每天还在增长。昨天有五场葬礼，它们已把教堂的资源几乎耗到极限。积压的葬礼越来越多，在此之外，约翰神父又得惦记上约翰·查普曼的葬礼，因为在举行临终礼仪上要花费如此多的时间。此外，还有游行要组织和参加，还有大量的弥撒要唱，还有健康人的忏悔要听。而且，除去所有这些糟心事，那天早上，他在自己最信任的教堂执事的床边得知，几天前生病的那个新任命的助手死了，而他最有经验的助理神父之一，逃往了一个被认为没有疫情的邻近教区。

尽管约翰神父答应阿格尼丝，会将她丈夫濒死的消息告诉她的朋友和邻居，那晚却没人来拜访。令她越来越苦恼的是，她那处于痛苦和谵妄中的丈夫，并没有毫不隐瞒地忏悔自己的罪过。阴郁的思绪萦绕在她脑海，她开始完全理解了以前听过多次的话语中的全部可怕含义："死亡不会给予将逝去的生灵任何宽限，而只是突然带走他们。"[3] 圣马利亚教堂圣坛拱门上画着被罚入地狱的灵魂的命运，那可怕的场景早已烙进她脑海里，因为她从小到大每周都不止看到一次。还在孩提时，被罚入地狱的灵魂的画面就把她吓坏了，因为他们的脸看起来就像她的家人和邻居。他们倒在上帝左手下，赤裸的身体被捆起来，被折磨人的恶灵拽着，扔进鬼怪那发着恶臭

157

的巨大嘴巴里或者永远燃烧的地狱里，哀号着、哭泣着。阿格尼丝也止不住地回想她以前曾听过无数次的话语，未在忏悔后被赦免的罪人的灵魂会被丢进黑暗里，约翰神父也经常在布道坛上宣布："不经忏悔，正直的人会被判定失去恩宠，罪人则不会有活路。"[4]她的丈夫不是一个坏人，但她被反复灌输过，即使最小的罪过也能玷污灵魂。

　　阿格尼丝整夜陪着约翰，间歇地咕哝着祈祷词，不时打着盹，也睡不安稳，梦到的都是一群咧嘴大笑的恶灵，用他们那地狱之爪奋力抓走她丈夫的灵魂；有一次，她觉得她看见他们还抱走了她深爱的女儿（见图 26）。[5]

　　约翰并没有恢复意识，日出后，他就停止了呼吸。

　　阿格尼丝站起身，茫然地环顾着空空的屋子，透过窗户和门看向外面，想得到朋友、家人和邻居的支持，既为她自己，也为她死去的丈夫。她点上神父卖给她的蜡烛，尽她全力好好复述悼亡晚祷词（Placebo）。[6]但她自 12 岁就已熟知的祈祷词，此刻总是记不起来。在清洗约翰的身体时，她震惊地看到，他的很大一部分皮肤现在都起了疹子和变黑，在他的腹股沟处有许多肿块和痈。她将他包进一块干净的毯子里，正如她在她的前夫约翰·克里斯特马斯死后为他做的那样。然后，她取来一些她之前已洗净并晾干的木棍，把它们放在炉膛里余火未尽的木块旁边，等到木棍的末端变黑并烧成灰。她把木棍拿起来，等到变凉，然后在裹尸布上小心地画出十字，并用手指涂匀成形。

　　当阿格尼丝要离开，将约翰死亡的消息告诉她兄弟们时，马格丽·沃德比特上门来提供安慰，还给了一根蜡烛。马格丽就住在附

158

近，是教区居民中最虔诚和最热切的，在几天前的复活节弥撒上回忆起基督受难时，她的眼里曾流下大量悲伤的泪水，而且在每次宗教体验中，她的身体都会激动地痉挛式抖动。但今天，她异乎寻常地冷静，并宣称她的泪水之泉已经流干了。阿格尼丝禁不住注意到，即便是马格丽，都极其小心地不靠近约翰的身体，而是在外面的过道同阿格尼丝一起祈祷，还带着恐惧和不安轻轻颤抖。

"很抱歉这么久才来拜访你，"马格丽道歉，"但我一直在高厅周围拜访病人和将死之人。疫情在这附近传播得太快了，还传到了沃尔夏姆村的其他地方，我觉得好像是，世界末日可能要来了。"

然后，马格丽一口气说出一连串的人名，包括 12 个或更多的她去临终病榻前拜访过的死者，还有 20 多个将死的人。死人和病人包括村子里最富裕的农民及他们的仆人、穷人、无地的人还有赤贫的人。

"最糟糕的，"马格丽说，"是孩子们的命运。有那么多年幼的孤儿。我担心，甚至就在我们说话的时候，在有些死者的家里肯定只有孩子还活着。尽管有传染的危险，我们也不能听之任之。你知道戈什兄弟都死了吗，而且其中一个的妻子也死了，另一个病了？他们的五个孩子，全都不到 10 岁，被扔下无人照管，因为他们的

159女仆逃走了。[7] 我做了所有能做的去帮助他们，但我老了，每天还要花很长的时间祈祷宽恕，乞求圣母马利亚和基督，好让上帝一定不要忘记我或者我做的好事。"

看到阿格尼丝流泪，马格丽不愿亲口告诉她，她兄弟罗伯特·黑尔珀也快死了。相反，她向她保证，她前一天看见过她女儿，她很健康，并补充说，到目前为止，上帝都还让沃德比特家族幸免于

瘟疫。她当晚去教堂做早课①时，会为约翰的葬礼做安排。阿格尼丝感激地接受了马格丽的这个提议。

　　阿格尼丝在步行去她兄弟的农场的路上时，以为自己遇不到几个人，但当她走到市场路（Market Way）的时候，她注意到远处有一小伙人站在老威廉·克兰默家外面的草地上。走近点，她看到，他们聚在一辆灵车周围。假如就在一周左右前，威廉的死还会是村里的大事，而阿格尼丝尽管不是很亲近的熟人，也会加入圣马利亚教堂庭院的送葬队伍。但现在，因为担心自己的安全和兄弟的健康状况，她就赶紧离开。阿格尼丝一边走，一边摸着脖子上的石头护身符，默默地祈求它保护自己和她女儿，以及她丈夫的灵魂。在去往韦斯索普的路的后程，她只看到几个人，大多数都远远的，而那些看到她的人，在她靠近前就赶紧走开了。

　　阿格尼丝快到她兄弟的农舍时，听到高声喊叫，看见约翰和他妻子艾丽斯正在门边跟罗伯特拉扯着，她跑过去帮忙控制住他。这并不太难，因为他极其虚弱。他们告诉她，他从床上跳下来，光着身子跑出屋子，他们找了好久才在四分之一英里远的地方发现他躺在哈特夏尔小溪（Harteshall Brook）里。罗伯特现在已经病了四天，阿格尼丝认出他的病和她丈夫一样，有相似的发病过程。他们低头看着罗伯特，他躺在床上一动不动，几乎没有呼吸。阿格尼丝轻轻说道，他可能快死了。约翰表示同意，说几个小时前，吉尔伯特已经去找神父了，但还没传回任何消息。回想起她自己的绝望经

160

---

① 即 Matins，通常在早晨举行，但有时也作为守夜礼在夜间举行。——编辑注

历，阿格尼丝催着约翰去帮吉尔伯特找神父。

约翰·黑尔珀在下午三点左右回来了，一起来的还有一名经过约翰神父培训、能听忏悔的平信徒。阿格尼丝和艾丽斯认出，他是帮助打扫教堂、擦拭教堂里金属圣器的那个和善老人。但是，他们很失望地发现，除了一小瓶圣水和一幅小小的、画在橡木板上的圣母子像，他什么也没带来。更令他们沮丧的是，老人解释说，他并没有那些得到任命的神父所拥有的任何力量，也未获准施行临终圣礼和涂油。但他向他们保证，他已受过训练，能听取罗伯特的忏悔，假如罗伯特在神父赶来之前死去的话，他就会听。然后他招呼他们离开屋子。几分钟后，老人出来了，在说完一些简短的鼓励话语后，他匆匆离开，说他还得赶着去另一个病榻。

整段时间里，吉尔伯特都没有出现，但那天晚上晚些时候，一个助理神父来了，这是很大的安慰。他为自己来晚了一再表示歉意，辩解说教区里有非常多生病和要死的。现在，罗伯特已经快死了，处于意识不清的谵妄状态，所有鼓励他参与斗争从而指引他的灵魂走向救赎的努力，他都已注意不到。助理神父只待了几分钟，罗伯特就很快死了。

丈夫和兄弟仅相隔一天就先后死去，这种悲痛将阿格尼丝折磨得筋疲力尽，坚持在渐浓的暮色中走回自己家，为她丈夫的遗体祈祷，并且照看家里的家禽牲畜。疫情迅速传播的消息，又重燃起她对女儿安全的担忧，约翰·沃德比特家里是否被感染了呢？她沿着小路走回农舍，期望隔壁的老夫妇已帮她给母牛挤好了牛奶，还把牛奶放在了她门口的木碗里，就如他们之前经常做的那样。但随着她走近，她听到了牲畜痛苦的低吼声，还有隔壁门里老妇人绝望的叫声，她在请求帮助，因为她丈夫病了，而她也变得太虚弱，无法照看他。

　　阿格尼丝低下头，捂上耳朵，咕哝了一句道歉的话，赶紧走过去。她进到农舍，点上蜡烛，颤抖起来，部分是因为啜泣，但部分是因为看到裹起来的遗体横躺在床上而感到恐惧。阿格尼丝从床上收起圣凯瑟琳像，恭敬地放在窗户旁的壁龛里，并在一个金属盘里点上一小段蜡烛。一道烛光在圣凯瑟琳的脸上闪耀，阿格尼丝的心蹦蹦跳。难道她最亲爱的圣人在哭泣吗？阿格尼丝举起蜡烛凑近雕像那红润的左边脸颊，仔细查看，看到的确有一滴泪，之前是没有的。她用手指轻轻地触摸，感觉眼睛下面的木头明显有鼓起，又圆又光滑，是一个小泪滴的形状。尽管圣凯瑟琳向上帝恳求，她也无力阻止死亡，现在她在为世界哭泣，尤其是为阿格尼丝及其女儿。

　　那个能听忏悔的老平信徒，第二天又到了罗伯特·黑尔珀家，在他的催促下，阿格尼丝和她的兄弟们同意将罗伯特和约翰的葬礼仪式及安葬合并进行。老人致歉说，为避免传染，他们的遗体不能获准放在教堂里，这是约翰神父被迫做出的规定，因为每当遗体进入教堂区域，就有很多人不去祈祷或听弥撒。但这个教堂司事爽快地向他们保证，在墓地会有全套的服务，在死者安葬的当天以及之后的很长时间，都会为两位兄弟的灵魂念许多弥撒。但是，有必要将两具遗体从同一个农舍收走。他们不情愿地同意，葬礼游行会从阿格尼丝的家开始，因为那里离教堂更近，而约翰则负责第二天清晨把罗伯特的遗体抬到她的农舍。

　　到阿格尼丝的农舍接遗体的马车，不是通常干净而精美的送葬马车，因为那在别的地方用着。马车上也没有专门用于包裹遗体的棺布，但是马车夫在那个地方放上了一块干净的白色亚麻布。十几个邻居和朋友跟逝者家人聚在一起，两个施礼人很快到了，一个拿着铃，另一个拿着一个简单的木制十字架，后面则是一名新到村子的助理神父，拿着一本祈祷书。队列做好离开准备已经有段时间了，才有一小群穿着破烂的穷人出现，充当送葬和抬棺枢的人，其中许多人都不是当地人。他们并没有为自己的晚到道歉，而是派出一个女人，要求给他们每人预先支付一个半便士，而不是通常的一个便士，才愿意举着蜡烛和木制十字架，哼唱赞美诗，跟在马车旁走到圣马利亚墓地。等到阿格尼丝从墓地回到农舍，她发现家里的牛躺屋后的地里，死了。

162

　　尽管自己也满腹悲痛和牵挂，阿格尼丝每天早上都在她年老的邻居门口留一碗扁豆粥。但第二天早上，她发现头一天放的碗没人碰过，她大声呼喊，也没有人应答。

　　几天后，因为女儿并不需要自己保护，阿格尼丝便加入了几个人组成的哀悼者队伍，跟在他们的棺材马车后面走去教堂。出席的人震惊地发现，从他们这小群人里边，就可以点出：已经有 20 多个住在村子东边的村民死于瘟疫，还有 20 多个因为瘟疫生了病。尽管死亡在无情地扫荡全村，阿格尼丝还是决定，她将安静地照看家里的羊、猪和家禽，给她小地块上的豆子和谷物除草。

第 11 章

1349 年的 5 月中旬

黑死病期间大批英格兰庄园内的死亡率已经有了精确的数
值，结果真的触目惊心。[1]这些结果显示，大约一半的农村人口
在流行病中死亡。尽管在少数农场每五个佃农里只有一个死亡，
但同地区死亡率为每三个里有两个的庄园数量更多，而且少许
庄园的死亡率可能达到每四个人中有三个。尽管不同地方的死
亡率差异较大，还是有一个明显的趋向，即汇聚在40%到60%
之间，其中汇聚在45%到55%之间的比例最大。对英格兰全境
佃农的平均死亡率进行计算的最近一次尝试，由奥勒·本尼迪
克托（Ole Benedictow）完成，结果是接近55%，并且有迹象表
明，农村无地者的死亡率甚至可能更高。沃尔夏姆村在14世纪
中期的记录尤其详细，但缺少流行病发生前所有佃农的完整名
单，这是对死亡率进行精确计算所必不可少的。但是，对非常
棒的法庭记录进行详细研究后显示，黑死病暴发前，沃尔夏姆
庄园和高厅庄园大约有176名佃农，到1349年6月，其中有
109名死亡，这就得出一个比60%略高一点的佃农死亡率。还有
一些证据显示，较老的成年人中死亡率特别高，他们可能在佃

农里人数超多。但另一方面，儿童尤其易得流行性疾病，此外无地成年人的死亡比例也可能更高。

和这一时期的其他地方一样，由于人口普查数据缺乏，因此也无法提供沃尔夏姆教区准确的人口数。但是，从一系列的间接证据看，沃尔夏姆在1348年可能有不少于1 500个教区居民。这样的话，那么就会有750到900人在黑死病持续的不到2个月时间内死亡。如果将死亡平均分配在这期间，每周会有将近100人死亡。但考虑到包括瘟疫在内的大多数流行病的模式，村子里的死亡数量会在开始的时候相对低，在初期快速增长，到达顶峰，然后在后期下降。因此，当疫情达到高峰，每一天可能有不少于50名村民死去。

在当时的人看来，瘟疫无可置疑是上帝的旨意，并且让它的受害者以一种可怕的方式死去，其规模也远胜以往，因此他们很难解释，为什么上帝认为有必要施以这种刑罚。布道是一种尤具启发性的信息来源，能让我们查知当时流行的讨论和普遍的困惑，尤其有些布道者还会编造与平信徒的对话，假设他们怎么反应，来构建自己的论述。罗切斯特（Rochester）主教托马斯·布林顿（Thomas Brinton）就这样宣讲道："让我们不要把上帝的灾祸归咎于天体或恶劣天气，而是归于我们自己的罪过……但是你们说：'如果罪过是前面所说的原因，那么在上帝的公正审判下，以这种方式死去的应该是臭名昭著的罪人，而不是没有犯下罪过的儿童或正直的人！'……我回答说，儿童不是为他们自己的罪过，而是为他们的父母等人的罪过而死去……但有人问：'既然罪过是疫情的主要原因，那么有什么补救办法，可能让上帝之手停止？'我回答，主要的补救办法将是罪人的忏悔。因为当三分之一的人还有不赦之重罪，上帝的灾祸又怎么会因为人们的祈祷而停止呢?"然而，尽管教会领导人和布道者所用的语言有明显的教条色彩，他们的深思还是经常流露出一种困惑感，并且让人觉察出他们在试图解释不可解释的东西。

英格兰的编年史描述黑死病的部分，基本都简洁到让人沮丧，对人们在那期间行为方式的细节描述更是少之又少。相比之下，欧洲大陆和中东则有大量的记述，既有教士写的，也有平信徒写的，其中包含在流行病肆虐期间的生活和死亡情状的全面报告。尽管有一些写于瘟疫之后许多年甚至几十年，有些段落与修昔底德对公元前 5 世纪雅典大瘟疫的叙述相似得令人尴尬，但有的还是由具有智慧和觉察力的见证者撰写。信息尤其丰富的包括：乔瓦尼·薄伽丘在《十日谈》里对佛罗伦萨疫情的描写；加布里埃莱·德穆西的《疾病史》（*Historia de Morbo*）中对皮亚琴察疫情的记录；一封由路易斯·海利根（Louis Heyligen）从阿维尼翁教皇法院送出的信，他是一名音乐人，也是彼特拉克的朋友；圣贾尔斯修道院院长贾尔斯·利姆斯在他的编年史中对图尔奈疫情的描述；由马克里兹（al-Maqrizi）汇编的中东黑死病史，他出生于 1364 年。这些记述以及许多其他的记述都吸纳进了本章，但不幸的是，14 世纪的评论家们对黑死病的关注都千篇一律地集中在城市，对乡村里的

165

事件相对说得不多。

　　从复活节那天开始，圣马利亚教堂尖塔上的钟声就洪亮地宣告，沃尔夏姆村乡亲们的死亡人数在急剧上升（见图 27）。到 4 月的最后一周，随着疫情打击的节奏逐渐加快，而每一次新暴发的残暴程度都比以往更甚，钟声似乎就没有停止过。但到了 5 月初，开始没有那么经常听到了。但这不是因为死亡人数下降。数字还在持续盘旋上升。在约翰神父的指示下，为了教区的精神面貌，也是因为缺少敲钟的人，现在每一次钟声都宣告了多个葬礼。这之后，沃尔夏姆村的死亡人数就更难计算了，但没有哪个明白的村民会不相信，这规模宛如昭示着世界末日。已死和将死的人数量如此之多，没被感染的人又如此恐惧被传染，于是日常生活的例行安排有散架的危险，精神生活的支柱也摇摇欲坠。沃尔夏姆村的人们就是这样开始亲身经历最让人震惊的死亡、毁灭和道德堕落的体验，过去两年里，在疫情降临在世界上遥远的地方时，他们也曾无数次听说过类似的体验。

　　第一批感染的病人住在沃尔夏姆村东部的高厅附近，但随着病毒的密使被派往各个方向，死亡很快就在整个村子乱窜。起先，人们感觉一个月里要死的人比通常一年里死的还要多得多。[2] 但是，如此悲观的观测很快就被证实还是太过于乐观了。严重的瘟疫将其手臂伸得无比长，把整个社区都围起来。病人的数量飙升到无法想象的高度。在很短的时间内，每周都有几十具男人、女人和儿童的尸体被丢进匆匆准备好的墓穴里；而到了 5 月中旬，住在墓地附近的村民发誓，每天都有了这样多的人下葬，尽管亲眼见过这些恐怖场景的人也没几个能活下来讲这个故事。当然，约翰神父和他的助手们留下的潦草记录表明，许多天都有 30 具甚至更多的尸体被塞进教堂庭院新挖的坑里。在初夏那温暖的阳光下，坟墓里散发出的恶臭侵入了所有来祈祷和参加弥撒的人的鼻孔。

　　遗体源源不断，以至于安葬不得不日夜不停。[3] 不久，就得挖开旧的墓穴，把骨头取出来，堆在教堂庭院的墙边，才能给新的尸体腾出地方。然而即使旧的墓穴不断被挖开，新的遗体也比以往更紧凑地塞进地里，仍然只能提供暂时的缓解；很快，与教堂庭院毗邻的地块不得不被草草祝圣，并入墓地。所有教区居民都该享有体面的基督教葬礼，但为他们找到足够的墓地已经越来越难。而要找到足够的挖掘墓穴和处理尸体的人，也同样困难。掘墓人染疫死亡的情况特别严重，经常是随着他们的主顾一起草草入坑。可以想见，仍然幸存的、身体还强健的体力劳动者很怕被传染，找人收集尸体落葬就变得越来越难，即使提供极高的工钱和其他优厚条件也一样。需要把逝去的亲人运到他们最终的安息处，完成这项庄严任务的，却往往是那些格格不入的人、罪犯和流浪汉。因此，一些遗体被草草葬在他们死亡地点附近的田地里，但是由于掩埋者羞于提起，也就无从知道有多少人被这样下葬了。

　　沃尔夏姆的村民早就收到过预警，瘟疫有很多表现形式。尽管大多数死去的人，如约翰·查普曼和罗伯特·黑尔珀，都会身体高热，神志不清，头痛欲裂，在腹股沟、腋下或脖子上有发黑的大疖子或痈，但是还有其他一些人死的时候没有这些明显标志。这些病人死得较快，而且有些人说，他们的死更可怕，胸部和头部痛得厉害，呕吐、咳嗽，咳出大量的血。还有些人则据说几乎毫无预警就

167

倒下，没有可见的生病迹象，几个小时内就死去。尽管刚开始认为，得瘟疫肯定就是死亡逼近的标志，情况也不总是如此。目前已知的是，咳血的人没有一个能活；但一小部分长痈和患上淋巴结肿大的，也许五个人中有一个能活过危险期并缓慢恢复，但通常不能回到完全健康的状态。[4]

善良的沃尔夏姆村民从小到大就被教育去相信，生命的最后时刻对获得救赎是无比重要的，而且他们深知复杂仪式中的每一步都至关重要，这些仪式会聆听将死之人的忏悔并且洗净与调和他们，保护他们即将离去的灵魂的安全。但疫情如此残酷，病症又让人如此虚弱，病床上的人没有几个能回应听取他们忏悔之人的催促，许多人甚至都无法理解向他们说的话。因此，除非上帝给予他们特别的许可，否则他们的灵魂不会被洗净。但比这更糟糕的是，在这些可怕的日子里，当将死之人状态烦闷、疯狂或萎靡，需要教堂、家庭和朋友提供支持的时候，他们却不来。相反，出于无能为力、害怕和自私，他们畏缩、憔悴，而且经常是彻底离开。必须承认，随着疫情的烈度越来越强，越来越多的基督徒被抛下独自死去，他们的灵魂被抛弃，几乎没有一个哀悼者甚至一根蜡烛能陪着他们入坑。

沃尔夏姆村的大部分教士和那些帮助他们的平信徒付出了最大的努力，但极端恶劣的困境，致使不可能提供所有人都钟爱的完整传统仪式。代之的是，大规模的死亡以及随之而来的无比恐惧，使得神圣的仪规和礼拜仪式在许多方面被缩减，或者完全废除，而且经常也不是以有序的方式进行。在残酷的混乱情境中，信仰、传统和习俗中出现的许多重大转变，也因为确有必要和不可避免而被容忍。相应变得普遍的是，教徒们得到保证，如果他们和他们的亲人大体上尽自己所能，遵循了基督徒的死亡通道（passage of death），那么他们逝去亲人的灵魂不会受苦。上帝当然不会惩罚那些尽自己最大努力奋力抵抗不可思议的逆境之人吧？ 168

约翰神父尽管已经很努力了，还是经常发现，很难心安理得地接受这样的妥协；在想要为他的教徒提供安慰和帮助，以及坚信大多数传统做法都不可或缺这两者之间，他一直举棋不定。一般人也不能轻易承认，这种权宜之计在获取救赎上能跟陪伴他们成长的古老信仰和仪式一样有效。民众们的心中渴望自己所习惯的旧的礼拜仪式和周密的例程，为他们和他们的亲人离世时床边没有神父而伤悲。

他们也不容易感到宽慰，因为疫情前没有出现过这种糊弄真理的情况。相反，教徒们无数次被他们的神父教育，"从这尘世的悲惨流放走出来的死亡通道极其艰难，非常危险，还非常吓人"，所有的基督徒都必须"在一种真正忏悔和愧疚的状态中死去"。[5]深深根植于人们内心和脑海的是这样的信念："尽管肉身的死亡是所有让人恐惧之事中最可怖的，灵魂的精神死亡则还要恐怖和可憎得多，因为灵魂比身体更崇高和宝贵。"因此，即使最无知的教徒也明白，死亡时要达到一种纯洁而悔悟的状态，需要用最后几口气向神父进行自由而充分的忏悔，同时为过去的逾矩做出补偿，还需要圣餐仪式中圣体力量的帮助以及圣母马利亚的保护。同样无可置疑的事实是，灵魂的安全通道需要涂圣油来封存身体，需要家人和朋友拿着蜡烛集体祈祷，需要唱赞美诗，需要哼唱祈祷词，需要有教士参加的庄严送葬队伍，需要在祝圣的地里小心埋葬遗体，还需要大量的弥撒。因此如今人们怎么可能认可，在接近疯狂或昏迷的状态中孤独地死去，没人来听忏悔也没有被授予圣餐，除了也许有家人结结巴巴地努力说上几句，肉身未经任何仪式就被扔进集体墓穴，也能起到同样的作用吗？悔恨、绝望和恐惧的情绪笼罩着沃尔夏姆村的家家户户，这些情绪不仅仅是出于对将要发生的恐怖死亡的恐惧，而且源自对于被玷污和被抛弃的灵魂在死后要面临的命运的恐惧。

　　村民们完全知道七种善行对于他们的期许，因为约翰神父经常提醒他们记住自己身为基督徒的责任。但在死亡的屠戮下，自我奉献的高贵动机，让人不堪重负、无以为继。对瘟疫的恐惧，以及亲人和邻居激增的生病和死亡所造成的负担，都迫使大多数民众重新考虑生活中各种事件的轻重缓急，并且在另一些人身上引发了莫名的恐慌。对于因为接触瘟疫病人而被感染的恐惧，既是常识，也刚好是专家的建议，这就意味着病人遭到了冷落，得不到看护。[6]一旦房客或用人显示出任何不健康的症状，他们就被驱逐出自己的房间，独自在外面流浪。在过去，这里的好邻居会认真地拜访病人；而现在，当一个人躺在临终的卧床上，即使挚友也会把自己藏起来，羞愧地抽泣。说来遗憾，灾难在心灵上种下的恐惧如此之大，它打败了爱，于是一些母亲甚至抛弃了自己生病的孩子，丈夫抛下了妻子，兄弟姐妹抛下了他们的同胞。

　　这种可耻的冷落，不只针对活着的人。对尸体上的腐烂的畏惧，导致人们抛下等待着离这些躯体而去的灵魂。大多数村民并没有加入源源不断的送葬队伍，而是从门后和窗板后或自认为安全的远处盯着看，他们伤心地注意到，自己认识或喜欢的逝者几乎都没有一根蜡烛指引他们前往安息之处。而疫情暴发前，即使最穷的人也有为他们送行的礼仪，伴随着一大群虔敬而认真的人。现在呢，只有当初那些幸运地组建了"基督圣体兄弟会"的村民们，才能享受到一场像样的葬礼。

　　这一年春末夏初，天气暖和得反常，气温不断升高。出于对感染的恐惧以及保护活人的需要，不那么讲究美德的人诉诸一切办法，处理掉他们所爱之人的遗体，不让其危及自己。尸体因此被抛到地里和沟里，又被粗鲁的工人像收垃圾一样收走，不经任何仪式就扔进集体墓坑里。然而也有许多富有勇气和自我奉献的事例。这种情况也并不罕见：善良的人，有时他们自己也得着瘟疫，还是用自己的马车和推车甚至是自己的胳膊，将他们的父母、妻子、丈夫、兄弟、姐妹和孩子送到墓地，而不是将他们委托给不上心也不虔敬的人。

170

　　神父们无论有没有充分的理由，经常不能在人们死前过来施行圣礼，而且即使当他们及时赶到，也没几个能控制住因害怕而颤抖的手和声音。此外，说起来令人羞愧，那些继续履行自己神圣职业的教士中，有一些要求的报酬远高于往日认为合适的数目。但是，导致这种残酷事态的，主要不是人们的自私，而是折磨着所有人的疾病和死亡的惨烈规模。缺少照护，又将死亡率推得更高，因为有些人本可以活下来，却因为缺乏营养而不是严重感染而死亡。经常是全家人同时生病，于是没有健康的人来提供饮食和基本的卫生条件。由于父母病死，监护人又麻木不仁，年轻的孩子一再因为没有食物或照看而受苦甚至死亡。在这些日子里，虽然胆怯和自私经常有可能压倒勇气、善良和慈悲，但除去极其虔诚者之外的所有人被

挫败的原因，还是疫情实在太严重了。正如善良的撒玛利亚人冒着
极大风险帮助一个受伤的陌生人，虔诚的人们经常发现，几天之
内，就有两个、三个甚至更多的朋友和邻居生病并需要他们的照
料。照这样，即使最虔诚和无私的人，也因无法承受时间和情感上
的高压，从而身心俱疲。不仅如此，几乎找不到仆人，不管出什么
样的价钱。

然而即使最无助的年幼孩子，也没有全部因为缺少照料而死，
有故事说，人们发现了一些幸存的健康婴儿，还紧紧依偎在自己死
去母亲的胸前。马格丽·沃德比特相信自己享有基督的保护，因而
不担心自己的安全，把戈什家的遗孤从他们已逝父母的房子里救了
出来。很大程度上得益于她的仁慈，他们挺过了疫情。但马格丽自
己在5月中旬因瘟疫而病死。

171 　　不可否认，即使在约翰神父严厉而警觉的注视下，沃尔夏姆村
的一些教士也可耻地擅离职守，或者找理由不照料将死之人。有个
新到的助理神父在疫情刚暴发就从沃尔夏姆村逃走，再也没出现，
此君就是因为他那尖头鞋而不是因为学识或对教众的奉献而出名的
那个。另一名助手把自己藏了起来，原因是疲惫或害怕而不是生
病，不料约翰神父发现了他，没给他偷懒的机会，把他赶回到了岗
位上。但约翰神父最尽职的那些帮手不断累倒，他们中大部分都死
于疾病，其中最勤奋的，似乎也是最易受感染的。

当然，约翰神父是所有神父中最勤勉的，不管在沃尔夏姆村还
是别的地方（见图28）。他既是一个光辉的示范者，又是一个坚持
不懈的鼓动者，引导并驱动他的神职助手和平信徒帮手表现出充满

勇气和坚毅的壮举。他在死亡之谷（valley of death）照看他的教众时，丝毫不理会个人的好处，也不怎么关注他的恩主，即伊克斯沃思修道院的修士们的收益。约翰虽然接受人们主动缴纳的钱款，但他并不向那些因为忘了、太穷，或因为悲伤而心烦意乱的人催债。所以，在疫情最疯狂的时候，他从伊克斯沃思修道院司库那儿收到一封愤怒的信，斥责他没有花足够的时间记账和追款。但约翰神父没理会这封信，继续对灵魂而非金钱给予更多的关注。因为几乎没有时间安慰将死之人和安葬死者，他没有催着失去亲友的人以牛、羊和猪等形式交付丧葬费。何况，他的教田（glebe）里没有地方存放此前已送来的牲畜，也没有人照看它们。无奈之下，他让人把它们赶到伊克斯沃思，留在修道院墙外的地里。

但约翰神父不得不面对的自身的最大软肋，还不是身体上的精疲力竭。从第一次听说疫情起，那时疫情还在遥远的国度，他就发现很难完全理解上帝的意图，完全是靠坚定的信仰扛了过来。但随着时间流逝，疫情越来越逼近，约翰的困惑也越来越多。现在疫情重击着沃尔夏姆村，他的教众感到困惑，他需要对他们迫切的问题给出答案：为什么上帝用如此残酷的折磨鞭打我们，将无罪的人连同罪人一起毒杀？我们做了什么，要得到如此残忍的报应？他为什么容许好人死而坏人活？上帝为什么杀死无辜的儿童，甚至杀死没有机会犯下罪过的婴儿?[7] 对于约翰神父来说，相比在满是瘟疫毒素的房子里服侍临终的感染者，给出满意的答案要有挑战多了。

正如教会里的许多同僚，包括主教、执事长和负责解释上帝旨意的神学家，约翰也感到没法完全理解上帝的计划。他很清楚有一些比他更有才智者相信，既然上帝的审判永远公正，那么眼下这种

172

规模空前的屠杀，一定是由尘世间规模空前的罪恶所招致。所以他反复检查自己的记忆和良心，想找出沃尔夏姆村到底发生过何等重大的罪过以及怨恨，才足以遭受现在正迁怒于它的这种残酷疫情。[8]

但是他一无所获。当然，约翰神父相信，上帝不是出于报复，利用疫情来惩罚逾矩；而是出于仁慈，用它来帮男男女女脱离尘世中的罪恶，永享极乐。但是他发现，自己对每天所看到的无尽痛苦和苦难太过震惊，以至于无法相信这一切终究会归于圆满。而当他停下来祈祷和沉思的时候，他发现，自己心中原本清晰的信仰因为疑虑而越来越模糊，信仰的力量也遭到不确定性的耗损。

这种怀疑和不确定性既影响着沃尔夏姆教区的神父，也影响着这里的教区居民。约翰神父此前一直相当受尊敬，而他现在发现，自己经常遭到质问，他的判断也受到质疑。他们会要求他解释，为什么上帝的复仇要让大部分人遭受极度痛苦的死亡？这时，约翰神父不愿仿照其他神父的例子，去痛斥教区居民，现在世界上的邪恶要比挪亚时代多好多倍。相反，他会说："《圣经》教给我们，上帝在挪亚时代淹没了整个世界，因为世人恶贯满盈，他们内心的所有念头都一致向恶。[9]但我不知道今天的正确答案是什么，仁慈宽大的上帝的神秘旨意，也不是我或你们可以解释的。"他鼓励他们想一下，自己村子里不胜枚举的纵欲、贪婪、虚伪和轻浮场景，即使如今身处死亡威胁之中时也是如此，而这些，都是对上帝的冒犯。

有时，一位母亲或父亲因失去年幼的孩子而痛苦不已，会充满敌意或怒气地说："如果罪过是这场疫情严惩我们的原因，上帝又是公正的，那么就应该让邪恶的罪人，甚至让我自己死去，而不是让我的孩子死去，他根本就没有罪过，或者只有很小的罪过。"在回答时，约翰会克制住不重复其他神父和他们的上级所喜欢的那种刺耳论调，比如"上帝惩罚无辜者，是为了更加严惩罪大恶极者"或者"上帝惩罚孩子不是因为他们自身的罪过，而是因为他们父母的罪过"。他相信所有事情背后都有上帝之手在指引，这样的信念也不允许他声称要怪运气或者上帝犯了错。一些受人欢迎的传道者称："尽管在抓捕一个执迷不悟的罪人并令其惨死时，上帝箭无虚发，但上帝是一个任性的弓箭手，有时会将死亡之箭射过目标，而击中年老的母亲或父亲；或者射得太近，而击中儿子或女儿；或者射到目标旁边，而击中兄弟或姐妹。"相反，约翰神父倾向于用别是巴①之子故事里的话，来安慰悲痛的父母："你们的孩子生活在一个罪恶的世界里，如果他们继续活下去，很快也会想要效仿父母和其他人的罪过，结果他们也会遭受永恒的惩罚。因此，上帝在他们还纯洁的时候就带走他们，并未伤害他们，反让他们得以逃离这个世界的危险并重浴荣光。"[10]

对约翰神父的信仰最具毁灭性的是，在疫情的无底洞中没有任何迹象显示，他和他信任的助手们如此勤勉践行的任何措施，对舒缓上帝的愤怒具有丝毫效果。教区居民们也不是没有注意到，大量增加的弥撒、忏悔、游行和祈祷都完全无法削弱疫情，相反，疫情的凶猛程度日甚一日。那些怀疑者抱怨"祈祷无力阻止这场疫情。因为上帝现在聋了，不愿屈尊张开他的耳朵"，[11]约翰神父试图回

①　别是巴（Bersabea）即贝尔谢巴（Be'er Sheva），以色列南部内盖夫沙漠地带最大城市，《圣经》和合本译为别是巴。——译者注

应他们，但他越来越发现，就连自己也不能确定自己话语的真实性。当他得知他最好的朋友——贝里修道院的医护修士理查德的死讯时，这种困惑更是无以复加。

174　　　一个曾给理查德当过多年贴身用人的老男仆，来到沃尔夏姆村带给了约翰这个伤心的消息，以完成他主人的遗愿："疫情在贝里修道院暴发有一个多月了，主带走了一多半的修士，以及大部分的仆役和住在那里的隐退者。他好像觉得那还不够，虽然带走了那么多人，还是没有显示出善罢甘休的迹象。他打击起那些爱他的人来，仍然比打击那些不爱他的人有效多了。"约翰对他挚友死去的消息感到过于震惊，无暇责难信使的不敬，他默默地听着信使讲述的细节：理查德如何无私地致力于照顾病人，直到最终病得太严重而无法起床。当被告知，他的朋友尽管非常清楚自己暴露在巨大的危险中，仍然悉心照顾挤满了他医务室的那些人的身体和精神需求，约翰赞同地点点头。当仆人说道，理查德是如何说服修道院院长，停止修道院在教友死去时一直奉行的冗长而复杂的葬礼仪式，因为得瘟疫的尸体会对仍然活着的修士和侍从的健康构成威胁，他对朋友那务实的性格会心地笑了笑。这样一来，理查德没有让遗体在小教堂停放三天，而是在简短但紧凑的安魂弥撒仪式后，就安排当天下葬。然后，他又亲自监督，在尸体入土后，往土上撒上生石灰，好让尸体快速腐烂。[12]约翰思忖着，理查德若知道他的灵魂一离开，他的仆人正是用同样的方法立即处理他的尸体，他将会非常满意。

为了向所有教区居民履行自己的神圣职责，约翰奋斗不止、精疲力竭；而这方面的无能为力，则让他忧心如焚。即便如此，在疫情中最黑暗的日子里，他还是继续努力激发大家的信仰。但在内心

深处，他一次次感到，自己处于即将崩溃绝望的危险中。一天晚
上，他深感绝望，不安地翻动《圣经》，拼命寻找建议和安慰，上
帝让他的手指停留在第 91 首赞美诗，当视线落在那上面，他读道：

　　我要论到耶和华说："他是我的避难所，是我的山寨，
是我的神，是我所倚靠的。"

　　他必救你脱离捕鸟人的网罗，和毒害的瘟疫。　　　　　175

　　他必用自己的翎毛遮蔽你，你要投靠在他的翅膀底下。
他的诚实是大小的盾牌。

　　你必不怕黑夜的惊骇，或是白日飞的箭；

　　也不怕黑夜行的瘟疫，或是午间灭人的毒病。

　　虽有千人仆倒在你旁边，万人仆倒在你右边，这灾却
不得临近你。

　　耶和华是我的避难所。你已将至高者当你的居所，

　　祸患必不临到你，灾害也不挨近你的帐棚。

　　因他要为你吩咐他的使者，在你行的一切道路上保
护你。[①]

约翰立刻坚信不疑，上帝就在他的身边，已确保他能得救。自
此，他每天直视疫情风暴的中心，内心中毫无恐惧，思想里绝无怀
疑。疫情虽夺去了成百上千的教区居民，但今后，约翰不会再动
摇，要在教徒的危急时刻照护他们。他确实受到天使的庇护。

———————

① 《旧约·诗篇》91。——译者注

约翰神父不是唯一重获信心的人。实际上，尽管疫情造成了这样多恐惧和苦难，信仰之光却始终在有些人的心里燃烧，尤其是有一群虔诚的村民，他们八个月前就自发组建了一个他们称为基督圣体兄弟会的宗教团体。这些兄弟姊妹不忘自己所许下的誓言，在成员去世的时候互相帮助。复活节后，面对一波又一波席卷沃尔夏姆村的不幸，他们既从公共资金里支钱，又付出自己的时间和爱，为将死和已死的成员提供精神上的安慰和适宜的葬礼。不断有成员罹难，幸存者们也屡屡被家人和朋友生病造成的不可承受之重担压垮，然而他们发现，自己又神奇地抖擞起了精神，再次满腔热情。团结产生了力量，即使在最艰难的环境里，他们仍奋力维持着无可挑剔的奉献精神和仪式标准。如果说有什么不一样，那就是随着人数减少，成员们的热情反倒逆势上扬，以便应对他们身上越来越重的负担，以及责任带来的越来越可怕的危险。在那些黑暗的日子里，这种无私的奉献精神确保了一连串的葬礼得以顺利举行，并同旧时的葬礼具有一种难得而恰如其分的相似之处。虽然蜡很稀有，也非常贵，但让兄弟会成员们引以为豪的是，他们总能在葬礼上举着尺寸够大、数量够多的"蜡烛"，映照着他们伙伴的棺材一路落葬，尽管有时也能看到，哀悼者拿着临时用木头以及浸过油和脂肪的破布做成的火把来凑数。忠诚和虔敬为灵魂提供了治愈，让内心获得极大的平静，让兄弟姊妹们能更安全地踏上救赎之路。而且不得不提的是，他们的集会上有集体祈祷，这让整个社区都获益匪浅。

尽管兄弟会的成员们可以保护彼此的灵魂，却完全无力保护他们的身体。创始成员的名字都写在一张皮纸卷上，在疫情终于结束后举行的第一次集会上，此时离这群村民共同宣誓结社的日子几乎已过去一年，皮纸卷上的名字被一一大声念出来。然后在庄重的仪式下，每一位去世的兄弟姐妹的名字都被划去，并被认真地写在同一张皮纸卷的底部。人们注意到，超过一半的创始成员都去世了。幸存者们决定，这个名单从此将称为祈福卷轴①，他们还宣誓永远铭记逝者，经常为他们的灵魂举行纪念弥撒。[13]

177

　　然而，并非所有人都虔诚和矢志不渝。[14] 随着一个个的人和一个个的家庭走向恐怖的死亡，疫情每天既把无辜的人又把有罪责的人送入坟墓，疫情的这种变化无常的特质让一些村民对他们的宗教失去了信心，让自己听天由命。他们不是安静而顺从地等待死亡，而是选择将自己剩余的时间和俗世财富都花在尽情享受生活上，企图满足每一个基本欲望，把醒着的时间都用在吃吃喝喝和与人私通上。如此一来，他们挥霍掉了自己的所有钱财，耗光了自己的遗产，也玷污了自己的灵魂。

　　不过，人类社会特有的丰富多样性，在危急关头并没有暗淡，而是更加突出，因此不可思议的是，还有一些人似乎对自己的命运漠不关心。或者至少可以说，悲剧麻木了他们的知觉，以至于他们似乎以一种恍惚的状态度日，只关注基本的生活常例，仿佛完全不知道周遭已经乱成一团。但也有一些人避开所有世俗的事物，集中于精神世界，过着极其禁欲和虔诚的生活。具有这种特质的人避开了所有的社会性接触，不停地祈祷，只吃最简单的餐食，每天苦修。

---

① 祈福卷轴（bede roll 或 beadroll），载有赢得祈福的人名的卷轴。——编辑注

但也不要认为，疫情让所有人都产生了极端的反应。绝大多数的民众遵循了他们认为医生和神父给出的合理建议，通过坚持适度的养生方法来获得精神上和身体上的健康，并且相信有节制和虔诚的行为会最好地确保他们的身体抵抗住疫情，即使抵抗不住，也能确保他们的灵魂得到救赎。

人们的共识是，除了逃离疫情，没有更好的抗疫办法。一些人在疫情到来前就逃了，而当疫情真的降临在沃尔夏姆村，远远更多的人绞尽脑汁想要跟随他们的脚步，而不是留下等死。但他们能跑到哪里去呢，哪里没有疫情，或是不会很快就有呢？他们怎么能抛下他们的家、财产、牲畜、土地和生计呢？当他们想要卖掉自己的财产和土地时，得到的报价低得可怜，要么他们如何才能筹够钱，在远离他们故土的异乡生存呢？所以真正离开的少数人，基本都是没地的穷人，没什么可失去的，而且他们很快就发现了这个可怕的事实：疫情正在沃尔夏姆村周遭几十英里范围肆虐，正在摧毁贝里、剑桥、伊利和诺维奇这些美丽的城市，还有无数的集镇、村子和小聚落。他们不管去哪儿，都在异乡面临着和他们逃离的故里至少同样大的危险。几乎不可能找到住所和食物，除非出最高的价钱。而且，即使这些逃亡的人碰巧找到一个疫情还未波及的地方，他们也总会遭遇当地居民最强烈的敌意，因为居民们害怕他们正把死亡携来。结果，这些流浪者很快就慢慢回到沃尔夏姆村，或者死在回来的路上。

贝里、伊利和剑桥这些城市，街道狭窄拥挤，房子是多层的，从这里传出的故事甚至比萨福克郡乡间目睹的事件更让人震惊。尤其让人蒙羞的是，尸体堆积街头，都是家人因为害怕感染，从屋里甚至是楼上的窗户里丢出去的。[15] 它们一直堆在那里，直到被一群群流浪汉像收发臭的垃圾一样收走。他们为了高额的费用而答应把这些尸体送到墓地，那儿会有一名神父监督它们下葬，但更经常的是，直接将这些尸体扔到河里或丢到田里。

1349 年春季和初夏，疫情在英格兰中部和东部肆虐，并开始向境内最北部和西部行进，此时即便在最冷静的男人和女人看来，世界末日都似乎要来了，而且仿佛几个月时间之内，所有人类都会被扫荡一空。沃尔夏姆村到处都是空空的农舍、长满草的田地和荒弃的农场。一些很久以前就住在村子里的家庭完全消失了，遗产继承的整个链条被抹去了，无数的家庭只剩下了一两个成员，而之前人丁兴旺时曾有五六个。

然而疫情仍在持续。地里的野草长得老高，羊、母牛、公牛和马匹因为无人照看，不受管束地走出篱笆和院落，迷了路，它们破坏庄稼，掉到沟里，死于饥饿、事故或疏于照顾。[16] 村里的大小道路都基本无人行走，因为陌生人遭遇排斥，而大多数人又极力避免和其他人接触。在这些日子里，只有穷人继续出来活动，因为他们别无选择，只能出来找事做挣钱，好买吃的喝的。当有人质问他们为什么要这样不顾安危，他们就会这样反驳："疫情能让我们送命，饥饿也能要了我们的命。"而这样做的人，数量庞大（见图 29）。

第 12 章

1349 年 5 月末到 6 月初

按照大多数中世纪地主的标准，高厅庄园的领主埃德蒙·德韦尔斯和他的姐妹马格丽算是相对穷的，即使在平常年份里，他们也只能靠着直领农场上的产出以及他们的佃农缴纳的地租，勉强维持家用和身份。罗丝夫人的社会地位较高，也明显要富裕些。因为不仅沃尔夏姆庄园的价值比高厅高好几倍，而且罗丝夫人在别处还有许多地产。[1]

高厅的直领农场离庄园府邸很近，包含有大约150英亩耕地，还有牧场和一些林地，上面饲养着牛、羊和猪。在黑死病之前，虽然德韦尔斯家有30多名佃农，可他们大多数手里都只有很少量的地，因此付的地租也很少。但是，大多数佃农都必须在直领农场帮工，而且只要佃农死亡或租佃权易手，就得支付可观的税费，庄园法庭还会索要各种杂税，这些都贴补了德韦尔斯家从佃农那里收取的微薄租金。劳役往往根据持有地的大小而不同，威廉·沃德比特是一个较重要的佃农，在他1327年的一份租册里，记录着每年应支付现金3先令3便士外加3法辛①，还应承担15份冬季劳役和22

---

① 英国旧货币单位，1法辛（farthing）相当于四分之一便士。——译者注

份秋收劳役，6 只母鸡和 5 个鸡蛋。要对领主直领地进行高效耕
种，就需要投入大量的劳动力，而佃农可能满足了全年五分之
一的劳动力需求，收获时节比例更高。此外，德韦尔斯家以一
年期合约雇用了少量全职仆人（称为随从［famuli］），需要给
其提供住处以及大量的食物和衣物。最后，因为全年的农耕期
间用工需求时高时低，每逢繁忙时节，他们还会按具体任务或
是按天来雇用零工。

　　疫情结束后，领主面临的最重要问题是缺少人手，大量死
亡佃农空下的持有地需要找人租种，他们自己的农场和家里也
要找人干活。雇工供应的锐减比佃农的减少还要厉害，不单是
因为先前的雇工有半数或更多死去，而且因为许多幸存者都自
己取得了土地，也就较少有时间或意愿为别人工作了，这就使
得情况更加糟糕。

　　因为高厅庄园或沃尔夏姆庄园在黑死病期间的账本没能留
存，我们无法确切知晓支付的工钱情况，但其他庄园的大量证
据显示，工钱飙升，而且许多活还没人干。距离最近的证据来
自福纳姆万圣（Fornham All Saints）庄园，就在贝里的东北边，
因为缺少全职仆役，那里从 4 月开始就提高工钱，另外雇用临
时工。较远的库克瑟姆（Cuxham，在牛津郡），农场仆役在
1349 年 4 月和 6 月期间得到额外的 1 先令（12 便士），"以激励
他们更好地工作"，在 9 月，犁地者、马车夫和牧羊人又拿到 5
先令的现金奖励。在威斯敏斯特修道院的各庄园，由于农场仆
役施压，不仅他们的现金薪水有大幅增加，而且食物配给的数

量和质量都有改善。零工过得明显更好，他们的工钱在黑死病这一年至少翻倍，而且通常还有包括食品的大量额外福利。即使吝啬出了名的温彻斯特主教，也不得不为小麦脱粒支付 4.25 便士，而不是先前所付的 2 便士或 2.5 便士。然而，尽管工钱和补贴如此大幅增长，大多数雇主仍然发现，不可能雇用到他们所需要的所有劳动力，这在威斯敏斯特修道院众多庄园的庄头们的报告中得到证实，他们说冬小麦无法耕种，因为在 1349 年的夏天，事实表明不可能找到足够的人手去犁那些休耕地。

14 世纪的日历上，充斥着许多圣徒日、节庆、仪式和节日，其中许多庆祝活动都是根据基督教会年份、农耕年份和团体年份来安排，也标记着这些时节。基督教庆典的周期同传统大众节日的周期大体重合，因此又经常反过来标志着农耕年里的时点。随着新的节庆被引入以及更多的圣徒获得节日，日程继续增加。圣体节也许是日历上新增的节庆中最壮观的。它在 1318 年首先出现于英格兰，随即在教会机构和平信徒中迅速流行起来。庆典以祭饼来悼念基督的肉身，并以此唤醒整个基督徒社群。庆典对血、苦难和互相帮助的强调，在一片困惑和死亡中激起了虔诚信徒的共鸣。

虽然家里也死了不少人，但高厅的领主埃德蒙·德韦尔斯爵士在疫情中幸存下来，他的姐妹马格丽也一样。在疫情到达沃尔夏姆村之前很久，埃德蒙就严格按照一套养生法，用布把脑袋包起来，把鼻子猛地放到装有从庄园茅厕取来的粪尿的大锅里，然后深深吸气。他虽然经常腹泻，剧烈呕吐，还时不时表现得极度虚弱，但并没有染上瘟疫。精于医务的一些人认为，他的幸免证明庄园主人发现了一种避免感染的最可靠的方法。埃德蒙的私人医生最初对他的这套养生法表示怀疑，后来则开始推理，他的主人通过采用这套方法，享受到了双重保护。第一，埃德蒙时常留在身边并吸入的这种有毒水汽，可能驱退了本来会接近他的被瘟疫毒化的所有空气，或使其失效；第二，任何成功进入他身体的残留疫毒，可能被他剧烈的腹泻和呕吐排出。然而医生仍然感到不解的是，埃德蒙的贴身男仆吸入了相同的水汽，也跟他的主人一样体验了同样有利的催吐经历，却死于瘟疫；相比之下，马格丽曾取笑她兄弟的胡闹，她避居在宅邸的最后边，以避开令人不悦的气味，也同样幸免了。

182　　大多数人在疫情肆虐的时候，光是能活过每一天就感到满足，而埃德蒙不仅越来越焦虑自己的身体健康，还焦虑他的经济状况。他那小小庄园的乱象让他烦躁不安：有租子还没收；他的佃农死了那么多，大量费用收不上来；为了抵扣遗产税而领来的牲畜前途未卜，需要仔细照看它们，好卖个最好的价钱。空置的持有地让他忧心，上哪去找陌生的接手者？更重要的是，他的土地和佃农到底发生了什么，缺少像样的书面记录，甚或准确的传闻信息。埃德蒙完全清楚，他的直领农场及其广阔的土地、众多的牲口和建筑目前都严重地疏于管理。它曾是这个地区经营得最好的农场，让埃德蒙引以为豪，现在却因为太缺人照料而迅速衰败。他全职和兼职的农场仆役，大多数都已死去或还在生病，他的佃农没有过来履行他们惯常的劳役，花费合理的工钱也几乎雇不到什么帮工。同样忧心的是，他的领主权（lordship）以及他所享有的那份尊严，正面临越来越严重的威胁。如果秩序和正确的程序不能很快恢复，他的权利和正当收益不能得到恰当的公证、记录和兑现，他恐惧自己要永久丧失对于佃农的权威，他的领主权也会连带遭到不可挽回的削弱甚至摧毁。

出于这些原因，加上其他一些原因，埃德蒙在 5 月中旬做出决定，他的法庭得开庭，而此时正值疫情在沃尔夏姆庄园和高厅庄园及其附近的所有地方肆虐的顶峰。[2] 但是他明智地决定，改变自己亲自主持法庭的惯例，他一直非常享受的这个角色，转而把自己稳稳当当地关在自家宅子的高墙里面。所以，他让毗邻教区里金霍尔的神父约翰·塔尔博特代他主持。塔尔博特刚开始还很犹豫，但埃德蒙给出的丰厚报酬最终说服了他。

因为高厅庄园这么小，佃农只有不到 40 人，出席法庭的通常人数要比沃尔夏姆庄园的少得多。5 月 25 日清晨，不到 15 人不情愿地聚在庄园庭院，他们全都害怕被传染。约翰·塔尔博特明显局促不安，盼着尽快了事。他前一天刚到沃尔夏姆庄园，手里握着一些皮纸，还在不停地翻阅着，所有人很快就看出来，他没能在开庭前充分熟悉相关事务。首先，遵照埃德蒙·德韦尔斯的指示，塔尔博特开始发布命令，既然自由民亨利·特鲁斯已去世，他的农舍和地块应该转到领主的手里，直到接手者上庭。然后，他再次给沃德比特兄弟设定截止日期，及时修缮他们土地上的空房子。这时，一名颇有声望的自由民罗伯特·萨雷做出了戏剧性的惊人之举。他骑着一匹漂亮的白马，疾驰入庭院，骄傲地大步走到塔尔博特就座的桌子前跪下，为他持有的埃德蒙爵士和马格丽夫人的土地，向他们宣誓效忠。塔尔博特被这精彩的一出惊呆了，如此富有的人跪在他面前，让他受宠若惊，以至于他完全忘了问沃德比特兄弟，他们找谁来为他们向法庭担保，他们会执行要求的修缮。

塔尔博特相当慌乱地宣布，接下来他要审判和处理领主的所有死去佃农的遗留事务，据他所知有 11 名佃农死亡。聚在庭上的一小群人里，有人语气笃定地喊道，至少还有 5 名佃农也死了，或者几天之内就会死。但塔尔博特回答说，他只能处理他之前已知晓并且确认过的死者的事务。

他开始说："约翰·戈什和彼得·戈什，'维兰'，向领主租了若干不动产，死了。现在命令，这些不动产将被扣押，直到继承人前来。"他刚想继续说，人群里发出了高声抗议。约翰·沃德比特走上前来，斩钉截铁地说，"领主扣押这些持有地，违反了惯例。村里每个人都知道戈什兄弟的继承人是谁，因为他们每个人都有儿子，年纪还小，都活得好好的。"另一个村民粗鲁地跟这名神父说："你要是不知道该怎么做，我们可以告诉你。只要交过租地继承税，可能还有一小笔其他费用，他们的持有地就应该传给他们的儿子们。法庭应该批准，将这些持有地交到这些孩子的监护人手里，直到孩子们成年。"

184   塔尔博特试图让自己冷静下来，但这时，门口有另一个更挑衅的声音说道，既然他不知道要做什么，甚至都不知道戈什兄弟的持有地在哪儿，又有多少，他根本不应该负责庭审。这群农民的粗鲁令塔尔博特震惊，他试图让他们安静下来，先是制止他们，由于没什么效果，又安抚他们："领主埃德蒙急于确认所有空置的持有地的真正继承人，并没有以任何方式自己占有这些土地，或者违背习俗的丝毫意愿。我可以向你保证，每项事务都会在适当的时候以合适的方式得到妥善处理。但作为领主的代表以及本庭的主持者，我有责任确保不犯任何错误。因此，我只能接受真正得到验证的言论，而不是与会者朝我嚷嚷的道听途说或闲言碎语。"

在显示了一下权威后，塔尔博特试图继续处理下一项事务，即领主的另一个"维兰"，威廉·伊莎贝尔之死。但很快显而易见，他对这件事的了解并不比他对戈什家的了解多。再一次，因为他没有被告知伊莎贝尔持有的是什么地，他被迫使用关于"某些地"的相同模糊术语，而说不出确切的位置和面积。再一次，他声称，伊莎贝尔的地要暂时交到领主的手里，直到真正的继承人被找到。这又引起了仇视的嘀咕。但这次，人群中没有谁断言这个人是谁，只是伤心地摇摇头，轻轻地互相确认，村子里所有伊莎贝尔家的人都死了，包括给高厅领主和夫人引起那么多麻烦的、倔强的伊多妮娅。当塔尔博特声明，威廉·伊莎贝尔的地产无法支付例行的租地继承税，因为威廉死的时候没有留下任何大牲口，也没有人反对。因此，要是之后有谁接手，不管是男是女，就不得不以现金支付一笔费用，才能取得土地的租用权。

涉及约翰·查普曼之死的时候，塔尔博特就相对有底气了。他宣布，查普曼拥有一处宅院和 2 英亩土地，根据庄园的习俗，约翰 3 岁的女儿阿格尼丝是继承人，但在她成年之前，土地将拨给约翰的遗孀阿格尼丝。因为查普曼的母牛已经死了，他命令交给领主的租地继承税是一头母羊。阿格尼丝因为急于确立自己的权利，早早来到法庭上，她跪在约翰·塔尔博特面前，宣誓对埃德蒙爵士和马格丽夫人效忠。塔尔博特从她那里接收了 6 便士，作为正式许可接手土地的转让费，之后授予了她租用权。约翰·沃德比特站起来确

185

认，他将充当阿格尼丝的担保人。完成仪式后，阿格尼丝赶紧走向约翰·沃德比特，急切地询问他，她女儿过得怎么样。她得知，小阿格尼丝很好，他们还同意，因为约翰家里没人生过病，最好让她暂时待在那里。

塔尔博特对查普曼的继承事宜掌握的信息很全，但人们很快就会发现，这完全是例外，之后剩下的大多数死亡案例，他都不得不只做些简短而粗略的总结。但是，他能在他的卷轴上看出，约翰·黑尔珀在他兄弟罗伯特死的时候，给了领主和夫人一匹母马，而罗伯特的另外两个兄弟亨利和吉尔伯特都没有过来要求自己的那份继承权。马格丽·沃德比特的死让人们有点吃惊，她的伯叔约翰悲伤地说："如果上帝不认为应该饶恕像马格丽这样虔诚而真诚的人，那么我们谁又有什么机会活呢？"塔尔博特要求与会者安静，并宣布，马格丽没有留下牲畜可以作为租地继承税，所以她的姐妹付了1先令银币的费用，以获得她那4英亩持有地的租用权。到这部分庭审结束的时候，总共有11名佃农的死亡记在了卷轴上。

最后，在人群准备散去时，塔尔博特提议，选举昂格黑尔的亚当作为地租和税费的征收者，以接替最近去世的前任。亚当和与会者都表示同意，这让塔尔博特很是欣慰。他知道，埃德蒙爵士会很高兴得知他在如此困难的时节加强了庄园的管理，但他并不知道的是，他的领主也会很快听到抱怨，法庭审讯处理得并不称职。

一直有谣传，埃德蒙·德韦尔斯坚持开庭，是因为他得知疫情要结束了。但这个希望很快被破碎了。在5月剩下的日子里，死亡毫不停歇，继续肆虐，而且但凡有可能，有时甚至还比以往

更加猖獗。罗伯特·萨雷曾冒着风险，在高厅庄园法庭上戏剧性
地宣誓效忠领主，但之后不久他就去世了，都没能活到履行他的
任何新职责。昂格黑尔的亚当护送他下葬。曾经人口稠密的沃尔夏
姆教区，本来就已死了不少教区居民，在随后的几个星期又遭进一
步摧残，而且让阿格尼丝·查普曼震惊的是，约翰·沃德比特的妻
子病了。[3]

　　对大多数村民来说，只有在一个场合，他们能鼓起勇气，甘愿
冒着被传染的风险跟其他人混在一起，那就是参加弥撒。当然，人
们是认为，上帝不会让他的教堂成为传染的场所。即使在疫情的最
黑暗乌云之下，相对而言，也少有人会允许心中对与人交往的恐
惧，胜过对错过礼拜上帝或他的祝福的恐惧。即使他们觉得上帝对
自己乞求宽恕的呼告置若罔闻，他们也要为亲人的灵魂祈祷，而且
说来遗憾，有许多人乃是希望借此减轻自己的罪责，因为他们在生
病的亲属最需要帮助之时抛弃了他们。

　　疫情还在持续，沉默的顺从甚至冷漠无情，逐渐取代了恐慌和
歇斯底里。许多还没有染疫的人，因为每天都被死亡以及随时感染
的恐惧包围，这种巨大困境让他们感官迟钝、情感麻木，他们对此
只好欣然接受。人们还对上帝的旨意是什么以及他想要他们做什么
感到困惑，尽管只有少数人会公开承认这一点。从人们的对话中可
以察觉到，他们发现，这些祈祷、游行、忏悔、焚香、点蜡烛或无
尽的弥撒，一个也没有抵抗住疫情或减弱其暴烈程度。死亡反而肆
虐得越发凶残。人们心中甚至悄悄滋生了这样的疑惑，即预测上帝
的要求或者安抚他的愤怒的努力，是不是值得？

祈祷日（Rogationtide）① 和圣灵降临周（Whitsuntide）② 两个节庆就这么过去了，没什么庆祝活动，仅有的活动中参加的人少了很多，因为活着的人已经少了很多。在之前的年份，都有一大群欢欣雀跃的村民加入祈祷日游行中。神父举着铃铛、旗子和十字架在前面引路，队伍沿着教区的每一条边界行进，划定教区范围，祈求上帝保佑田地、桥梁、十字路口和磨坊，满腔热情地驱赶那些在邻里之间酝酿敌意、在人和牲畜身上制造疾病的恶灵。但今年，5 月第三周的游行稀稀拉拉、令人哀叹，只有少数几个最富热情的人参加，并且很快就变成了一场带有苦行性质的游行。5 月 31 日的白色周日（Whitsun）③ 圣餐仪式也是一场闷不作声的庆典，之前它一直都是一年当中主要的布道活动之一，现在却由一个最近才削发的年轻教士来主持，因为其他教士都在别处忙碌着。

但随后，正当似乎所有人都逃不过死亡之时，出现了轻微的、刚开始几乎察觉不到的迹象，这场灾祸可能正在开始消退。过去也曾有过死亡人数的波动，但是结果让人失望——先飙升，然后回落，随后又以无法描述的残暴程度再次猛升——然而这一次，希望逐渐转成了信心，猜想变成了现实。到 6 月的第一周，出现了不可争辩的信号：曾在沃尔夏姆村上空落下死亡之雨的传染乌云正在散去。不仅每天都可以观察到新病人明显减少，而且虚弱的病人同强

---

① 祈求农作物丰收的节日，包含大祈祷日和小祈祷日。大祈祷日（Major Rogation 或 Major Litany）为 4 月 25 日，如当天为复活节则顺延至 4 月 27 日；小祈祷日（Minor Rogations 或 Minor Litany）为耶稣升天节（复活节后第 40 天）前三天。——编辑注
② 复活节后的第七周，尤指前三天。——编辑注
③ 即圣灵降临节或五旬节（Pentecost），在复活节后第 50 天。这一天英格兰教职人员身穿白色服装，故在古英语中称"白色周日"（Whitsun）。——编辑注

大的灾难之间的战斗开始变得不那么一边倒了。更大数量的淋巴结肿大开始自行分解，更多的痈萎缩了，更多的炎症冷却下来并褪了色，更多的发热减轻了，头部的剧痛也减弱了。他们久已知晓，即使海外最具毁灭性的疫情最终也会减退，然后消失，现在他们的亲历也印证了这一点，加之疫情也不再在英格兰南部暴发，[4] 于是，忧郁的情绪开始慢慢从人们的内心消散，笑容开始代替皱眉。村民们从他们的房子里走出来，刚开始还颤颤巍巍，但慢慢就更有胆量了。

在乐观的情绪中，教士和平信徒决定做一次专门的努力，在 6 月 11 日，也就是星期四那天组织一场庆祝圣体节的游行（见图 30）。疫情目前有所减退，虽说就此确信它会完全消失还为时过早，但人们渴望庆祝自己获得解脱，也想催着疫病顺利滚蛋。约翰神父非常支持这种乐观的情绪，他相信纪念圣体会帮助提振士气，也能巩固教堂是村庄生活之核心的合法地位。他希望创造一种奇迹、兴奋和欢欣的氛围，这样，他的教区居民们可以忘掉复活节后举行的那些让人失望的庆祝活动。

188

约翰神父心里清楚，他的教区居民当中，两个里头也活不了一个，他也担心，一些幸存者不愿从家里走出来，还有一些正在怀疑自己的信仰。所以他决定大幅缩短游行路线，限制在圣马利亚教堂周边的道路和街道，以确保全线沿途都有观看的人群。节日当天清晨，成群的儿童一边跑着，一边抛撒花朵和叶子。参加游行的人到达时，严格按照行辈进行安排。[5] 跟往常一样，平信徒里为了谁该占据圣体和教士身后的最好位置而争吵不休。队伍最前头是至少六名教士，穿着他们最好的长袍和法衣，一个拿着教区的镀锡大十字架，另一个拿着着色的木制圣母和圣子像，其他人拿着书、手铃和小十字架。在首要位置的是约翰神父，唱诗班男童举着的几根杆子为他撑起一顶红布顶盖，他高举着放在象牙盒子里的圣体，缓慢前行。紧随其后的是马格丽·德韦尔斯和听她忏悔的男托钵修士，以及她家里的两个成员；埃德蒙自认不太舒服，决定不参加。跟在后面的是虔诚的基督圣体兄弟会的兄弟姐妹们，他们为此次盛会出了2先令。除了两个最年长的成员，他们每一个都举着蜡烛。两位年长成员骄傲地抓着着色的木制棍子，上面各有一面刚织好的旗子，画着一只鹈鹕，正用自己胸口的血喂它的孩子。跟在后面的村民根据财富、职位和受欢迎程度认真排位，但因为村里惯常的等级关系被撕出了许多缺口，准确的优先顺序甚至要比以往更具争议。许多个月来，这是首次并非为了绝望地祈求宽恕的游行，相反，它间或仿佛是在庆祝获得解脱。

189 　　但在随后的仪式中，情绪变得阴沉。教堂会众中几乎不间断地发出低声的哀叹，间或还有人悲伤地哀号，那是丈夫悼念他们的妻子，妻子悼念她们的丈夫，父母为了他们的孩子，孩子为了他们的父母。圣餐仪式就在这样的背景下进行。一天天、一周周的独自悲伤，通过这样一场公共的表达膨胀到高潮。约翰神父在礼拜仪式中不断停下来，静静站着，理解地点点头，直到哭泣声减弱。他只讲了自己在以往圣体节上的一部分布道内容。约翰神父大幅缩减了自己关于圣体七大奇迹的冗长论述，省略了大部分的说教和通常同时讲述的道德故事，很快就转向为大量死去的灵魂祈祷。在前几天，他就特别努力地从助理神父和平信徒帮手那里，收集所有死者的名字，现在他复述出来，让教堂会众和上帝聆听。即使他念得比平常快，也花了十五分钟，才读到名单的结尾。

到达圣餐仪式的最高潮时，约翰神父恳求上帝："我们听说，如今在伦敦和南方的许多其他地方，疫情已经停止了杀戮，我们祈祷，疫情也会在沃尔夏姆村及周围一带很快结束。主啊，求你怜恤，不要再给你备受打击、柔弱可怜的教区降下任何天谴。"幸运的是，这些请求没多久就被听见了。

6 月初，沃尔夏姆村的死亡终于放缓了脚步，从洪涝变为水流，再变成细流。罗丝夫人认为现在够安全了，于是指示她的庄园大总管到自己这个最有价值的庄园来，让那里中断的管理恢复秩序，并举行一场急需的法庭审讯；他还可以利用这趟旅程，巡视一下她在这个地区持有的其他地产和权益。罗丝夫人虽然一直密切关注着沃尔夏姆庄园给她创造的丰厚收益，却仅来小住过，从未常住，随着年岁增大，她很大程度上都依赖自己的第三任丈夫休①和她的庄园大总管约翰·布莱基，由他们管理地方官员、直领农场和庄园佃农，使之井然有序。休爵士已在疫情中死亡，于是罗丝夫人越来越依赖她儿子亨利的意见。

罗丝夫人跟她的少数家人躲在偏僻的乡间，住在一处不太起眼的房子里，因此，她发现几乎不可能获得沃尔夏姆庄园的任何可靠消息，而她的庄园大总管约翰·布莱基则一直因为自己妻子和两个孩子的死而忧心忡忡，没法操心太多。但最近几天，消息开始一点一点传到她耳朵里，而且全是些坏事。因为缺少佃农，许多持有地

190

---

① 本书引言称，休·德萨克斯汉姆爵士为罗丝夫人的第二任丈夫。——编辑注

都闲置着，她的直领农场也已经连续几周几乎没人照管了，现在状况非常差；充当她代表的当地农民官员很显然不是死了，就是逃避责任，而她的佃农们也没能履行自己惯常的工作。结果，这些地就长满了草，而她的相当一部分牲畜和役用动物都在痛苦地经受各种疾病的折磨。不过，约翰·布莱基悲伤地告诉罗丝夫人："既然上帝决心在沃尔夏姆村发动一场疫情，他至少没有选择一个更糟糕的时间来做。"春季的羊羔生产大面积中断，大多数小羊羔都死于缺少照料，而生下这些小羊羔的母羊也是如此。但是，更为重要的是，大部分春耕春种都已在疫情到来之前完成了，现在她超过 250 英亩的地上生长着小麦、大麦、燕麦和豌豆，离秋收还有好几个星期，正好还有充足的时间做准备。[6]

罗丝夫人不愿送儿子去沃尔夏姆村冒险，因而不得不指望布莱基代她做决定。从她居住的庄园以及附近她拥有的其他庄园的情况看，她知道，要让事态在尽可能短的时间内回归正常，就有必要跟佃农及雇工暂时达成妥协。所以她告诉他："我的燃眉之急是，我那些死去佃农留下的空置土地要全部续上，可不能让长满杂草，农舍也塌掉。因此，你可以行使我的全权，迫使不情愿的继承人承担起自己的义务。树立一些榜样；严厉地惩罚一些人，好让其他人识趣。但必要的时候，也可以给些激励。如果土地或是继承人的情况不好，土地转让费可以减额，如果你认为合适，还可以允许他们分期交。我根本不想降低他们的租子，但如果他们不能租种别的地，你可以针对最贫瘠的地打一些折扣，前提是完全临时性的折扣。但要非常小心。你一定不能太大方，因为那样会鼓励其他人对该付的钱也拖欠不还。"

此时，布莱基想插嘴问个问题，澄清疑问。但罗丝夫人抬起 191
手，让他安静，继续说道："我需要恢复秩序和我的权利，而且我
需要筹钱。所以我不能忍受让地就那么空着。如果你非常尽职地寻
找过了，还是有些地找不到继承者，或是愿意按照惯例来租种的任
何其他人，那么我将允许你按一年期左右短租出去，直到有人按照
旧例来租种。等世界恢复常态，他们肯定会的。或者，如果那样都
证明不可行，就让我在当地的庄头卖掉牧场权利，按牲畜种类卖，
给那些想在牧场上养自己的牛或羊的人。最后，但也只能万不得已
的办法，你必须将完全没人要的地拿在自己手里，找人为我耕种赢
利。但还是一样，只能短期为之，这样当世界恢复常态，我就可以
拿回我的完整权利。总之，要非常小心不让任何农民占到你上风，
不让我的任何收益受损，不让我的资产减少，也不要把我的地低于
实际价值租出去。"

布莱基对自己到底该严厉，还是该和缓，变得完全糊涂了，但
他没多少时间去思考，因为罗丝夫人立刻又接着说了："我知道你
会告诉我，很难雇到好的帮工，但你不能给普通雇工支付高得离谱
的工钱，把我的钱挥霍掉，这一点我很坚定。我明白，对于我那些
在疫情中始终忠诚、辛勤工作的全职农场仆从，你可能不得不提供
一些小额的额外报酬。但要节制，不要显露出软弱的迹象。最重要
的是，你必须迫使我自己的佃农按照庄园古老传统对他们的要求，
每一天都为我工作。不止如此，我还要仰仗你指示我的佃农，如果
他们要外出打零工，他们必须首先为我效力。我是他们的夫人，我
有权要求他们优先为我效力，并且是以合理的工钱水平。"

布莱基向罗丝夫人保证，她可以完全信任他，他会在他的权限

范围内全力维护她的利益和权利，他也会在通盘考虑了沃尔夏姆庄园的情况之后，才就费用、租金或工钱做出任何妥协。

约翰·布莱基在 6 月的第一个周末到达沃尔夏姆庄园，他吃惊地发现，情况比他或他的夫人想象的还要严重得多。社区推选出来管理庄园的三个主要管理者当中，只有一个还在履行职责。庄头沃尔特·奥斯本，原来负责管理领主和夫人的直领农场及附属建筑，他已经死了，他的副手也死了。马修·吉尔伯特是庄园的护林员，在他妻子死后，他过于伤心，也过于忙碌，无法执行自己的任何义务，更不用说在庄园管理方面提供额外协助了。只有杰弗雷·拉斯在那里迎接大总管。他是庄园的看守官，负责管理佃农，收取他们的租子和劳役，并确保他们规规矩矩。

杰弗雷·拉斯告诉他，佃农几乎都懒得在规定的日子现身，到夫人农场上完成他们的工作，这公然违反了他们的租佃义务。大总管坐在那儿，惊得哑口无言（见图 31）。当布莱基得知，沃尔特·奥斯本生病前不久，为了让剩下的全职农场仆役继续干自己被雇来完成的哪怕一小部分工作，曾给他们每人额外支付 1 先令现金时，他的心情更加沉重。到杰弗雷承认，自己在绝望之际被迫支付几乎两倍的平常日薪，雇用男女帮工来挽救农场和里面的牲畜免于彻底毁灭的时候，他已经被气得几乎语无伦次了。

布莱基向拉斯抱怨："这样荒唐又未经批准的酬劳，夫人的查账员是绝无可能同意作为正当支出的。实际上，我不仅不会支持它们，我还会亲自盯着，让你把超出正常工钱之外的所有多余部分都还回来。"[7]

但拉斯没有被这些威胁吓唬住，他并不在乎。"在沃尔夏姆庄园待几天，你很快就会张大眼睛看明白的。"他告诉大总管。

那天晚些时候，布莱基得知，先前收取了未获批准的额外 1 先令的那些农民仆役，现在要求立刻再给他们支付 1 先令，并且，除了一直提供给他们的 8 蒲式耳混合谷物外，每 10 周还要额外给他们 1 蒲式耳的最优质小麦。[8] 他们强调，如果他们得不到钱和谷物，就都会出走，去做零工，那样待遇会好很多。布莱基立刻传唤仆役的代言人，想要惩戒他，让他知道自己对庄园夫人的义务，并通知他，他们从此要重新完全遵守在疫情到来前的上个米迦勒节，他们自愿达成的契约条款。但这个领头的农人领着一群同伴出现，他对布莱基说了一句，"夫人犁不犁地，关我'豆'事"，[9] 就气冲冲地离开了，会场一下炸开了锅。

大总管气急败坏，还没能镇定下来，杰弗雷就插进来，把约翰·布莱基拉到一旁："我们必须阻止这些人走掉。如果这些仆役违反契约不再工作，对夫人会是一场灾难。我们都完全没可能雇到顶替的人，即使我们能雇到，我们不得不支付的酬劳也要比这些人要求的多。现状清清楚楚，找活干的人太少了，等着他们干的活又太多了。"

杰弗雷接着尝试向大总管解释，沃尔夏姆庄园的大多数雇工都死了，幸存者中的大多数又自己租上了地，正忙于耕种。布莱基试图挥手让他安静，但拉斯继续说，把之前几周自己的职位带给他的挫折感都发泄出来。"而且，因为死亡的人那么多，需要填补的空置持有地也那么多，夫人的佃农几乎没人愿意在直领农场上干满他们所欠的劳役天数。我曾试过用食物来贿赂，用罚金甚至驱逐来威胁，但都只能让少数几个佃农出来劳作。我们能做什么呢?"他并没有等布莱基回答，"主动要求雇用的人就更少了，可我们要耕作的土地还是那么多，需要照料的牲畜甚至比平常还要多，因为我认真收取了所有的租地继承税。我提供了你认为高得离谱的工钱，外加很好的伙食，但我还是没法勉强找齐愿意工作的人，至于愿意卖力工作的就更少了。出来拿夫人钱的大多数人，都懒惰又顽劣，工作拖拖拉拉，大半天就坐那儿无所事事或者耍名堂。[10] 我不得不把大部分时间花在四处巡视上，催促他们别老坐着。我还不得不雇用女人和男孩来做男人的工作，但即使他们，也要求过高的工钱。"

194   约翰·布莱基被惊得说不出话来，终于开始表现出更多的理解了，他举起手，对庄园看守官的困境略表同情。但拉斯没有满足："我要做的是不可能完成的工作。而且，不管怎么说，我只是庄园看守官，没有被选为庄头。我在做着庄头的工作，而且远远不止于此，但我并没有收到作为庄头的薪水，更不用说我因为尽职地服务于夫人的利益，遭受村子里几乎每个人的恶语相向，理应得到额外的钱和好处了。"

拉斯做庄园看守官已有三年，从职位上也挣得了可观的收入。从罗丝夫人那里，他得到了土地租金减免以及现金和谷物形式的其他礼物，但更重要的是，作为庄园法庭的一名官员，他从那些不得不出庭的人那里收取了许多小额礼物，这帮人要么违反了村里规章，要么想拉关系。为了大约半个便士，杰弗雷多次忘记提交非法侵入的案子，或者忘了报告某人偷逃劳役，忘了报告酒馆违反禁令用未经测量的杯子和罐子供应啤酒。若是为了一笔更大的报酬，他总是愿意帮助恶棍们协商降低罚金，而对于需要在法庭上得到信誉良好人士正式支持的村民，他总是愿意做担保。眼下，他下定了决心，他要留任。目前的混乱状况下，很可能有机会得到更大的回报。

疫情肆虐的时候，罗丝夫人避居在她偏远的庄园府邸里，消磨了一些时光计算她家佃农的大量死亡可能带来的利润和损失，尤其是作为遗产税收上来的牲口会给她赢取多少横财。在她的大总管前往沃尔夏姆庄园之前，她就详细指示他，有必要汇报清楚，作为从每个死亡佃农的不动产中收取的租地继承税应该交给她的每一头牲畜，以及如何保证交上来的确实是最好的牲畜。她还坚决要求，要好好照看并且养肥所有充作租地继承税的牲畜，然后把它们送到一个靠谱的牲畜市场，卖上最高的价钱。她知道，她在沃尔夏姆庄园的相当部分佃农真的有财力拥有一些非常好的牛和马。她把最近几年的法庭卷轴和财务卷轴都放在庄园中一个大箱子里存着，此时便拿出来翻看。她发现，每头母牛一般能给她赚 8 先令或 10 先令，而母马、牛犊和肉牛每头大概赚 4 先令。即使她的佃农只有 40 人死于瘟疫，她也将收到很多钱，超过租子的损失以及她农场上的农产品销量损失。

但现在，大总管惊得坐在那儿一动不动，听杰弗雷长篇大论、细致入微地讲述着，为何罗丝夫人的美梦很难成真。他不得不承认，不少细节听上去言之有理。首先，杰弗雷称，充作租地继承税的牲畜确有拖欠，但事实证明不可能把它们都收上来，不仅因为他找不到时间或帮手去做，而且因为他不能总是发现谁死了。杰弗雷还理论道，尽快把这些牲畜从空置的农场收上来固然很重要，不然它们就可能死于事故或饥饿或者被偷走，但目前看来，最好还是把

195

它们遗留给新的佃农，因为他并没有合适的途径照看它们。他无法雇到一个可靠的牧人，庄园的兽栏都满得塞不下了，他不得不把牲畜丢在随便哪块现成的空置田地里。

大总管问："你为什么没有卖掉它们？"杰弗雷大笑："我试过，但报给我的价钱低得可笑，我知道你不会接受。最多是疫情前他们给的一半，但往往还要少得多。[11] 等着出售的牲畜太多了，买家又太少了。只要在村子里四下看看，你就会发现无主的羊甚至母牛四处游荡。"布莱基想要插话，但不太知道说什么。所以杰弗雷继续："另一方面，不管我们能得到什么出价，也许都该把它们卖掉。因为它们吃得太多了，结果夫人自己的牲畜都缺饲料了，这会让她的母牛产奶量下降，绵羊的羊毛变粗糙，公牛丧失气劲。不管怎么说，许多充作租地继承税的牲畜都状况很糟，很可能生了这样那样病，所以它们会传染夫人的家畜。"

大总管竭力控制自己别发脾气，一言不发地听着，但他打心里拒绝接受杰弗雷的话或相信他的能力。接下来的几天，他带着庄园看守官在村子里转悠，看看牲畜的价格，尝试雇到足够的男女帮工照看夫人的牲畜，给她的地除草，清理沟渠，搭建新护栏，并对直领地上的建筑进行大修。当他们走到教堂对面的绿地，发现那里几乎荒废了，原先每天清晨男人和女人都聚在那儿供人招用。现在那里的人少得可怜。出于无奈，他们向这些人提出了惯常的工钱水平，即每天一个半便士，没有食物，结果被羞辱了一番。他们表示，想要雇他们干活，就得支付每天 3 便士，还得是良币，不能是剪边币，外加一顿好的餐食。大总管随后带着杰弗雷去了最近的啤酒馆，他们在那里发现了许多身体健康的年轻男女在饮酒和赌博。

他先宣布自己是谁，并要求他们所有人都站起来，然后向男人们提出只要他们马上跟着庄园看守官去直领地，就能得到每天 2 便士加一顿含面包和浓汤的餐食。但没有人接受。他就奉劝他们，提醒那些男女，他们作为罗丝夫人的农奴，有义务在她需要的时候，按她认为合适的工钱为她工作。大多数人找各种借口推脱，但有两个人不情愿地答应按每天两个半便士去工作，只要中午给他们一顿热饭，配上丰盛的肉片。[12]布莱基同意了，但明白表示，他只会在今天按这些条件雇用他们。

在他们走回农场的路上，杰弗雷夸赞大总管能以这么便宜的工钱找到工人，还温和地建议他应该说服他们签一个长点的契约。"时过境迁。疫情肆虐的时候，这些下等的家伙亲眼所见，即便干着最卑微工作的人都能够要求三倍、四倍或五倍的平日工钱。他们亲身尝到了财富的味道，就不再愿意接受过去的工钱了。如果他们能从埃德蒙·德韦尔斯的管家那里拿到的钱比我们提供的多得多，他们又怎么会愿意呢？何况村子里和村子周边还有许多大大小小的农户，他们需要帮助，也付得起钱。"

似乎这还不够，当布莱基疲惫地走到自己的住所，发现夫人那个暴脾气的犁夫在等着他。犁夫轻蔑地拉扯着身上不起眼的赤褐色外衣和脏兮兮的白色衬衫，兴奋地宣称，埃德蒙·德韦尔斯刚给了他的犁夫一件色彩鲜亮的紧身上衣和长袍，还有一条饰锡的腰带，那是埃德蒙爵士那个死于瘟疫的庄园管家第二好的服装。[13]然后他提醒布莱基，罗丝夫人是比埃德蒙爵士大得多的领主，如果她的奴仆看上去邋里邋遢，她的名声可能受损。所以他厚颜无耻地要求得到同样档次的制服，好激励他更努力地为他的夫人工作。布莱基命

197

令他滚蛋，犁夫于是威胁，如果他得不到他应得的，他不会留下来承担休耕地的犁地工作，而如果要按时种下冬小麦（见图32），就必须在接下来几周内完成犁地工作。

到沃尔夏姆庄园后所看到和了解到的一切，都让布莱基深感忧心，他彻夜未眠，但也没有浪费时间，因为到早上他就做好了决定。夫人的农场和上面的建筑都迫切需要修缮，需要马上花费大力气挽救它们免于沦为废墟，因此，他不得不暂时做出妥协，只要世界恢复正常，就很容易扭转过来。他不会做任何可能永久削弱夫人权利的事情，但他会做采取必要措施阻止迫在眉睫的沉沦。因此，首先，他允许庄园看守官同少量工人按照他们要求的任何工钱水平达成协议，前提是他要认真记下他们的名字、他们的工作天数、给他们的付款金额以及其他好处。他告诉拉斯，任何情况下都不要把他扯去亲自跟乡巴佬谈判，而他私下发誓，一旦形势恢复正常，他会一个不落地报复向他多要钱的人。下午，一个年轻的挤奶女工助手要求，米迦勒节结账的时候，要多付给她1先令现金。为了显示权威，也为了吓唬其他人，布莱基下令解雇她。那天晚上晚些时候他才知道，高级挤奶女工在前面一天同一个年轻的雇工跑掉了，到别处碰运气去了。

约翰·布莱基已经花了过多时间和雇工斗嘴，现在需要解决好佃农的农地问题。在他为罗丝夫人工作的所有这些年里，他还从未亲自应对过眼前这样的任务。在他当大总管期间，沃尔夏姆庄园每年只有五到七名佃农死亡，他以前在每次法庭审讯中最多也就处理过少数几件持有地继承案子。然而现在，他估计，已有几十个佃农

死去，一些在他印象中头脑清醒又可靠的见证人宣称，每两个人里 198
头只有不到一个活了下来。

　　大总管的当务之急是，需要收集关于每一块已空置或已转手的
持有地的确切证据。这必须包括前佃农的名字，租用的不动产所产
生的应付租金和其他义务，最好的牲畜是否已经作为租地继承税被
收取，正当的继承人是谁，继承人是否被找到以及他是否已经占有
了土地，还有应该支付多少土地转让费。要获得这些信息，就不得
不在村里进行大量系统而具体的调查。调查从约翰神父开始，他应
该知道所有的死亡数字。布莱基是一个务实的人，他随身带着一部
许多年前编纂的庄园租佃簿，上面一条条列着持有地的情况，相关
的佃农，以及租金和应履行的义务。[14] 一段时间以来，他就在催着
起草一部新的租佃簿，但罗丝夫人和她丈夫一直拖着不同意涉及的
费用。尽管他手上的这份记录早就过期，但他要想奋力编纂一部关
于庄园及其变故的准确而完整的记录，它仍会被证实为一个重要的
工具。约翰·塔尔博特几周前主持高厅庄园法庭时曾犯下低级错
误，他也听说了，还被逗乐了，决心不重蹈覆辙。

　　但村里事务的方方面面都一团糟。死的村民太多，一次次切断
了持有地和农舍的继承链，造成各种各样的停顿和困惑，这种停顿
和困惑使得正确识别继承人成为一项艰巨的任务。每一块租用的不
动产都要按照准确序列遵循血统传下去，若妻子、儿子和女儿随同
父亲一起去世，就要找到逝者的兄弟、姐妹和孙辈。如果要找的是
近亲，又住在沃尔夏姆村或附近，任务就比较直截了当。但如果一
个也没有，就得找到甥侄、叔舅或同辈堂亲表亲，不管他们住在哪
儿。最后，即便依据村民的证言，找到了合法的远房继承人，如果

他们不住在沃尔夏姆村，也很少有机会及时发现他们是活着还是死了。

199　　　　布莱基知道自己需要协助，他决定任命一个陪审团（panel or jury），由村里最杰出的成年男性组成。选人的标准是，他们的智慧和诚实要得到社区领导者的首肯；他们还要能够围绕庄园及其家家户户乃至过去几个月发生的可怕事件，提出有针对性的问题并且汇集他们这方面的知识。但真正着手这样做的时候，布莱基很快发现，找到合适的陪审团成员出乎意料地困难。自打大总管上任以来，沃尔夏姆庄园一直运转良好，变化的步伐相对缓慢，从来不难找到有经验且有一定能力的人选来负责庄园的主要管理职位、宗教法庭和陪审团。但现在，以往那些满足职位要求的可靠而有见识的人选许多都死了，疫情中幸存下来的少数几个聪明能干的成年男子，又有许多其他事务要操心。因此，费了好大一番功夫，大总管和杰弗雷·拉斯才得以凑齐一个 15 人的陪审团。许多比较新的居民急切地想要参与社区服务，首次获邀行使这种权力让他们深感荣幸；许多老居民也希望参与服务则是为了保证秩序得到恢复，让习俗得到严格遵守。这些都有助于陪审团的组建。此外，还有一两个人夸口称，他们将利用自己的职位来监督大总管和夫人的行为。

　　接下来几天，陪审团花了大量时间收集信息，而约翰神父在提供死者名字上帮了最大的忙。但当大总管跟陪审团会面时，他发现手里的太多信息都是凭空猜测、道听途说或片面的。虽然不情愿，他也别无选择，只能努力借助出庭的村民来进一步佐证，他的办法是要求与会者对记录加以确认或修正。布莱基还开始意识到，即使是一次成功的庭审，也会留下大量有待完成的事务。陪审员们尝试让大总管认识到，村里流传的引人注目的流言是真实的，即许多农民拒绝耕种他们继承到的土地。但他轻蔑地反驳他们："乡巴佬一向是能够得到随便什么样的边角地，就会种什么地，即使是最贫瘠的地，也不管我开出多少租金。这么说吧，如果他们太愚蠢，不知道什么对他们自己好，我会让他们识趣。说白了，这些继承人都是夫人的农奴，我才不管他们是不是逝者的亲属呢，无论我的夫人希望何种租佃形式，我自有合法的手段强迫他们接受，并且承担由此产生的租金和义务。我不会袖手旁观，让夫人的权利和权威遭受丝毫挑战。"[15]

200

　　然后他指示他们告诉沃尔夏姆庄园的所有佃农，法庭很快就会开庭，就在在下周一，也就是 6 月 15 日一大早。他给约翰神父送了信，让他周日在教堂宣布庭审的消息。

第 13 章

1349 年 6 月 10 日至 20 日

如此惨重的死亡，[1]自然有可能引发困惑并且造成社会失序，但同样引人注目的是，社会和经济内部的力量在努力恢复稳定方面体现出了怎样的速度和能力。在一场极其猛烈的流行病结束后几天或几周之内，就能编纂出完整度和准确度都值得称赞的记录，这就证明，从基层的庄园直到王国的大规模官僚机构的许多行政架构，它们固有的流程是有效率和可持续的。其中一份记录，是沃尔夏姆庄园法庭于 1349 年 6 月 15 日开庭的庭审卷轴，[2]那时疫情还没完全平息。在这份卷轴里，一共有103 名佃农的死亡记录，几乎无一例外都提供了下列信息：死者的名字，租佃的具体情况，是否缴过遗产税（即租地继承税），如果缴过那么缴纳了什么，继承者是谁以及他们是否已经继承了，如果继承了那么他们缴纳了什么样的土地转让费。沃尔夏姆是一个相当大的庄园，但毗邻的雷德格雷夫甚至更大，那里1349 年 6 月的庭审卷轴以相似的方式记录了 169 名佃农的死亡情况。在如此困难的情境下，究竟是怎样以这般令人称赞的速度和准确性收集和呈现所有这些信息的，我们知之甚少；但是，确认继承者的工作必定特别艰巨，因为有那么多的继承链不断被突然的死亡打断，还有那么多的继承者是并不住在庄园范围的远亲。

202　　疫情退去后的几周和几个月内，有相当大的可能发生严重的断裂甚至骚乱，但出乎所有人意料，虽然英格兰全境大概有一半的佃农死亡，但空置出来的大多数持有地都被迅速填满。对包括沃尔夏姆和高厅的诸多庄园法庭卷轴进行的细致研究显示，尽管极高的死亡率使得持有地传给儿子和遗孀的比例大幅下滑，因为近亲也经常在疫情中死亡，但有大量的新佃农补充了进来，他们通常是更远的亲属，也来自不相干的人，后者或是想要首次获得土地，或在目前的持有地之外还想多多益善。同样顺理成章的是，继承土地的女儿数量也大幅增加，因为她们的兄弟都没能活下来。

　　每一座庄园复苏的速度和完全性，很大程度上依赖于领主和他们官员的应对措施的效力，以及削价出售的土地的吸引力。大体而言，领主们反应的灵活性都让人称赞，他们迅速意识到，就租金、费用和其他租用条件做出妥协，通常符合他们的利益，他们不能冒险让现有以及潜在的佃农去往别处寻找条件更优惠的土地。农民的社区文化同样有助于向常态化的回归，在这种文化中，无地者处于社会等级制度的底层，掌握的土地数量则是财富和地位的衡量尺度。

　　然而，虽然这种延续性让历史学家印象深刻，巨变的规模仍旧令当时的人们茫然无措。黑死病结束后的几天、几周乃至几个月里，由于领主和农民都在花力气弄明白发生了什么，并决定如何应对，理所当然出现了大量乱象。死亡规模之大，导致土地和劳动力的相对稀缺关系发生剧变，并为永久改变领主和农民之间的政治和经济权力平衡提供了强大的潜在力量。但在短期，在沃尔夏姆村，普通人更感兴趣的是好好享受他们新得来的选择自由——要不要接手一块相对不太有吸引力的地块，或者他们希望在何时以及按多少工钱劳作。

6 月 15 日是星期一，第一缕阳光出来后不久，沃尔夏姆村的佃农们就犹犹豫豫地慢慢走进罗丝夫人的大谷仓，同时紧张地环顾四周，看看他们的哪些朋友和熟人活了下来，他们的哪些仇人死了。尽管许多人在疫情肆虐之时因为担心传染而退出了社区生活，消息仍然得以相当有效地传播开来，即便最深居简出的人都不可能不清楚村子里已然发生的巨大变化。不过，短短三个月前的庭审中还曾露面的许多人都不见了，这一幕仍然让人深感痛苦；而大量年轻又通常陌生的面孔出场，也让人颇感迷惘，这些陌生人是来接受死者的土地并且接替死者在社区的位置的。往年，总是同一群审慎而又精明的人物通过众多的决策指导法庭和社区的运作，如今放眼望去，这些人似乎大多数都不在了。现在，谁来确定村民共用地上的耕种流程，评判惯例，在庄园贯彻法律和秩序，同夫人和她的官员进行交易，以及在需要的时候调解村民之间的关系？有家底、有见识人士的等级遭到了无情削弱，他们曾经担任着庄园的官员、契约的保证人、弱势人群履行义务的担保人以及争端的调停人，人们曾经指望他们根据牢靠的记忆、旧有的习俗和久经考验的惯例来解释是非曲直。此外，许多，或许是大部分最富的居民都死了，他们精美的宅邸、广袤的土地和众多的牲畜，现在都落到了年轻的儿子、女儿、孙子甚至完全陌生的人手里，他们都急于得到认可成为这些让人嫉妒的财产的合法所有者。

　　法庭的书记员坐在桌子边上，背靠着谷仓的东面墙，郑重其事地展开了法庭有史以来最长的皮纸卷轴，全长整整四英尺。因为预计到要记的事务空前之多，他特意给加长了。然后，大总管约翰·布莱基颇为夸张地拿着一大捆卷轴和一些零散的皮纸走进来，坐到了书记员桌子旁的一张高高的橡木椅子上。他立刻要求会场安静，并宣布罗丝夫人的丈夫休·德萨克斯汉姆爵士已去世，罗丝夫人现在是庄园的唯一持有人。他要求他们为休爵士的灵魂祈祷，然后迅速转向接下来的议程。大多数与会者是第一次出庭，布莱基向他们强调，疫情中死去的大批佃农留下了一堆后事，因而有大量的议题急需处置。

　　出庭的人开始互相嘀咕，谁已经死了谁还活着，布莱基厉声要他们闭嘴："我们今天不得不处理的死亡人数可能超过一百个。对于每个死者，都必须确定合法的继承人，我和我的书记员也有责任收取遗产税和土地转让费。我们还要记录，继承人是否已经同意了自己的持有地情况，如果他们还没有，将安排土地托管。"然后，大总管极其庄重地宣布："从今以后，本庭编制的这一大型卷轴将成为本庄园持有地之永久记录，因此其中的信息必须准确，我也要求你们所有人保证如此。"

　　布莱基事先就已认定，最好的处理方法是宣读每一个去世佃农的名字，他持有的租地，以及作为租地继承税应当交给夫人或已经交给夫人的牲畜或款项。解决完这些之后，他会邀请陪审员继续处理更加困难的议题，即谁是继承链上的下一个接管农场的人，他是不是在庭上等待着得到认可为合法继承人。如果他在，他需要宣誓效忠；如果不在，就要下令让陪审员做进一步调查，找到有义务接收持有地的人，若有必要，就辅以武力威胁还有扣押房地产。通常，大总管会严格禁止人们在庭审期间闲聊，也严禁在处置法庭事务之时插嘴，他对此施加的高额罚金可是出了名的。但这次，他敦促出庭的人们不仅要认真聆听每一项宣告，而且只要他们确信自己听到的任何陈述的任何环节有误，都要毫不犹豫地告诉他。他还鼓励那些懂行的人，在接受提问时不要害怕回答。但是，他警告，他们只能在确有把握的情况下提供信息，但凡有无知或捣蛋的家伙插嘴，浪费了法庭的时间，就要面临巨额罚款。

　　重要的庭审事项随即展开。首先，陪审团通过他们的首席陪审员杰弗雷·拉斯正式开始了陈述："约翰·赛雷死亡那天，还持有因为给领主效力或是劳作而从领主那里得到的一处宅院和 12 英亩土地，在他死后，领主带走了一头怀孕的母牛作为租地继承税。"当大总管询问母牛值多少钱时，庄园看守官的回应是无法回答，因为有那么多牲畜等待出售，何况他也不知道究竟能不能卖掉它。众人对这个说法点头表示同意。杰弗雷继续报告称，约翰的儿子亚当是血缘最近的继承人，亚当也已适龄，按照庄园的传统，有权在支付租地继承税后接手他父亲持有的土地。布莱基随即示意亚当·赛雷上前。亚当跪在大总管面前，双手合十，宣誓对罗丝夫人效忠，举荐自己成为她忠诚而顺从的农奴。

205

"成功！"布莱基心想，"如果所有事务都像这样顺利进展该多好。"但他知道不会。陪审团的下一项陈述涉及亚当·哈登之死，他持有一间农舍和一个园子。他家中的一匹母马已经作为遗产税被牵走。但继承人，亚当的兄弟威廉，还没有接手这块持有地，他也不在庭上。大总管询问威廉在哪儿，人们声称他住在仅仅几英里外，而且他知道他兄弟的死，但不愿前来。

"这不容姑息，"大总管宣布，"下令找到威廉·哈登，押来沃尔夏姆村接收他兄弟的持有地，并支付所有需要支付的费用。"

下一条继承则进展顺利，也非常值得称赞，因为陪审团不仅特别负责地确认，贝里圣埃德蒙兹的艾丽斯·弗朗西斯是尼古拉斯·弗朗西斯的持有地的继承人，而且让她接受了。艾丽斯是马格丽特·弗朗西斯的女儿，马格丽特许多年前嫁给了贝里行政区的一个自由民约翰·哈蒙德，从此过着优裕的生活。现在，通过一名律师，这位年轻的妇人正式接受了尼古拉斯的房产和 3 英亩多一点的地，并同意支付一头母牛作为遗产税，但要在它生下小牛后。

但是很快就不那么成功了，因为由陪审团确认的接下来两个继承人，至今还没有接受他们有义务继承的持有地。第一个是约翰·罗布，他干脆就没到沃尔夏姆村来接受他姐妹玛蒂尔达的面包房和半英亩地。罗布的缺席对大总管来说是个麻烦，但还不完全算意外，因为他不住在村里，在场的人就没几个见过他。可能他还没有听说他姐妹的死讯，或者他自己也过世了。但是，约翰·弗朗西斯直截了当地拒绝接受他死去姐妹的农舍和园子，这个问题就截然不同了。弗朗西斯住在沃尔夏姆村，而且如今正作为布莱基任命协助寻找持有地继承人的陪审团成员之一，当庭坐在布莱基的正对面。

他的行为是在直接挑战罗丝夫人的权威，公然违背所有的习俗和惯例。布莱基气得发狂，决定当庭质问弗朗西斯，希望通过威胁他听命来维护自己的权威。所以他要求其余陪审员发誓，约翰·弗朗西斯确实是他姐妹艾玛的租佃权的合法继承人。他们这样做了，然后布莱基命令他立即接受租佃，并全额缴纳适当的租金和税费。但是，弗朗西斯还是拒绝接受持有地，虽然现在的态度比较躲躲闪闪了，不再公然对抗。大总管担心在公众面前遭遇挫败，决定继续后面的议程，但那样做之前他也威胁了弗朗西斯，他会后悔在这件事上违抗夫人（见图 33）。

布莱基对下一件事务感到欣慰，约翰·迪思的小农舍和土地毫不拖延地传给了他女儿凯瑟琳，因为她父亲没有牲畜，她只需象征性缴纳 3 便士的费用便可以继承下来。随后，法庭将注意力转向德尼斯家族的一系列令人震惊的死亡，该家族的几个分支由此覆灭。沃尔特·德尼斯在疫情初期就死了，陪审员报告，他的 5 英亩地立刻就传给其子罗伯特。但继承后不久，罗伯特也死了。按血缘，罗伯特的儿子约翰是下一个继承人。他就在庭上，于是当场被正式承认为这块地外加一座农舍和园子的合法租户。

村民们已经好一阵议论纷纷，尼古拉斯·德尼斯多有福气，他本就是一个还算富裕的土地持有者，众多近亲的死亡又即将令他收获颇丰。陪审团首先报告，尼古拉斯是他兄弟威廉·德尼斯的遗产的继承人。他感激地接受了威廉在沃尔夏姆庄园持有的 8 英亩半土地，而之前他在高厅庄园已经继承了 1 英亩土地，那是在 5 月末高厅的庄园法庭登记他兄弟之死的时候。随后，陪审员正式确认尼古拉斯是他最近逝去的母亲艾维斯·德尼斯的唯一继承人，他也就顺

207

理成章地获得了她持有的 5 英亩地。要宣读的下一个死者是尼古拉斯的远亲，朱莉安娜·德尼斯。但是这个不幸的家族死亡太惨，尼古拉斯又被确认为继承链上的下一位，这次是一间小农舍加上刚过 1 英亩的土地。但令大总管惊愕的是，尼古拉斯当庭站了出来，拒绝接受破旧的农舍和园子。法庭要求他提供理由，尼古拉斯说，他已经有了足够的土地要耕种，不需要一间废弃的小破屋和长草的园子，更何况他妻子已经去世，他只能自己搭理一切。庭下议论纷纷，不仅因为尼古拉斯无礼地违反习俗，拒绝女性亲属的土地，还因为村里人都知道尼古拉斯已经给自己找了新伴侣阿格尼丝·弗朗西斯，跟自己同床共枕。

　　大总管立刻发声制止闲聊，并胁迫尼古拉斯担负起对农舍和园子的责任。"你是不是不知道，由古至今、从来如此，夫人有权强迫她的非自由佃农接受通过他们亲属的血缘传给他们的持有地？"他讽刺地问，"你是不是不知道，你有义务接受这份地产，让它井井有条，把它耕种好，还要奉上习俗规定的全部租子和劳役？"但尼古拉斯没被吓住，他激动地回答："肯定还有比我血缘更近的其他继承人。我都几乎不认识这个女人。我就是没法打理更多土地了。如果我被迫接受这间破旧的农舍和长草的地块，我可能会被逼得穷困潦倒，还只能无奈放弃已经答应接受的那些持有地。"

　　因为杰弗雷·拉斯没提前解决这个问题，大总管瞪了他一眼，但大总管再次不太情愿地决定，不能在满满当当、难以驾驭的出庭人员面前僵持不下。他搁置了此事，说，"此事还未定案。只能在进一步调查后，根据夫人的意愿定案。"

　　布莱基被这些挫折惹得恼火，宣布短暂休庭。这期间，他假装

208

要查明尼古拉斯·德尼斯的情况。但他心里很快开始考虑，自己面对的任务有多么艰巨，以及沃尔夏姆村的世界已发生了怎样的彻底转变。远在出庭的每个人能够记事之前，习俗和先例就一直指引着土地市场。但是，疫情让这个井然有序的世界陷入混乱，如今村民们正在极力理解新的状况，办法则是选择对自己最有利的行动方案。布莱基意识到，符合佃农利益的，经常并不符合罗丝夫人的利益。

长久以来，租佃权的持有者死亡时，租佃权迅速而顺利的继承从来就不成为问题。无论富人还是穷人，都对土地争抢不休。沃尔夏姆村的土地从来就不足以满足本地常住人口的需要。土地提供必不可少的食物、就业和收入，总是有大群人争逐土地赐予的社会和经济利益。提交法庭裁决的空置持有地和农舍，一直都会很快转到热切希求者的手里，他们几乎总是死者的近亲——通常是他们的妻子、丈夫和已成年的儿子，有时是他们的女儿，非常少的情况下是他们的孙辈。直到疫情暴发，仍旧如此。短短几周前，沃尔夏姆村的继承人都还没有不愿继承土地的。相反，人们跟家族持有地之间的纽带是如此强有力，就连离开庄园去别处定居的人也会一直保持联系，这样如果有近亲去世，马上就可以找到他们。而不愿亲身住进这些农舍或耕种这些土地的那类人，也可以通过把它们转租给寻求向市场供应更多夸特的谷物和更多牛羊的富裕村民，或者转租给无地者以及农场雇工，获得丰厚的收入。然而现在，大量土地和农舍空置下来，原因包括原本在继承链上的人也死了，远亲无迹可寻或者未曾出来认领它们，而最引人注目的原因则是，那些面对这项馈赠的人拒绝接受。

209

几分钟后，布莱基宣布重新开庭，并催促官员加快庭审节奏。但不管他们如何努力，面对大量的死亡和长到似乎没有尽头、急需佃农的持有地清单，要以有序而适宜的方式加以处理成了一项不可能完成的任务。下一个要裁决的事项，是沃尔特·诺里斯的继承人问题。原本以为继承人会是他的儿子沃尔特，但沃尔特几天前死了，没有其他继承人出来认领这份持有地的权利。然后，约翰·德布罗克那块令人向往的、自由持有的 7 英亩农场本该传给和他同名的堂兄弟，此人却没有来认领。不过，亚当·皮德拉克感激地接下了他叔叔杰利科·巴塞洛缪的土地。

随着持有地事务的审理继续推进，大总管忧郁地注意到，在许多案例中，即使找到了正当的继承人，而且他们愿意接受遗产，这些人也没有准备好有效率地独立耕种，原因是缺少经验、工具或资金，要不纯粹是因为太年轻。接下来的几个月和几年里，这将持续给社区带来问题，而且也几乎肯定会给他本人带来问题。另一个重负是由父母过早双亡产生的，这种情况下，年幼的孩子和继承人通常都会成为孤儿。庭审人员查知，约翰·古奇在父母都死于瘟疫时只有 4 岁；塞西莉亚和约翰·泰普托双双离世，他们 9 岁的儿子成了遗孤；约翰·品福尔去世后，他 5 岁的女儿希拉里被法庭指定为她父亲的 15 英亩地的唯一继承人。罗伯特·斯普灵加尔德和他的兄弟沃尔特都死于瘟疫，法庭发现罗伯特的继承人是他的几个年轻侄女，伊莎贝尔和希拉里·斯托纳姆以及他姐妹梅布尔 3 岁的女儿阿格尼丝。法庭必须为所有这些孤儿找到合适的监护人，监护人要照顾这些孩子及其继承的遗产，直至大家认为他们到了能够独立管理的年纪，这在沃尔夏姆庄园和高厅庄园一般要到十五六岁。[3]

　　过去的两个月里，沃尔夏姆庄园见证了许多家庭的消亡，一些已经在教区生活好几代的富裕家庭也完全消失了。陪审团提交的有关老威廉·克兰默持有地继承案的证据，揭示了这个古老家族的遭遇尤其严重。刚过复活节，疫情才暴发几天，阿格尼丝·查普曼就在自己丈夫奄奄一息的时候看到了老威廉·克兰默的送葬队伍。老威廉的独子也叫威廉，没过多久也随老威廉进了坟墓。小威廉·克兰默有两个儿子，罗伯特和威廉，两个女儿，奥利维娅和希拉里，按照庄园的传统，两个儿子平分了他们父亲遗下的土地。然而，陪审团继续报告，最近才跟艾丽斯·特瓦尔德结婚的罗伯特，现在也死了，留下所谓的威廉·克兰默三世成了克兰默家族唯一幸存的男性成员，也是唯一的继承人。可是，当布莱基要求威廉走上前宣誓效忠，威廉的许多邻居说，他在几天前也染上了疫病。人群后方有一个声音大喊，法庭现在不用多费周折了，应该承认希拉里和奥利维娅拥有地产，因为所谓的威廉·克兰默三世病得厉害，肯定会死。

　　进一步的证据表明，沃尔夏姆村当下的疫情依旧比罗丝夫人给他说的严重多了，这令大总管深感震惊，他开始希望自己晚几个星期来了。但眼下，他遏制住恐惧，坚持加紧将所谓的威廉·克兰默三世登记为法定佃农，还特意要杰弗雷·拉斯证实，所谓的威廉·克兰默三世的祖父、父亲和兄弟去世时该交的三份租地继承税都如期上交了。拉斯骄傲地证实，他的确收到了两头小公牛和一头母牛，可是布莱基严厉地告诉他，如果所谓的威廉·克兰默三世不能活下来，他就要准备好从农场上领走另一头上佳牲畜。

　　就在这一刻，布莱基决定休庭就餐，尽管还没完全到正午。他需要定定神，还需要进一步思考，如何处理住在沃尔夏姆村的大批

210

法定继承人拒绝接受送上门来的持有地和农舍这个难题，对此深感惊愕的不仅有他，还包括在这纷乱的一日聚到罗丝夫人谷仓的所有人。随着这一情况的严重性在上午逐渐显露，布莱基改变了策略，从出口威胁转为提供妥协方案，尽管他并不情愿。然而，虽然他反复说过，罗丝夫人已经授权他同意，犹豫的继承人无须全额缴纳惯常的费用就能接管财产，拒绝的情况仍继续增加。此外，顽固分子的公开反抗很快就开始影响到法庭上其他人的行为。即使那些乐意继承的人也不断表达对租佃条件的不满，他们抱怨地租太高，土地转让费太庞大，或者需要到夫人直领农场上履行的劳役负担太沉重。听到有人抱怨自己太穷，建筑物破旧不堪，田地里野草丛生，牲畜疏于照料、状况不佳，以及缺少像样的农具或是购买农具的费用之时，几乎所有出庭人员都嘀嘀咕咕表示同意。他们还反复抱怨，农场上最好的牲畜要被夫人领走充当租地继承税，还要被教会领走充当丧葬费，都让自己雪上加霜。

　　整个上午的庭审过程中，约翰·布莱基因为不得不同这群不懂感恩的下等人讨价还价，感到越来越不安，他在吃着面包片、饮着啤酒的间歇，向书记员愤恨地说："这些低贱的乡巴佬，短短几个星期前还被迫过着苦苦挣扎的悲惨生活，为人辛苦为人忙，现在突然就变得土地成片了，奔头也多的是了。他们已经非分而出乎意料地撞了大运，非但不为自己的好运气感谢上帝，反倒只顾着朝他们的主人抱怨，要求得到更加有利的条件。上帝不会宽恕他们，我也不会。把那些违抗和冒犯我的家伙全都专门记下来。世界回归正道的时候，我要让他们付出代价。"

　　下午的庭审，很快变成人们记忆当中，或者罗丝夫人手里数不胜数的法庭卷轴记录当中，沃尔夏姆庄园耗时最长的庭审。大总管、他的书记员、杰弗雷·拉斯和陪审团继续尽他们所能，有条不紊地逐一审理每一例死亡、每一个案子。大部分时间，无论新佃农还是老佃农都坐在庭下，专心地聆听法庭确认谁死了，谁继承了持有地并成了他们的邻居、耕地伙伴以及他们社区的成员。约翰神父有个钟爱的门徒约翰·科比尔，几年前授了圣职，如今回到沃尔夏姆村继承了他父亲理查德的遗物，他的归来让约翰神父很高兴。[4] 当有人突发横财、权势陡增，人们时不时惊讶地倒抽一口气；而当近亲属中没法找到继承人，事态一团乱麻，大家又露出迷惑的表情。所有人都嫉妒威廉·阿尔文，他没什么能力又无足重轻，但他够走运，就因为跟阿格尼丝和尼古拉斯·戈什都有远房亲戚关系，从他们那里分别继承了一间小农舍和 12 英亩地，以及一间小农舍和 14 英亩地。

212

　　陪审员们要理清的继承链，没几个比沃尔特·兰波伊尔的宅院和 4 英亩地的情形更复杂了，这些都是他在死前不久从威廉·泰勒那里买来的。沃尔特死后没有遗孀或遗孤，所以财产本该在他的三个兄弟罗伯特、西蒙和威廉之间平分。但因为西蒙和威廉也于大约一周前死于瘟疫，他们的份额就在法庭上传给了西蒙的女儿艾丽斯以及威廉的几个儿子威廉、罗伯特、瓦尔特和约翰。这就意味着，六个人对这份 4 英亩的持有地享有权益。但随后，让布莱基恼火的是，威廉的两个儿子威廉和罗伯特出来说不想要这块租地。大总管很沮丧，不想再把法庭的任何时间浪费在这个案子上，于是宣布将案件延期到下次开庭审理。

　　法庭随后又临时宣布，另一个多年来都靠体力活和乞讨勉强填饱肚子的无名之辈，仅仅因为五名甚至十名远房的男女亲属去世，突然意外地继承了一片宝贵的土地。这让村民又发出愤恨而狐疑的抱怨声，他们午休时间享用的浓烈啤酒更是抬高了声浪。成为土地持有者的女儿和侄女、外甥女数量也前所未有地激增，因为她们的兄弟、侄子外甥还有堂表兄弟去世了，这让许多较为年长的男性村民感到惶恐，他们担心变故，也暗自揣度，他们得努力打理好手上的耕地并且充分参与社区事务了。威廉、约翰和罗杰·兰波伊尔相继去世后，他们的姐妹艾丽斯继承了他们曾经一起耕种的整块持有地；而艾丽斯·帕特尔先是继承了她父亲的农舍和持有地，不久后埃德蒙和沃尔特·帕特尔死去，她又继承了一半的宅院和土地。

　　书记员记录完约翰·赫里沃德的继承案之时，放下了手中的鹅毛笔。约翰·赫里沃德继承了他死去父亲持有的一小块地，他应当在一头母牛生完小牛后，就将母牛作为租地继承税上交。此时，书记员几乎已经写满了四英尺长的皮纸卷轴的两面，上面全是三个月前的最近一次庭审以来，沃尔夏姆庄园发生的每一起死亡和每一次租佃权变更的记录。村民们以为这标志着庭审已结束，要起身离开，但大总管让他们保持秩序："在原地再待一会儿。还要为罗丝夫人处理一些重要事务。这场疫情造成了一些重大打击，但还没有让世界走到末日。劣行必须接受惩罚，习惯法必须强制执行。"

　　下午的议程中，许多佃农在大总管面前表现得越来越粗野，大总管甚至不得不勉力满足其中那些温顺村民的要求，这都激怒了他。他已经不情愿地承认，对诸多事务暂时妥协是明智之举，夫人也敦促那样做，但凡事总有限度。他需要表明立场。所以，他派头十足地摆出一副行使夫人权力的样子，仿佛这次庭审再平常不过，而非村庄历史上闻所未闻的一次。庄园看守官和约翰神父曾通知他，自前一次开庭以来有两个妇女生了私生子。[5] 于是他做出裁决，其中一个妇女奥利维娅·库克应当为产下私生子被处以 2 先令 8 便士罚款。然后，既为报复也为显示权势，他罚了非婚产下双胞胎的艾丽斯·帕特尔双倍的数额，毕竟她交好运继承了那么多土地，激起了他的妒火。这前所未有的罚金引发的愤怒和欢呼旗鼓相当，而就在这样的一片嘈杂声里，没几个人能听清楚，约翰·莱斯特因为烤制的面包未能达到要求的标准被罚了 2 便士，又因为酿造和贩卖劣质啤酒被罚了 3 便士。艾丽斯·派伊因为在她的小酒馆售卖劣质啤酒被罚了 6 便士，她的一群常客随即小声喝倒彩回应。最后，为进一步尝试维护自己已在当日的庭审进程中遭到严重削弱的权威，大总管发布了一则针对正准备远走他乡的佃农的警示，声称夫人很快就会要求他们回来参加下一次庭审，他打算就在近几周召开。

村民们离开会场走回自己的农舍或田地时，他们一路经过的空荡荡的房子和农场、造成这种景象的死亡浪潮乃至亲属、朋友和邻居的缺席，都令他们陷入沉思。不管穷还是富，虔诚还是亵渎神灵，村民们似乎有一大半都过世了，世界都被翻了个底朝天。那天晚上，大总管和他的书记员动手准备给夫人的汇报时，也流露出了类似的情绪。他们反复琢磨着巨大卷轴上记下的大量条目，数了数，从距今才三个月的复活节前的最近一次庭审以来，夫人的佃农已有超过 100 个死去。显而易见，卷轴太乱，也不完整，没法就这样呈给罗丝夫人。事务如此繁重，获得充足的准确信息又如此困难，这就意味着，白天的庭审记录上到处是空缺、乱七八糟的涂改和旁注。还需要梳理大量仍未查明的案情，核对大量人名，敲定大批继承人，以及补充大量细节，这种情况下，大总管不得不再待上几天，对陪审员和约翰神父做些调查和面谈。书记员也不得不跟在他后面做记录，并且找时间用一张新皮纸卷准备一份誊清的庭审记录。但他们有些忧郁地思忖，他们恐怕完不成最终的记录了，因为沃尔夏姆村的疫情还没有彻底结束，仍有数量不明的村民染了病，奄奄一息。

约翰·布莱基准备上床的时候，感到极度疲乏和迷茫。尽管他尽了全力，他知道他还是在法庭上失去了人们的尊重。急需解决的大量问题让他应接不暇，然而他处理的几乎每项事务，都比以往要棘手得多。他发现自己不得不跟最低下的乡巴佬讨价还价，他们不仅粗野无礼，而且愚昧无知、不可理喻，也听不进奉劝。老路已经行不通了，新办法又难以捉摸、无从预料。他自己并没有做错什么（当然罗丝夫人可能不会这么想），但还是许多空置持有地留在他手里不能脱手，没人愿意接管它们，威逼利诱都不行。无论是这些地，还是夫人的土地和牲口，他实在没办法以合理的条件雇到任何人去打理。仅仅几个月前，他和手下官员还能任意挑选最强壮和最情愿的雇工，支付合理的工钱就能指望他们长时间努力劳作。布莱基渴望眼下的混乱局面结束，常态能回归，那时，任何空出的土地都会再次迎来许多心甘情愿的接受者，追求工作的男人和女人会远远多于他需要雇用的人数。然而，事与愿违，现实每况愈下。大批土地持有者还有无地的穷人都在提出不通情理又违背惯例的要求，他没办法满足，也不愿去满足。至少，在他同罗丝夫人及其儿子进一步协商，并且接到新的命令之前，他不会退让。

疫情曾给约翰·布莱基带来恐惧，夺去他心爱的人，他已经遭受过可怕的惩罚。疫情还让他对自己的懦弱深怀愧疚，因为对感染的恐惧驱使他在最糟糕的日子疏于照料自己将死的孩子，他逃离了自己的房子，把孩子留给仆人呵护。如今，上帝保佑，疫情在接近尾声，但他发现，照看夫人的地产已变成了一项令人极其不安又极度困难的任务，而在过去，这一直带给他如此多的威望和快乐，当然还有收益。此时的他如果不对贪婪而刁滑的佃农和雇工的至少一部分无理要求做出让步，夫人的地就会放那儿空着，没人耕种，她的地产就会荒废掉；而如果他继续对他们让步，他们就会很快尝到权力的甜头，终究也要毁掉夫人的地产。

布莱基也听到有流言称，国王和他的贵族正在构思一种让世界回归正道、逼迫乡巴佬重新安分守己的办法，这让他稍感安慰。但这不会很快发生，与此同时，他还得说服极不情愿的杰弗雷·拉斯担任庄园的庄头。尽管他提议的金钱和额外福利待遇已经大幅改善，拉斯此时仍旧不愿意接受。布莱基非常痛心地承认，拉斯对于庄园的恢复不可或缺。他非常了解村民，多次担任庄园看守官，过去几天的表现也还过得去，尽管他对待夫人的钱太过大手大脚了。布莱基默默想着，可以用夫人手里的一些空置土地来引诱他，只要以极低的租金短租给他就行。夫人家里死了那么多佣工和家仆，也许夫人可以从他们留下的制服里找出一套漂亮衣服送给他。精美的衣服会满足拉斯的虚荣心，并赋予他更大的权威去对付那些反叛的乡巴佬。当然，大总管也猛然意识到，罗丝夫人给拉斯的衣服，必须远远不如他本人应得的精美套装，这是自己在最棘手的处境下真正出色效命的回报。

216

这时，正当布莱基要拉下床上的床罩，一名仆人敲门并进到他的房间，带来神父的消息，克兰默家族最后一位幸存的男性成员，所谓的威廉·克兰默三世死了。[6]自布莱基当上大总管后，克兰默家的人在沃尔夏姆庄园法庭的几乎每一次庭审中都发挥了显著作用。这个家族在沃尔夏姆村生活的时间，要早于任何人的记忆，或是庄园古老卷轴上的记载。甚至有一片绿地被命名为克兰默绿地，位于教堂路（Church Way）的东端，他们就住在那里。现在，这个家族被毁灭了，整个男系绝嗣了——父亲、儿子和孙子——家族古老而可观的地产将传到女人们手里。

死亡会不会永不消停？布莱基害怕了，决定第二天就离开沃尔夏姆村。次日早上，他要做的第一件事就是给杰弗雷·拉斯下最终指示，再次强调对他而言至关重要的是，持续逼迫那些不愿接受他们土地的乡巴佬，还要让社区做出更坚定的努力追查空置持有地的继承人。此外，他会威胁庄园的官员们，如果他们不着手更加有效地贯彻夫人的权益和村子的规约，就要罚他们巨款；也会威胁夫人的所有仆役，如果他们不能更高效地管理她的农场，就要对他们施以各种惩罚。然后，在中午前，他将踏上返回夫人家的旅程——谢天谢地，那一带已经有一小段时间完全摆脱了疫情。布莱基知道，夫人会责备他提早离开这里，他很快就得回来处置那一大堆尚未了结的事务。但他已下了决心，只有当疫情彻底远离沃尔夏姆村及其腹地的确切消息传来，他才会返回。

第 14 章

1349 年夏季

大规模的死亡让下层社会的自主性陡增，上层集团对此大为恐慌，1349 年 6 月 18 日由国王和御前会议①成员颁布的《劳工条例》②[1]就是这种恐慌的明确反映，而那时疫情仍在王国的许多地方肆虐。这部法律在 14 世纪晚期和 15 世纪得到反复重申，它试图强迫民众在上层集团需要的时候工作，并接受不优于黑死病之前五六年通行水平的工钱以及工作条件。在写给所有英格兰主教的信中，国王和御前会议要求在每个教堂公布该条例，并要求这些教堂的教区长和教区神父应"恳求和说服他们的教区居民，在任何必要的时候劳作并遵守该条例"。强行实施这项条例的企图，在农民、雇工和工匠群体中理所当然地激起了相当大的不满和反抗，他们将其看作领主权的压迫行径，

---

① 诺曼征服后，诺曼王朝吸收盎格鲁-撒克逊人的贤人会议（witan），建立了御前会议（curia regis 或 King's Council），其主要职责是向国王提供政策建议，国王有时也委任某些御前会议成员（councilors）执行某些政策。主要成员包括大贵族、高级教士、高级官员和其他要人。后演化为枢密院（Privy Council）。——编辑注

② 1349 年由御前会议颁布的《劳工条例》（Ordinance of Labourers）被视为英国最早的劳工法规。1351 年，又由英格兰议会颁布了《劳工法令》（Statute of Labourers）来强化《劳工条例》。——编辑注

反映出领主要限制自己的自由，并夺走自己前所未有的增加收入的机会。工钱膨胀现象不限于农民，每个主教都被敦促运用他的全部权力"约束［他的］主教管区内的领薪教士，这些人有样学样，不领到超额薪水就不肯效劳"。

中世纪的世界沉浸在习俗和惯例中，变化通常以很慢的步调发生。社会等级森严，财富、地位和权威的分配极不平等，并得到强大意识形态的强化。许多个世纪以来，世界就在观念上被分成三个等级——劳动者、战斗者和祈祷者——每个等级的成员都重任在肩，要遵照上帝的旨意、为整个社区的利益而尽其所能。在上层集团的眼里，高效的经济、社会的稳定以及文明生活的维续，依赖于从事体力劳动的大众，这是神的旨意。如果社会金字塔底端的大众不履行上帝安排的角色，世界就要坍塌。托马斯·温布尔顿（Thomas Wimbledon）在 14 世纪末写道："如果体力劳动者不工作了，神父和骑士就不得不成为耕种者和牧人，否则就会因缺少维生口粮而死。"

黑死病之前，土地和工作机会不足，有助于让从事体力劳动的大量贫穷大众始终处于恭顺状态，但现在，人口几乎被削去了一半，于是社会和经济秩序遭到了下层社会的所谓贪婪、自私和邪恶需求的严重威胁。巨大的疫情释放出强大的力量，有让社会秩序天翻地覆的危险，受影响的除了农民和雇工，还有教士和贵族。只不过，这被诠释为邪恶的变化，很可能令已经愤怒的上帝怒上加怒，作为回应，他可能会向人类施加更多的灾祸。让这个悖论更加凸显的是，人们迅速意识到：上帝显然出于人类的罪过而做出的极度严苛的惩罚，并没有令任何社会阶层的行为有所改善，恰恰相反，他们进一步堕落了。

有一系列极好的文献记录了 14 世纪英格兰诸多主要商品的价格，它们显示，所有类别的食物在黑死病时期及随后的几个月都极其便宜。1349 年春季和夏季的低价格，肯定反映出疫情和对疫情的恐惧造成了贸易、长途运输严重中断，还有人口萎缩导致了需求大幅减少。所有谷物的价格同时暴跌，大麦、黑麦、燕麦和豌豆从来没有这么便宜过，奶酪也是如此。小麦尽管便宜，但降价幅度并没有其他谷物那么大，这个事实很可能源于收入改善的幸存者吃了更多的小麦面包，部分取代了使用较低劣的粗粮制作的大面包。庄园的账目显示，每种农场动物都价格大跌，许多情况下跌到了 13 世纪初以来从未有过的水平。相形之下，布匹、衣服、钉子和轮子等制成品的价格飙升，原因是生产它们的工人工钱大幅上涨。

再次提醒读者，本书的讲述者是一名受过教育的人士，写作时间在黑死病结束后不久，他是从知识精英和宗教精英的视角叙事，也表现出他们对于新秩序，尤其是对于咄咄逼人的农民以及平信徒构成的威胁的恐惧与愤恨。

219

黑死病仅仅在沃尔夏姆村肆虐了两个月出头，但就在这么短的时间里，它收割走了村子的一半人口。在 4 月末和 5 月初的死亡高峰期，任何理智的村民都觉得整个人类可能要灭亡了。在那些黑暗的日子里，在那些还未死去的人们心中，只有一个认识滋养了世界或许不会终结的微渺希望，那就是虽然疫情重创了英格兰的其他地方以及海外，但还没有毁灭一切。事实证明的确如此。在 5 月的下半月以及 6 月初，死亡的激流放缓了脚步，刚开始不易觉察、有起有落，随后就更为明显了。6 月 15 日那次史诗般的法庭审讯统计遇难者的人数时，疫情那可怕的威力已经在迅速减退，到了 7 月中旬，死亡已经停止。上帝命令疫情离开，它也就顺从地接着去摧毁英格兰北部了。[2]

村民们摆脱上帝残酷的大清洗的时候，他们就像从地牢里解放出来的囚犯见到阳光一般眨着眼睛。但当他们有时间思考自己面临的新窘境时，迷惘和负罪感涌上心头，欢欣的庆幸中又混杂着深深的失落。在幸存的喜悦多少趋于平静后，痛失亲人和那么多熟悉面孔不复存在造成的震撼，还有对于世人皆死我独存的忧虑，都加剧了。那些值得珍爱和信任的家人、朋友和邻居再也不在了，不管是找他们借食物、金钱还是农具，都帮不上忙了，也不能相伴相随、彼此关爱了。社区的许多领导成员也过世了，连同那些人所共知的权威人士，还有领主和教区的官员。当然，还有些家庭会大呼不幸，因为自己的某个对头、仇敌或一两个债主活下来了。

220

周围其他村镇以及更远地方沦为废墟的消息大量涌入，让沃尔夏姆村民更加惊愕不已。似乎没有哪个社区能逃脱这场灾祸，处处都遭到严重打击。据说贝里的街道已然荒废，那儿许多漂亮的房子无人居住，市场乏人问津，货摊和店铺既缺少顾客又短缺商品。宏大的修道院损失了 40 名修士、大部分教士和仆役，据说他们正在急切地寻求教皇许可，让修道院学校的男学生立誓修行，正式加入他们团体，补充那些离世的德高望重、谋深虑远的圣者空出的位置。不过相比诺维奇的多明我修会，圣埃德蒙兹的状况已经好多了，前者几乎已被扫荡一空。[3]

村庄生活中的那么多"路标"都迁移或转换了，让人们手足无措。在这个新世界里，面对各自的新处境，人们不断发现自己全无准备，尽管机遇就在眼前，他们往往欠缺充分利用这些机遇的经验。他们中的不少人现在有颇为可观的农地要打理，但既不了解多少耕种知识，又没有操持各种农事的技能。新佃农通常不太善于犁地、刈草、放牧或耙地，也不怎么知晓如何判断土壤质量、选种或照看生病的禽畜。许多人之前握有的土地至多是一块小园子，靠着打零工和跑腿来混饭吃。现在轮到他们发号施令了，不光要料理自己的私事，还要处置别人的事务。

让人泄气的是，那些现在握有大把土地的人，手上通常缺少充分利用土地的现钱。疫情到来前几周，因为恐惧感染，工作、旅行和贸易模式都被打乱，钱就一点点花掉了。而在疫情暴发期间，人们没日没夜急着求生、祈祷和照顾病人，而不是赚钱。然后，等到自己出来继承的时候，继承人发现家里的两头最好的牲口都被领主和教会牵走了。失去这些母牛、马、公牛甚至羊，意味着丢掉了能当作食物并出售的牛奶和奶酪，往往也丧失了拉车或牵犁的工具。不仅如此，领主和夫人要求他们支付一大笔土地转让费，然后才能认可他们的租佃权。

当然，许多最贫穷者哪怕在疫情期间做着低贱的工作，也能挣到高额工钱，这让他们有所受益；可是，比起为有效利用农场、农舍而置备各种物件的成本，他们赚到的钱就不算什么了。而较卑鄙的那类人，先是在照看病人或处理遗体时漫天要价，趁机打劫家境

221

比他们好的人，随后又很快到酒馆和妓女身上把大部分不义之财挥霍一空。

村民们享受到了新得来的自由的味道，沃尔夏姆村的各种束缚也开始放松。但是，新世界刚刚到来，混乱和困惑还随处可见。史无前例的剧变席卷了整个依旧茫然无措的社区，无论对习惯了枯燥而艰苦的日常生活的卑微民众，还是对拥有更多财富的较幸运的村民，都既带来了可怕的挑战，又带来了一系列选择和机会。疾病的离去，让幸存者摆脱了对死亡的令人窒息的恐惧，但此生未有的残酷经历，不可能在几个星期或几个月内就被抛之脑后。不管是领主还是农民，幸存者们都觉得很难理解所发生的一切的意义，很难区分现实和幻觉、希望和陷阱。

对于心烦意乱的沃尔夏姆村民来说，生活从来没有这么忙碌过。要做的事从来没有这么多，做事的人却从来没有如此少。村子奋力回归常态的时候，每个人都渴求支援。只有少数人够幸运，没有失去伴侣、父母、儿子、女儿、兄弟和姐妹的宝贵帮助，可以在他们的家里、地里和每天的生活里一起完成各种各样的工作。失去妻子的男人发现，家里和场院里的责任让他们没法去地里劳作，而假如他们有孩子要照顾，负担还得大大加重。寡妇尽管在应付家里和地里各种各样的工作上很有经验，但现在地里的活更加繁重了，她们不得不独自苦苦支撑。既然干活的人更少了，干完活的时间也就更长了，而那些不得不独自劳作的人发现，许多工作都不可能单枪匹马完成。但极少有渴求支援的人能雇到足够的帮工，即便找到了人，工钱也难以接受。

在沃尔夏姆村找活干的人数，减少到令人吃惊的程度。之前干　222
上一天能够领到一两个便士就心满意足的小持有农，自己已经有了
够多的土地和禽畜要照看。疫情前愿意当雇工的主要是无地民众，
现在大多数都消失了，一半进了墓地，剩下的许多离开了村子。留
下来的人中，很多也获得了自己的地，一些是通过继承，另一些是
通过承租其他佃农富余的大大小小的地块。这样一来，他们之前给
他人做雇工的大量时间，现在都用于耕种自己的土地了。

当然，还有些村民要么出于自愿，要么因为霉运，仍然没有
地，他们继续依靠出卖劳力而过活。然而，他们不再是曾经那群不
知疲倦、低声下气的辛勤劳工了。[4] 就在不久前，他们还乞求雇用，
如果他们足够幸运找到了活，就乐意吃苦流汗。现在，1349 年的夏
天，工钱比以往都要高，各种食物也通常供应充足、价格低廉，于
是，这帮卑微的家伙可以自行选择何时干活，为谁干活，以及付出
多少力气干活。尽管仅仅几个月前，若能获得一份带食宿的一年期
农场仆役契约的保障，这些男男女女就会兴高采烈，现在他们却经
常选择自由身，根本不屑于接受这种契约的束缚，他们相信只要找
适合自己的零活干，不仅干得少，还能挣得多很多。疫情后的几个
星期和几个月里，这一点得到了证实。于是到处都有这样的乡巴
佬，他们发现一周只要工作三四天就足以谋生，便不肯汗流浃背干
上五六天。因为找不到全职的成年仆役来帮忙，农舍和土地的租户
无可奈何，只好试图用男孩和女孩来取代。但跟疫情前的情形截然
不同，父母们现在通常选择把他们的孩子留在家里，家里有许多活
需要他们干。不管怎样，即便那些成功找到某个孩子帮忙的人也发
现，这些年轻人再也不肯像他们的前辈那般卖力干活了。

因此，到处都有一堆活没人干。这里边不光有那些可以合理延后的活，比如修围栏和挖沟渠，还有些工作对于让土地和上面的牲畜拥有最大产出不可或缺，如施肥、锄地、拔草以及照看羊和牛的疾病。这种打理不够的状况，不仅发生在领主和夫人的大农场或富裕村民的大块农地上，普通人的小块持有地也是如此。由于时间和人手都不够，原本可以种植像样庄稼的土地经常被改造成糟糕的草场，哪怕长在肥沃的大小地块上的庄稼，也完全得不到之前那种悉心的照料。

那些从疫情中幸存下来的人，生活已被撕得支离破碎，他们习惯的日常生活模式也已迥然不同。即便沃尔夏姆村的人们不再接踵死去的时候，对传染的恐惧也没有停止。沃尔夏姆村周边地区的情况还不完全明朗，由于疫情继续在英格兰以北和以西肆虐了好多个月，这个事实推动了各种悲观的流言不断涌现。因此，在1349年夏季和秋季，人与人以及地区与地区之间的贸易恢复情况仍然断断续续，既因为人们不愿长途旅行，也由于大量彼此熟悉的批发商和运货人死去。之前繁荣的市场现在吸引不到几个买家和卖家，再也不可能指望在那里找到自己想要的所有货物，也找不到准备购买自己想出售的商品的零售商和批发商。这意味着原本要运出沃尔夏姆村卖掉的大部分食物仍旧留在庄园里，既然买方减少了，食物价格就有了可能便宜到异乎寻常了。甚至在夏末，新的秋收之前不久，通常是一年中食物最昂贵的时间，此时仍有充足的谷物。于是，既然有那么多工作可以提供前所未有的工钱，沃尔夏姆村没几个人填不饱肚子的。

但是，远非所有商品都便宜而充裕。任何需要劳动力生产的东西，如鞋子和靴子，甚至制作它们的皮子，很快就变得非常昂贵。大量工匠——鞋匠、织布工、裁缝、鞣皮工等等——在沃尔夏姆村和周边村镇消失了，那些从疫情中幸存下来的工匠只想用自己的商品取得超高回报。但是，虚荣心同样驱使着服饰价格更加高昂。就连卑微民众因为钱包里有了一点闲钱，也急于获得超出自己地位的物件，模仿更高阶层的装束。结果，一双先前只要几便士的相当普通的鞋子，现在要花 10、12 甚至 14 便士，普通布料的价格也至少翻倍了。[5]

224

然而，新生活并不仅仅关乎工作、金钱和物品。珍视且信任的伴侣、家人、朋友和邻居的远离，给幸存者的生活留下了痛苦的空白。对爱与陪伴的需求，以及对现实支撑的需求，促使大批新寡妇和新鳏夫仓促寻找新伴侣，疫情后的几个月，公开但非法的结婚数量以及男女同居数量暴涨。这种冲动的行径让沃尔夏姆庄园和高厅庄园的领主，以及神父都极为不悦。前者是因为许多婚姻的订立都没有获得罗丝夫人或埃德蒙以及马格丽·德韦尔斯的官员的许可，甚至没有知会他们，由此逃避了婚嫁费；后者则因为婚姻是一件庄严圣事，只有经过个人和宗教方面的充分考虑才能订立。但现在，历史悠久的礼节和祝福都以一种自私和罪恶的方式遭到置之不理。

在沃尔夏姆村，村庄生活中的许多常规方面变得更困难了，因为那么多经验丰富、处事审慎的男男女女死去，又有那么多未曾谋面的新人到来。无论在教堂还是在田地里，组织基本的社区活动突然变得比以往任何时候都困难得多。庄园和教区事务停滞不前，惯常的财富和权力等级已被搅乱。不仅有一半的人要求填补村里留下的管理岗位空缺，而且如今住在沃尔夏姆村并占据这里农地的许多人都是陌生人，他们的优点、缺点和动机都无从知晓也未经检验。村民共用地上的羊圈搭建，放牧权的分配和监管，农作物的挑选，秋收的规划，优良养殖标准的实施，道路的维护，还有许多其他事务，如今都不得不跟新来者进行更漫长的讨论，还牵涉比以往任何时候更多的说服和教育工作。此外，虽然尽了全力，若是秉承善意的话，有些事务原本可以简简单单、心平气和就组织好，结果却频繁引发充满敌意的争吵。

225　　尽管约翰神父活过了疫情，沃尔夏姆村的其他教士却损失惨重。疫情期间教士不断擅离职守和死亡，疫情后马上又有富足生活的诱惑，在这样的双重冲击下，教区一度只剩下教区神父、一个教士和少数几个平信徒帮手。约翰神父失去了他的管家，不得不为做饭、洗衣和修补祭衣的事另做安排。最好的两个撞钟人死了，连同他最钟爱的那名唱诗班男童。约翰神父最怀念的是他的教堂司事，他知晓整个基督教年度里每一次弥撒和每一个节庆中礼拜仪式的每一个细节，总能可靠地预料到主人对每次仪式所需的图书、祭衣、盘子、圣器和家具的要求。当然，也有热心的新帮手自告奋勇，神父很高兴地欢迎他们。但他们需要时间好好学习自己的工作，而且在约翰神父的心里，他失去的很多助手和仆从都无可替代。四位仔细清洁教堂的妇女中，有三位都不在沃尔夏姆村了；那位照看黄铜和镀锡盘子以及烛台，总是让它们保持清洁和完好状态的老人，刚过复活节就去世了。

　　尽管教区居民大大减少，为他们提供宗教指引的重任似乎比以往任何时候更加沉重了。约翰神父很清楚，疫情以来，对于弥撒和忏悔以及各种仪式和焚香敬神提供的精神寄托的渴求没怎么减少，但他也深感困惑，与此同时，道德在严重沦丧，违背教会教导的情况在急剧恶化。目之所及，他总是发现人们的行动都出于自私的动机，无论是追求金钱，还是追求肉欲。他尤其担心那些刚失去亲人，就贸贸然进入新的亲密情感的教徒，他经常警告他们，这种不体面的轻率之举会让他们后悔莫及。婚姻是一辈子的事，必须建立在爱情和尊重的基础上，但现在人们贸然结婚的原因是，他们迫切需要打理家务和农场的帮手，需要给他们的孩子找个母亲，或者最糟糕的莫过于，他们眼馋某个有钱寡妇或鳏夫的财产。[6]

实际上，相较于庄园领主担心损失婚嫁费，约翰神父更忧心他的教区居民丧失了对有关婚姻的传统教义的尊重。约翰神父在沃尔夏姆教区的任期内，一直鼓励爱侣缔结正式而公开的婚约，通常需要交换礼物，这是相爱、互信以及他们对结婚的承诺的凭证，他甚至非常成功地说服了其中最不情不愿的爱侣在圣马利亚教堂举行婚礼，由他来主持神圣仪式。所以，当大量的、越来越多的伴侣住在一起，非但没有庄严的婚约，还缺少应有的考虑和知会，他极度困扰。尽管对于已彼此庄严立誓的爱侣之间的性行为，他一向宽容，但他深信，只有在他的教堂里举行仪式后，真正的婚姻才会启幕。但现在，情侣们只图便利以及出于自我放纵就同床共枕，未在公开场合甚至不曾私下交换忠贞誓言，教堂也没有宣读结婚公告，当然了，他们的婚姻更没得到祝福。

此等罪恶的行为肯定会激怒上帝，必须加以制止，但约翰神父发现自己无法阻止。不管怎么努力，他都不能充分地说服或强迫大多数罪人迷途知返。不仅有太多的人行为失当，他还经常在他们身

226

上遭遇一种新的独立精神，他称之为顽固。约翰神父感觉到，在这些事务以及他不赞同的许多其他事务上，自己正在失去权威。而这不仅是因为他的大批教区居民盲目而顽固地任意妄为，还因为他手下的多名教士死去和离开，让他无法充分履行对于治愈教区里的灵魂至关重要的全部宗教使命和道德教导。虽然教区居民少了很多，但他肩上的重负丝毫未减，无论是在圣马利亚教堂主持弥撒和其他祭礼的沉重日常工作，还是巡视郊区的漫长行程。疫情之前，许多想要晋升的优秀神父都愿意领着微薄的薪水到任何教区工作，但现在，他们在任何地方都紧俏而金贵，沃尔夏姆村也不例外。疫情带走了约翰神父的两个助理神父，另一个逃走了，还有一个是在沃尔夏姆村土生土长的罗伯特·特瓦尔德，他刚被任命为离这里没多远的黑灵斯维尔（Herringswell）的教区长，那儿靠近纽马基特和米尔登霍尔（Mildenhall）。[7] 约翰神父喜欢特瓦尔德，但这个年轻人仍然有许多要学；对他来说，承担如此重任还太早，薪水也太高。他公开抱怨，对于这样一名年轻教士，黑灵斯维尔的教区长职位是最不恰当的晋升。

在如今这样的世界，神父的稀缺程度就跟体力劳动者一样严重。原因不仅仅在于王国内几乎有一半的神父死于疫情，还因为幸存者对宗教仪式的需求不降反增。更有甚者，教会内和教会外的神职数目同样不降反增。现在，每一个绅士的家庭都想拥有自己的私人告解神父，即使吝啬的埃德蒙·德韦尔斯也慷慨解囊，请一名年轻教士从附近的伊克斯沃思过来主持宗教仪式，在高厅庄园宅邸里的一间屋子举行私人弥撒，那里最近刚被祝圣为小教堂。每一个行会和兄弟会，不管多小，都想有专门的神父。沃尔夏姆村的基督圣体兄弟会冒着惹恼约翰神父的风险，把他唯一的助手请走，使得这名助手每周都有三个晚上不去履行教区职责。由于疫情让一大群人死亡，这些新的灵魂在通往救赎的路程上等待着援助，于是对祈唱堂神父的需求快速增长，他们只需要唱唱弥撒就能拿到飞涨的薪水。结果，许多本该为教区服务的教士都转而选择这种安逸的生活。

约翰神父对这样的变化全都加以强烈谴责。他发现其中最难以接受的是，神父们急切地效法寻常的雇工，自私地要求高得离谱的工资，即使最缺乏经验、最不称职的助理神父也如此。[8] 仲夏季节，年老的罗伯特·谢泼德去世了，约翰终于被伊克斯沃思修道院院长正式任命为沃尔夏姆村的教区神父。修道院院长决定付给约翰的薪水，跟他从谢泼德那里领取的微薄工资无甚差别，仅为年轻的特瓦尔德从黑灵斯维尔的什一税里捞到的零头。但修道院院长很清楚，约翰太热爱自己的工作，太关心自己的教区居民，不会受到诱惑去谋求更有利可图的有俸圣职，也不会跑去贝里或伦敦主持弥撒赚钱。然而，约翰神父的苦行主义没有令他成为一位招人喜欢的上级。在这个充满前所未有的机遇与野心的时代，约翰能给那些希望在他的教区成为助理神父的人提供的，不过是往常水平的微薄收入、严苛的纪律以及照顾脆弱教众的艰苦工作，虽然这样的工作在宗教方面很有意义。可悲但并不意外的是，约翰发现，结果便是，唯有目不识丁、三心二意、爱慕虚荣和乖僻任性的人前来应征。这么久以来，因为担心他们造成的伤害会超过裨益，他始终拒绝允许任何这样的人为他的教区居民效力。但这就使得，沃尔夏姆这个大教区只剩下一名神父和一名年轻的助理神父，而他们要履行的神圣

228

礼拜、弥撒、晨祷、晚祷和圣事，对于令教区居民免遭发怒的上帝的进一步惩罚至关重要。

　　没过多久，高级教士、男爵、骑士和小领主们就向国王求助，并企图借助法律来解决疫情导致的弊病。因此，国王和御前会议成员们鉴于王国以及所有大人物的生计正在承受的损失，急着评估怎样才能最好地增加男女劳动者的供应，并遏制他们的贪婪和怨恨。甚至早在疫情离开沃尔夏姆村前，就有传言，爱德华国王即将通过法律，强制闲散人等为他们的领主以及希望雇用他们的任何其他人工作，并只准接受惯常水平的工钱。还有传闻说，主教也要颁布敕令，限制助理神父和神父所要求的过高薪水。

　　在6月的最后一周，一名运送谷物到斯托马基特回来的马车夫，证实了这些传闻的真实性。在约翰·莱斯特的啤酒馆里，他告诉全神贯注的听众，萨福克郡的郡守请了一名乡绅，在镇上的市场宣读国王的一项新法令，他当时就在现场。法令规定，任何男性或女性，只要拒绝按律师定下的工钱水平为任何提出要求的人干活，都属违法。马车夫又对那些表示怀疑的听众通报："你们很快都会发现，自己必须接受摆在面前的任何一种工作，男女都一样，不管领主或富裕农民付给你们的工钱有多可怜。会比你们现在能拿到的一半还要少。而且，工作时再也不提供正餐了，任何人都别想，这是国王的命令。所以，你们可以向所有的瘦肉和烈性啤酒说再见了。要是你拒绝，你就会被扔进监狱。"

　　对于听众当中的许多健壮雇工，这简直太离谱了，他们开始起哄和大笑，但是马车夫很快就摆出了让人不安的可靠根据："你们怎么起哄都行，但我当场亲耳听到那个乡绅警告我们，随便谁，只要拒绝按这些可怜的工钱和苛刻的条件工作，都会马上被拉到兽栏或监狱关起来，直到他们改变主意。"

听到这个令人震惊的消息，嘈杂的屋子里充斥着怀疑、怨恨和愤怒的复杂情绪，人们气势汹汹地向马车夫抛出一大堆的问题和回应。"耕种我自己的土地就够我忙的了，凭什么非要我给别人干活？"尼古拉斯·德尼斯说，他最近继承的遗产比他以往做梦拥有的还多。"只要付给我足够的工钱，给谁干活我都愿意，"威廉·沃德说，他是出了名的捣蛋鬼，"但每天只给一个半便士或两个便士，还不管饭，这样累死累活，我可不干。我宁可一屁股坐在这儿喝酒，唯一要干的就是把啤酒再尿出来。"（见图 34）这样的抗议博得了一阵哄笑，但很快就有焦虑的声音喊道："他们怎么能强迫我们干活？他们怎么能阻止急需我们干活的人支付我们要求的工钱？他们找得到足够的士兵使我们屈从吗？如果我们都进了监狱，谁去干活？要是我们逃到国王的令状不好使的其他地方呢？"听到最后一句话，沃德又开始大声嚷嚷，鼓动他们所有人都奔赴他乡："为什么要一直待在一个地方呢？在这儿你们的领主能用老一套的习俗和收费压迫你们，国王能找到你们再因为干活的事罚你们钱，还对你们征税供他去打仗。沃尔夏姆村外面的天地到处是机会，只要你们找得到也抓得住。"

对于大多数问题和断言，马车夫都提供不了答案，但他记得自己隐约听到过，领主如果支付过高的工钱，或者如果怂恿哪个劳动者毁掉跟另一个雇主签订的契约，就要被罚款。[9] 想到这，他又告诉啤酒馆里的人群，如果他们出于怜悯而救济了律师认为能够自食

229

其力的人，他们也会被关起来，大家就更加错愕不已了。这样的说法招致了一阵阵哄堂大笑。虔诚的民众因为听从基督的教诲给穷人捐钱，竟要遭到惩罚？哪怕国王也不能这样肆意妄为。马车夫发现自己突然从要闻的源头变成了无稽之谈的传播者，于是试图解释，

230　斯托马基特的那个乡绅说过，国王这样做是由于担忧太多闲人假装残疾并依靠他人赈济过活，这正在加剧雇工的短缺。但他的话语淹没在一阵鄙视还有愤怒的声浪里，那帮远方的老爷凭什么威胁要干涉他们的生活？

很快，他们最坏的忧惧成了真。因为也就一周后，奉诺维奇主教之令，一纸专门应对不肯听命的雇工和仆役的国王法令被送到了沃尔夏姆村，约翰神父须在教堂宣读。同法令一起送来了一封信，敦促约翰"恳求和说服他的教区居民去劳动，并遵守条例，这是当务之急"，还要尽他所能约束领薪的助理神父的过分要求，若是他们拒绝接受惯常的工资，就以主教发布的停职令加以威胁。约翰当然完全同意后一项要求，前一项也只让他犹豫了片刻。就在几个月前，约翰还总是规劝应当同情穷人，他不断地指示那些雇用仆役和帮工的人，要及时而公正地支付他们的工钱。自从他到了沃尔夏姆村，他就在圣马利亚教堂的布道坛上宣讲，领主不应该用不公平的租金和赋税压迫弱者，有钱人应善待没钱的人。但世界已然天翻地覆，他深感震惊，许多卑贱的教区居民的心因为贪婪和放肆而膨胀起来。他虽然一定程度上乐意见到沃尔夏姆村的领主丧失了部分权力，但低等级的农民和雇工正在公开反抗更高的等级，也令他沮丧，毕竟上帝刚刚给过他们最骇人的警示。

创世以来，上帝就规定了一套社会等级制度，并给每一个社会

阶层分配了各自特有的使命和责任，只有这样，世界才能井然有序，整个社区的需求才能得到满足。这个天赐的体系规定，普通民众需要勤奋劳动，奉上食物和其他必需品来供养那些天生更加高贵的等级：教士、骑士和贵族。如果农民不劳作，更高的社会等级就只能丢下神圣的天职，去耕种田地，那么谁来为世界祈祷，谁来提供世界需要的保护、法律和秩序呢？约翰神父承认，这个罪恶的世界到处都需要改善，许多领主和教士没能达到他们理当达到的最高标准，但上帝已教导过，人的生活支柱不能是骚动、愤怒和违抗，而应是爱、顺从和履行义务。任何等级的每个男人和女人，从贝里修道院院长到职位最低的辅祭，从罗丝夫人到约翰·莱斯特，后者是沃尔夏姆村最不诚实的面包师和啤酒酿造者，上帝都敦促他们，要尽全力履行自己职业的责任。那时，也只有在那时，世界才会有序运转。但此时的世界正陷入无序，约翰神父内心知晓，如果违抗上帝的法令以及国王的法令，纵容普通人的要求无限膨胀，世界将每况愈下。如果让乡巴佬占据了上风，上帝的造物将完全毁灭（见图 35）。[10]

231

第 15 章

1349 年夏季和秋季

大瘟疫的幸存者面对自身急剧改变的处境，竭力要有所掌
控，在这样的过程中，沃尔夏姆村民同其领主和雇主之间的小
规模争执以及艰难的讨价还价，在整个英格兰数千个庄园里反
复发生。虽说这些争执可能看起来琐碎而地域化，经常涉及性
格以及利益的冲撞，但它们却反映出中世纪或许最重要的经济
和社会关系——领主和他们的佃农间的关系、土地和劳动力间
的关系——之中的权力平衡正在发生剧烈而长期的转移。[1]但在
世界天翻地覆的初期，正如时人的描述，对黑死病的幸存者而
言，未来完全模糊不清。历史学家要区分普遍与特殊也不容易，
因为领主、他们的官员和农民都是个体，他们在面临相同或类
似的选择时，经常以不同的方式做出反应。不过整体来说，大
多数的领主的行动都表现出惊人的灵活性，因为他们迅速意识
到，提供妥协，尽管经常是暂时的妥协，总要好过承受大量持
有地空置以及大批田地和牲畜没人照看的风险。

根据庄园记录和法律记录，以及时人的抱怨，我们还可以
发现，领主们尽管一致支持旨在控制工钱的立法，却并未遵守

234 这些法律，而是只要对自身有利，就互相争抢雇工和佃农。他们支付的现金工钱通常远高于《劳工条例》和《劳工法令》规定的水平，基本都提供了法律禁止的食物和其他好处，多数情况下都毫无愧疚地雇用跟以前雇主毁约的帮工。每当愿意租种土地的陌生人出现，当地的庄园大总管、庄头和管家由于有责任为自己的领主填满空置持有地，极少操心这些陌生人是不是从另一个领主那里非法逃离的，虽然他们通常也会采取措施搞清楚他们的信誉情况。

有充足的证据显示，在 1349 年 8 月和 9 月，地主为收割庄稼支付了高得不同寻常的工钱。14 世纪最重要编年史之一的作者亨利·奈顿（Henry Knighton）称，雇用一名收割工的费用不可能低于每天 8 便士加食物，雇用一名割草工则不可能低于每天 12 便士加食物，而往常的费率分别是 2—3 便士和 5 便士，"因此许多庄稼由于缺少收割者而烂在地里"。不幸的是，沃尔夏姆或高厅庄园的庄头账目都没能保留下来，但在附近的福纳姆万圣庄园，1349 年收庄稼和割干草的成本比 1347 年和 1348 年翻了倍。地主也没有得到好收成作为回报。相反，所有谷物和豆类的收成都特别糟糕，这肯定是综合因素所致，包括种植季疏于管理（除草不够、牲口非法侵入等）、收获季严重短缺劳动力，以及极其潮湿的天气。诸多证据显示，这年夏末大雨连绵，收割随之严重滞后。关于农民持有地的收成情况，几乎找不到相关记录，但它们的受灾程度很可能没领主农场那么严重，因为它们的持有者会优先打理自己的土地，而非为领主劳作。

尽管埃德蒙·德韦尔斯及其姐妹马格丽的世界遭到了重创，他们还是下定决心直面挑战。随着疫情退去，他们抓紧了管理工作。疫情之前，各项事务的节奏更为缓慢，管理措施更加保守和谨慎，施加的惩罚要少得多也轻得多。但在这个新的时代，每天都会涌现一堆复杂的问题，不仅直接挑战了他们的领主权，还有掏空他们钱袋子的危险。最糟的是，使用旧办法几乎解决不了几个问题。毕竟，哪个领主以前必须应对半数佃农的损失、劳动力的严重短缺，以及牢骚满腹、妄想篡夺老爷们权力的乡巴佬？

由于埃德蒙和马格丽就住在高厅，他们能密切监控小庄园里发生的所有事，他们也敦促底下的官员随时向他们汇报每个问题，无论巨细。必要时，他们还直接插手很多细小的事务。因为能亲眼观察事态的进展，他们比不住在这里的罗丝夫人更早认识到，要想让他们直领农场的运营呈现出某种效率，要想让地租收入得到保障，那么向农民获得的新权力做出妥协，或许有利。

埃德蒙和马格丽并没有充裕的现金来帮助自己轻松度过艰难时世，因为他们总是挣多少就花多少，有时甚至入不敷出。这并非因为他们像其他乡绅通常那样恣意挥霍，而是他们的收益本就相对寒酸，生活方式又比较费钱。即使是好年景，抛去满足自身需求和支撑自身地位所必需的个人和家庭花销，他们一般也存不下什么钱。两年合到一起，高厅能够提供的现金刨除开支后往往也剩不了 7 英镑，这维持不了太久，因为漂亮衣服、葡萄酒和香料，还有建筑维护、家仆工钱等等都要花钱。因此即使在正常年份，一旦大总管交上来的金钱和农产品出现短缺和中断，德韦尔斯家就难以承受，此时他们更是惧怕他们的庄稼收成会因为缺少人手而完全毁掉，也惧

235

怕他们的佃农把威胁付诸实施，真的放弃持有地到别处去谋出路。

　　所以，尽管很肉疼，他们感到自己别无选择，只能穷尽一切手段尝试将自己的收益损失最小化，即使这意味着要暂时削弱他们固有的权利和原则。马格丽很快说服埃德蒙，与其让谷物旁边长满杂草，或留在地里烂掉，不如咬咬牙多加些工钱。在庄头的帮助下，她计算出谷物销售的收入更高，很容易弥补工钱上的额外开支，正如她凭直觉就知道，即便地租或者费用少一些，也比一无所获要强。[2] 因此，他们容许自己的官员跟佃农、仆役和雇工围绕租金、费用、劳役、工钱以及许多其他事务达成妥协，他们相信，这些让步只是暂时的，世界恢复常态后就能取消。

　　5 月末举行的法庭审讯曾经混乱不堪，代为主持庭审的利金霍尔教区神父约翰·塔尔博特暴露出了难以饶恕的无能。埃德蒙和马格丽深以为耻，决心挽回自己善治的名誉。为此，他们全力以赴准备他们期望在 7 月末举行的庭审，他们的佃农自 5 月末以来只有 4 个人去世，这个事实对他们也很有利。疫情现在毫无疑问结束了。他们知晓，在这个不确定的时期，必须以一种特别系统的方式处置事务，所以他们决定，第一项任务就是核查 5 月法庭上记录的所有信息，以便修正不准确的信息，补上遗漏的信息。埃德蒙和马格丽花了很长时间仔细阅览上次庭审的记录，并指示书记员对不完整的条目或事务做出标记，这些标记能提醒他们跟进所有的重要事项，直至定案。至关重要的是，他们的官员应继续寻找和确认继承人，对那些因过于年幼而无法实际占有自己遗产的孩子的监护人加以审查，并且完全确定每个佃农持有的土地以及他们应该提供的款额和劳役。

　　埃德蒙和马格丽的积极行动立即取得了一定成效。5 月法庭上没能找到的继承人几乎都弄清楚了，大多都没费太大力气。可是领主和夫人很快发现，确定继承人是一回事，保证他们按双方都同意的条件接受土地租佃却完全是另一回事。自从威廉·伊莎贝尔在复活节后去世，他的 10 英亩农场一直闲置，而寻找继承人的任务又很复杂，因为他住在沃尔夏姆村的直系亲属已全数死于疫情。最后，结果表明按血缘顺序莎拉·富林塔德是下一名继承人，但她住得有段距离。当庄园看守官召唤她时，她拒绝来沃尔夏姆村。他们小庄园里的大量其他继承案，也被证实很棘手，通常是因为丈夫和妻子都死了，幸存的孩子又太小，还不能掌管遗产。同样让埃德蒙和马格丽懊恼的是，上次开庭以来的四例死亡造成的持有地空置，继承事宜全都不简单。罗伯特·班龙尤其让人头疼，因为他虽然很愿意耕种他父亲的小块持有地，却坚决拒绝为此支付土地转让费。至于其他三例持有地：罗伯特·萨雷的继承人是一个自由佃农，还没有支付所欠的 19 便士土地转让费；亚当·昂格黑尔的 10 英亩持有地，继承人是他 4 岁的侄子，于是农场只得暂时空置；沃尔特·奥斯本的小地块还没有任何人愿意接手。

　　法庭于 7 月 23 日开庭，那天是星期四，埃德蒙·德韦尔斯主持，他的姐妹坐他旁边。[3] 可惜开局并不顺利。他们原本希望通过令罗伯特·班龙来合议庭出庭受审，当面威吓他支付一笔过得去的土地转让费，然而当庄园看守官传唤他到场时，他又一次拒绝支付任何财物。领主要求他说明理由，班龙重复道，他很乐意要这块地，但不会为此支付土地转让费。按照马格丽的建议，埃德蒙大声断言，班龙是在藐视他作为领主的权威乃至庄园的古老传统，于是命令庄园看守官立刻将他从这块持有地上驱逐出去。这一举动把班龙惊呆了，他试图申辩，但被毫不客气地驳回了。这番操作显示出领主权的威力，一下镇住了聚在庄园谷仓的那些心有疑虑的佃农，很快，埃德蒙和马格丽勤奋的管理工作就取得了显著的成果，上一次法庭审讯留下的许多漏洞和错误得到了系统性的修正。在 5 月，法庭还仅仅知晓约翰·戈什和皮特·戈什"身为'维兰'持有领主的若干租地"，如今的调查报告显示：他们每个人在死前都持有半所宅院和 6 英亩土地；1 头牛犊和 1 只未剪毛的母羊已被牵走，充当租地继承税；约翰·戈什的继承人是他的儿子沃尔特和约翰，分别为 10 岁和 2 岁；皮特·戈什的继承人则是他 4 岁的儿子约翰。报告进一步称，罗伯特·曼和他的妻子凯瑟琳愿意并且有能力充当皮特的持有地的保管人，以及他小儿子的监护人。于是，他们正式受命占用这块租地，直到男孩长到足以接管这份遗产的年纪。

238　　　埃德蒙和马格丽像学究似的注重细节，坚持要宣读一块 1 英亩土地的具体租佃条款，那是因所谓的威廉·克兰默三世，即老威廉·克兰默的孙子之死而空置出的。所以庄园看守官逐一列举——每年应交付母鸡 1 只、鸡蛋 20 个、犁地 1 天、收割 1 天以及现金 2 便士。希拉里·克兰默和奥利维娅·克兰默热情接受这块 1 英亩土地的时候，两位领主满意地笑了，她们已从父亲和祖父那里继承了沃尔夏姆庄园里的充裕土地，这算锦上添花。下个案子轮到艾丽斯·黑尔珀，她在姑子阿格尼丝·查普曼的陪伴下，要法庭为她接手她最近去世的丈夫约翰的持有地做正式登记。艾丽斯向领主和夫人宣誓效忠的时候，阿格尼丝就在一边安慰她。但是面对无人愿意接管的持有地，单靠行政效率也不好使了，于是，埃德蒙和马格丽只得不情不愿地把沃尔特·奥斯本的小地块留在自己手里，因为实在找不到继承者。最后，在确认完庄头和庄园看守官可以从其他空置持有地拿到多少收益之后，宣布了一项公告，约翰·沃德比特的再婚许可得到了批准。这是阿格尼丝·查普曼第一次听说约翰订婚的消息，她发现自己很难不流露出哀伤。

　　尽管法庭相比上次大有进步，但第二天埃德蒙和马格丽跟自己的书记员和庄园看守官碰面，好完成庭审记录的誊清稿之时，还远远谈不上满意。虽然上次开庭以来的所有待办事项都按计划得到了处置，但许多还没有找到能够接受的解决方案。租约卷轴比以往缩短了好多，数量不小的空置土地即将荒芜，太多的空置农舍破损失修。尤其是，埃德蒙为自己无力控制事态而苦恼不已。马格丽花了好大力气让他安心，努力说服他，在世界回到正轨之前——必定很快如此——最好还是遵循调解和妥协的法子。她说，不管跟乡巴佬们讨价还价有多痛苦，总好过在乡巴佬们不情不愿的情况下把他们彻底榨干，那样一来自己的收入可能蒙受更大损失。埃德蒙勉强同意了他姐妹的劝告，也接受了庄园看守官的建议。看守官要求获准继续不惜一切代价雇用足够数量的农场帮工，好将直领农场维持在良好状态；他还要向那些出色又可靠的劳动者预付少许工钱，这样才能确保他们及时参加几周之后的收割。当庄园看守官提议，应当听取针对空置农地的任何合理的报价，而且为把空地租出去，领主和夫人应该准备好在租金和劳役方面做出进一步的重大妥协，马格丽点头同意了。让他吃惊的是，马格丽还跟他保证，如果没有其他报价，就允许他以极短的租期出租空置持有地；要是没有更好选择的话，哪怕将其用作粗劣的草场也可以。[4]

结果庄园看守官很快发现，后面一个选项最受欢迎。沃尔夏姆村对草场的需求正在增长，因为许多农民都决定多养牲口。缩减耕地面积是非常明智的，因为不仅牲畜的购入价格非常便宜，照看牲畜也相对容易，而且它们能够比以往任何时候带来更多的收益。口袋里有了钱的农民吃起了更多的肉和奶酪，喝到了更多的奶。克兰默家的姐妹希拉里和奥利维娅展现出的主动性，胜过了所有村民。由于她们父亲、祖父和所有兄弟之死，疫情留给了她们大量土地，让她们富了起来。现在她们非但不去服丧，反倒顾着赚更多的钱，于是在村子里引起了轰动。她们廉价收购了一大群品质不俗的牛，在她们广袤的土地上放养起来，这很快就成了赚钱买卖，于是她们又从庄园看守官那里租下了更多土地。[5]艾丽斯·派伊的生意才能也并不逊色，她知道羊毛和羊肉很有销路，于是急不可待地用她生意兴隆的啤酒馆赚来的钱，养起了一大群羊。[6]

沃尔夏姆庄园的女主人罗丝，在她远方的庄园宅邸里坐卧不安，她比德韦尔斯这对同胞严厉得多，也富有得多。尽管她在疫情中失去了第二任丈夫和两个儿子，尽管本人已过了 70 岁，她还是决定继续亲自严密监控自己的财务和庄园运营。在庄园宅邸里，侍从、女仆、马夫、扈从、厨房帮工和厨师还有信任的顾问接连死去，她极力填补家庭佣工中的这些空缺，却不怎么成功。她还发现，要培训没有经验、没受过教育的接替者去做他们并不怎么胜任的工作，更是令人极其窝火。所以在一系列的家务和庄园事务方面，她不得不更多倚赖已经为她效力多年的大总管约翰·布莱基。

罗丝夫人的司库给她讲的那些家务事，已经够让她烦心了，而关于她最重要的庄园沃尔夏姆的状况，大总管带来的消息也丝毫没让她更开心。尽管她不愿放走布莱基，但她知道沃尔夏姆急需他去监督秋收，还要处理那里众多的其他紧迫事务。所以 7 月末，当听说埃德蒙·德韦尔斯要再次开庭，她就派遣他前去，还详细指示他如何改善庄园的运营，如何任命一名得力的庄头和庄园看守官。布莱基离开前，格外用心地搜集能够证实沃尔夏姆村及其周边地区已经完全摆脱疫情的信息，当他到达萨福克郡西部的这个村子时，他很高兴地得知，给他提供信息的人是正确的。6 月中旬他前一次到访后不久，死亡就逐渐减少了，从 7 月第一周开始就无人死亡了。

听取简报的时候，布莱基又得知了其他令人高兴的事。他五个多星期前匆忙离开的时候，杰弗雷·拉斯和他的助手在清理未决事项上面大有进展。他上次到访时还空置的四份持有地都找到了还算过得去的佃农，他离开后死亡的五名佃农的土地也全部找到了愿意接手的继承者。还有一个特别的胜利，上次开庭时，约翰·弗朗西斯曾拒绝布莱基要他接手他死去姐妹土地的直接命令，此时他终于同意这样做了，还支付了一笔小额但具有象征性意义的土地转让费。在村里颇有威望的约翰·特瓦尔德接收了一批大大小小的空置地块，帮了大忙。但取得更大成功的是大总管和夫人之间商定的一项政策，即鼓励外来者接手那些无法找到继承人的持有地。布莱基离开的这段时间，附近村子的三个居民前来租种了沃尔夏姆庄园的持有地，都是事实表明很难租出去的地块，包括按惯例需要担负各种差事和劳役的两份"维兰"持有地。因为沃尔夏姆村民并不特别了解这些外来者，他们不得不接受了仔细的审查，还须说服庄园看守官为他们的良好品行做担保。通过这些检验后，伊克斯沃思的铁匠 241

约翰之子威廉搬进了亚当·哈顿的农舍和园子，兰厄姆（Thurston）的罗杰·哈蒙德搬进了朱莉安娜·德尼斯的农舍和园子，瑟斯顿的面包师亚历山大则入住了约翰·泰勒以前持有的名为契克斯（Chequers）的租地。

但第二天上午，当布莱基检查直领农场的时候，情形急转直下。他的第一项任务是检查几周前从牧场割下来的干草垛。尽管他期望值不高，仍发现它们少得让人失望。但最令他震惊的，还是夫人谷物地里的糟糕场景。他曾谨慎地警示罗丝夫人，由于疫情导致的混乱和疏于打理，她不要指望即将到来的秋收不差劲，但当他巡视田地的时候，他意识到，秋收会比他担心的还要糟糕得多。整个春季和初夏，天气都非常潮湿，在过去几周，罕见的暴雨倾盆而下，谷物被打倒，迟迟不能成熟。但是，损毁庄稼的不仅仅是降雨。由于疏于打理，杂草疯狂蔓延，许多区域的谷物被完全吞没，或是长得又瘦又小。而且，因为破损的篱笆和围栏无人修补，大量没人看管的动物侵入田地践踏禾苗。布莱基在快速评估后判断，相当大部分庄稼已经损失了，要挽回余下的部分，就必须天气好转，还须在时长足够的暖日照射过后，立马找到大批劳动力收割庄稼。但是，鉴于他最近试图以合理的条件雇用称职帮工的经历，那不太可能发生。此外，来年小麦丰收的前景也已遭严重打击，因为如杰弗雷·拉斯所说，由于农场仆役稀缺，夏季对休耕地的耕作已不可能完成。[7]

令大总管大为恼火的是，为了给夫人的直领农场获得足够人手，他上次到访时曾经给出忠告和严厉的指示，却都没得到奉行。无论对签订年度契约的全职农场仆役，按天或按周雇用的零工，还是她的佃农所欠的劳役天数，都管理不善。实际上，距离要求或是本应实现的目标全都十万八千里。布莱基气愤地指责仍旧在岗的庄园官员无能或欺诈，当中包括杰弗雷·拉斯。但令他惊讶的是，他们都振振有词地自我辩护，声称他们没谁肩负庄头的职责或地位。尽管他们曾命令夫人的佃农，只要她需要，他们就要在任何时候只为她，而不能为其他任何人劳动，否则按庄园法律规定他们就会丧失佃农资格；他们也曾用国王条例的效力来威胁那些索要过高的工钱或者纯粹不想工作的雇工——但没几个人理睬他们。

"所有卑微的乡巴佬一夜之间全部造反了？"布莱基讽刺地质问。拉斯立即回应："有一小段时间，少数劳动者被国王敕令的消息吓住了，但大多数反倒被激怒了，即便是前者，只要看到其他人继续违反法律却安然无恙，很快也有胆子对抗了。而谁会去阻止他们呢？在沃尔夏姆村以及周边各村各镇的任何一处地方，你随便去看，都会发现农民和其他人为了找男男女女给他们工作，真是不惜任何代价。我获准提供的条件，根本没有足够的吸引力。虽然我们的一些农场仆役很高兴有份稳定的工作，您也允许我提供津贴、额外食物和衣物以及其他好处，但是有对夫妻还是跑掉了。我找不到人替换他们，因为没几个能干的仆役愿意签订长期契约。相反，他们只愿按天工作，后面哪天再来就看他们心情了。"

杰弗雷滔滔不绝起来："这些草民，明明身无长技，却正从人家那里捞到高得离谱的工钱和免费大餐。我许多次看见他们坐在树下，早早就吃饭和午睡，木质食盘上堆着高高的大片瘦肉，还搭配了成罐的上好啤酒。全是他们的雇主提供的。"

"夫人的佃农欠的劳役天数怎么样了？"布莱基厌烦地问道，仿佛他已经知道答案似的。

"他们想方设法不履行自己的义务，您用罚金或驱逐威胁他们，他们只会大声嘲笑。先生，您会发现，无论罗丝夫人的规章还是国王的法律，雇工、农民还有雇用他们的领主都嗤之以鼻。"[8]

就在此时，拉斯报告，沃尔夏姆村和周边村子里的众多雇主都在向既懒且赖的雇工们的要求投降，把过多奖励浪费在这些不值当的人身上，其中埃德蒙·德韦尔斯尤为突出。约翰·布莱基被惊得哑口无言。他挥手让拉斯离开，很快给罗丝夫人发了一封信，解释说她沃尔夏姆庄园的地产之所以情况糟糕，埃德蒙·德韦尔斯是罪魁祸首。他宣称有证据表明，埃德蒙爵士软弱地屈从于乡巴佬的非法要求，提供了丰盛的食物、购置农具的贷款、免费的草场、削减的租金，以及过高的工钱，他认为，除非埃德蒙爵士停手，事态几乎无从改善。在布莱基看来，如果能让埃德蒙爵士遵从国王的《条例》，不跟罗丝夫人竞争，那么两位领主作为沃尔夏姆村的主要雇主，都能获得稳定又充足的廉价劳动力。布莱基在信中提醒夫人，按照《条例》规定，支付过高工钱的人跟拿钱的人有同等罪责。一周后，布莱基收到了罗丝夫人表示同意的回信，她还附上希望，若能说服埃德蒙·德韦尔斯跟她一起贯彻新法律，那么他们共同关注的焦点可以放在阻止村民一连几天甚至几周离开沃尔夏姆村找工作，他们浪游全国，哪里能找到薪金最高的工作就去哪里。

然而约翰·布莱基很快发现，埃德蒙爵士和马格丽夫人的利己心理使得跟他们打交道靠不住。他同埃德蒙及其属下参加的会议上，每个人都热情地赞同，如果《条例》得到严格遵循，给任何乡巴佬的待遇都不超过往常的每天 1 个半便士且不提供食物，那么他们都会好过许多。可是私下里，埃德蒙仍旧告诉他的庄头和庄园看守官，节约工钱固然不错，但重中之重只能是找到足够的人手来高效运营他的地产。如果那意味着给他们支付 3 便士或更多，还要喂饱他们，那也只能如此。

沃尔夏姆村或邻近各地都没有监狱，所以罗丝夫人的大总管决定在圣马利亚教堂前面的绿地上建几个足枷，把每个拒绝按旧工钱工作的男男女女都关押起来，直到他们态度软化。但让他非常丢脸的是，按照低于两倍法定日薪的工钱，他没法找到愿意建造足枷的木工，因为他们都在忙着修理埃德蒙爵士的谷仓和围栏。[9] 不过即便是埃德蒙爵士，也害怕对一些更过分的要求让步。有个来自埃塞克斯郡的瘦小老人，最近才开始做流动雇工，当他穿过村子时，把人们逗乐了。他背上背着一把铁锹和镐，站在绿地上自我推荐找工作。但他只干轻活，比如挖出小树，要价却是每天 5 便士和两顿美餐。[10] 当他发现没什么人愿意雇他，只是耸了耸肩，吹着口哨又上路了（见图 36）。

尽管有些进展，但布莱基意识到，为加强庄园管理，当务之急是任命一名新的庄头，好接替在疫情中去世的沃尔特·奥斯本。虽然杰弗雷·拉斯有诸多缺点，但布莱基明白，他已经是有可能找到的最好人选了。于是，他就着手这项让人不爽的任务，试图收买杰弗雷接受这个职位。杰弗雷已在庄园看守官一职上连续干了三年多，庄头这个职位更加繁重，他最初不肯接受。但过去几周，随着眼前的乱象有一部分开始平息，他逐渐明白，虽然工作辛苦，还会遭人辱骂，但当庄头提供的捞钱机会，可能会比他担任庄园看守官已经享受的还要多。因此，当约翰·布莱基再次对他施压，增加了职位薪资，并承诺给他一套罗丝夫人家里一名男仆穿过的精美衣服，他答应了成为候选人。拉斯在 8 月 1 日的庭审中正式当选庄头，[11]这让布莱基很高兴，何况村民们还填满了所有其他职位，包括约翰·帕特尔当了庄园看守官，彼得·泰勒当了护林员。

由于在招揽雇工上面没什么进展，布莱基试图提高夫人的佃农在她直领地上服劳役的出勤率。令他振奋的是，随着半数村民死亡导致的巨大破坏和混乱开始慢慢减弱，一些乡巴佬醒悟过来，接受了他们曾经不肯继承的地块，因为他们意识到，拒绝还算不错的农舍和农地及其提供的保障、食物和收入未免愚蠢。虽然还有些人顽245 固不化，宁可指望打零工的快速回报和四处游荡的生活，但从沃尔夏姆村、周边各地甚至更远处的无地者当中找到令人满意的佃农，变得比较容易了。

约翰·布莱基的直觉告诉他，为了让夫人的佃农履行他们的义务，他现在即便开始多施加一点压力，也不会引得他们放弃自己的持有地。但他记着拉斯的建议，谨慎为妙，因为没人有把握在这些日子里该如何行动。因此，尽管他指示他的庄园官员要威胁佃农，如果他们不能履行劳役就要面临大额罚金甚至驱逐，但当他们真的没有出现或是送来了合格的顶替者，他通常会从轻发落。这是一个猫和老鼠，虚张声势和相互妥协的游戏。通过给违法者第二次机会，并把他们的罚金大幅降到威胁的数额以下，罗丝夫人的庄园官员能够同多数偶尔违法的人达成可以接受的合作关系，后者通常承诺将来会改过自新。但顽固不化、粗鲁无礼的反抗者就另当别论了。比如约翰·博莱反复厚颜无耻地拒绝为夫人效力，大总管就对他失去了耐心，没收了他所有土地，直到他听命为止。[12]

　　但在秋收问题上，约翰·布莱基的精心筹划失败了。不管怎么努力，在最需要人手的时候，他怎么都没法找到哪怕勉强足够的劳动力去地里干活。秋收时节，时间一直是关键，而在 1349 年这个前所未有潮湿的秋季，它更是至关重要。8 月末出现了几天宝贵的好天气，到 9 月的第二周光照时间总算长到足以晒干谷物了，佃农们都争先恐后地收割自己的土地，收进自己的庄稼，无论威逼还是利诱都没法让他们去夫人的农场劳作。当杰弗雷·拉斯和约翰·帕特尔迫于大总管的严令，前去责罚失职者时，两人却遭公然反问，为什么要抛下自己田里的庄稼不管，去救夫人的庄稼。至于庄园的法律要求他们这样做，他们和他们的先辈一直这样做，此等亘古不变的事实已不作数了，他们能提供的充其量就是顶替人选，都要么太老要么太小因而根本不顶用，或是答应在他们收割完自己的庄稼后再给夫人干。完成秋收的时间在一点点流逝，这项任务始终吃力不讨好，同样徒劳无功的还有让那些最终出现的人勤勉工作的努力。拉斯和他的工头被迫花很多时间去田里转悠，他们经常在那儿偶遇一群群懒汉躲到地里不容易被窥见的隐蔽角落，坐在地上喝酒、唱歌、玩碰运气的游戏。[13] 眼看着谷物都烂在地里，杰弗雷出于无奈，劝解布莱基缓和点，雇帮工来填补因佃农缺岗和偷懒而产生的人手短缺。但因为罗丝夫人是沃尔夏姆村最不慷慨的雇主之一，她的谷物地总被放在最后干等，好巧不巧被接下来的暴雨浸透和打倒了。布莱基最终妥协了，同意提供小笔的现金奖励和较好的食物，但 9 月底，他们仍旧在使用最微不足道的劳动力抢收残留的庄稼。[14] 秋收毁了，杰弗雷受到了指责。

　　大多数秸秆都被打倒在地，断断续续的降雨又扰乱了麦子的收

246

割以及麦捆的绑扎和码放，于是，罗丝夫人的地里收获的谷物数量少得像灾难。往常收进的产出大约是撒下的小麦和大麦种子的四倍，可是布莱基和拉斯预估，此时谷仓里装的只有撒下种子的两倍多一丁点。而且祸不单行，几个周后当杰弗雷检查麦捆的时候，他发现许多潮湿的麦壳已经显示出发芽的迹象。

约翰·布莱基准备返回罗丝夫人那里的时候，他知道，灾难性的秋收、谷物的低价和高昂的劳动力成本将合起来大幅削减夫人直领农场的利润。这将是他成为大总管以来经历过的最艰难的一年，他也怀疑，罗丝夫人在她 70 年甚至更长的人生中是否遭遇过更差劲的年份。然而，这还远不是他必须向夫人报告的唯一坏消息。他和她酝酿的快速让沃尔夏姆庄园佃农循规蹈矩的计划，也进展不顺。在这些骚动的日子，他的庄园官员因为众多的紧迫事务而不堪重负，他们不得不对许多劣行不管不问。所以，各种各样违背夫人权益的、违反庄园古老习俗的，甚至违反社区规章制度的行为，都逃脱了惩处。即使当违法者被送上法庭并遭到罚款，许多人也懒得支付。结果，道路遭到阻断，地界遭到逾越，篱笆和围栏失修，还有不受管束的牛羊给相邻的土地造成了巨大的破坏。不止如此，布莱基和拉斯怀疑，并非所有的破坏都因为粗心或事故，一些村民可能是故意在违反规定的地方放牧。

然后，正当布莱基准备骑马离开时，他得知，一群不具有自由身的村民拒绝在夫人的土地上放羊。很久以来，每当秋收结束，沃尔夏姆庄园的"维兰"就顺从地在夫人的直领农场上立起栅栏，把他们的羊圈到里边，从而在冬犁之前用那些羊粪为直领地的土壤施肥。但现在，拉斯告诉他，许多重要的佃农正在谋划抵抗这项古老的义务，办法就是狂妄地将他们大部分的羊圈到自己的地里。当拉斯建议，只要这些佃农把自己合理数量的羊群圈到直领地上，就对此视而不见，布莱基不同意，说如果其他人看到即便无视夫人的意志也可能不受惩罚，那么他们也会想要只把一部分羊群送到公共羊圈里。但拉斯不肯让步，说在如此大面积的违抗面前，试图强令乡巴佬们服从就太蠢了，他警告称，任何胁迫他们的尝试都有可能激起更严重的冲突，他和他的副手可能会遭到袭击。布莱基被这个说法动摇了，他不情不愿地要拉斯等待来自夫人的进一步命令。

命令终于来了，要求杰弗雷和庄园看守官没收掉农民的羊，以镇压他们的抵抗。罗丝夫人在她儿子亨利的怂恿下，指示她的大总管对村民采取更为严厉的政策，而非听从当地庄头的建议寻求妥协。面对逐渐增加的重压，杰弗雷开始感觉到，自己作为村庄社区成员的身份，与夫人代理人的职位两者之间已经越来越不相容。他不管做什么，都发现自己要么被布莱基批评，不断地被痛斥没能取得满意的结果，要么遭他的乡邻们批评，被指责向他们强加令人反感的领主权，约束他们的自由，还剥夺他们兴旺发达的机会。

杰弗雷没花多久就做出了决定，从今以后，他只会假装遵循夫人的每一个意愿和她的大总管发布的每一条命令。实际上，他将自作主张，选择一种平静而有利可图的生活，而非艰辛、招人厌还没有回报的生活。他知晓，布莱基除了每年过来主持四次庭审外，其他时间只会视察沃尔夏姆庄园三次到四次，每一次视察他都只会待一周左右。因此，杰弗雷推断，大部分时间他都不受监督，可以随心所欲。若是他耍些花招，并采取措施掩盖妥当，那么相比照顾夫

248

人的利益，他可以更好地照顾自己的利益，而且不会因此担忧招致惩罚。

　　所以，布莱基离开之后，尽管大多数"维兰"佃户仍旧拒绝将自己的羊全部圈到夫人刚刚收割完的地里，而是把羊留下来，用它们的粪便给自己的土地施肥，杰弗雷却视而不见。但那个秋季，夫人的直领农场遭受的远不止缺少养分。到了犁地的时节，佃农又为拒不履行自己的传统义务没完没了找借口，从假装身体不好，到大咧咧的没记住，而在追究缺席者方面，杰弗雷和当地官员表现出明显的淡漠。大多数缺席者未受严惩，他们只要承诺未来认真履行义务，就能逃脱，即便那些犯下多重劣行的人，只需提供一点贿赂也能免责。杰弗雷雇用犁地者和耙地者的努力同样没多大用处。由于杰弗雷获准提供的薪酬和补贴水平比其他雇主低太多，他最终雇了排到第二甚至第三位的人选，这些人都是被其他雇主拒之门外的，原因包括年龄、体弱或者不胜任，有时还三者兼具。结果，夫人土地的犁地作业不仅晚了，还做得很不到位。没多少土地犁过两遍，耙地也做得粗枝大叶。最终，当下一年秋收的前景已然千疮百孔，布莱基退步了，为了增加劳动力，他允许庄头雇用妇女来承担农场上许多先前由男人完成的工作。但这项措施也收效甚微，因为杰弗雷获准支付的工钱，根本吸引不来几个妇女（见图37）。

第 16 章

1349 年 9 月到 12 月

人们通常认为，黑死病加剧了领主跟农民和雇工大众之间
的冲突。一些历史学家强调所谓"领主的反动"（seigneurial
reaction）的作用，这指的是地主在政府（当然也由地主组成）
支持下，为了强化他们正在减弱的权威并扭转收益下降的态势，
不仅力求重获对下等社会的控制权，还对其强加新的约束和负
担。但对其他历史学家来说至为重要的是，在争取租金和租佃
条件的实质性让步，以及工钱和福利的大幅增加方面，农民和
雇工取得了成功。

但是，人口急剧下降给统治集团造成的问题，远不限于人
口学和经济学层面。土地和工作的可获得性增加，不仅仅让下
层的口袋里有了更多的钱，还极大增强了他们的议价权力。相
应地，这项新权力在之前一味屈从的那些人当中培育了自信，
随之又有助于催生对于权威和领主权的有力质疑，先在地方层
面，然后推而广之。[1] 对神圣庄严的传统社会秩序构成的潜在致
命威胁，也不仅仅来自抗命不遵的乡巴佬和工匠。疫情唤起的
各种各样的巨大力量，或多或少影响到了生活的几乎方方面面。

250　　　在时人眼里，这个新世界也同等地刺激了教士和领主这两个社会等级成员的自私和罪恶行为。国王及其贵族的迅速反应，表明他们对事态恶化的方向深感忧惧。1349 年 9 月 5 日，没等疫情完全远离王国的所有地区，国王就向他的主教们去信，就人们仍未吸取教训发出警示。他写道，公正的上帝因遭人类的罪责冒犯，才降下最近的不幸苦难。可是人们非但不改过自新，罪恶和自负还与日俱增。因此，他警告，更大的灾祸可能就要降临。

　　威廉·兰格伦的伟大寓言诗《农夫皮尔斯》（ *Piers Plowman* ）最早的版本可追溯到 14 世纪 60 年代初，从中我们可以清楚看到，字里行间流露出对那些人利用灾后形势追逐自身利益，进而威胁宝贵的社会秩序之人的强烈敌意。兰格伦是一名虔诚的神父和穷人的仁慈维护者，但在诗歌中，他反复痛斥那些拒绝劳作、要求过高回报并拒绝循规蹈矩之人。有一段引人注目的诗句，皮尔斯请求饥饿（Hunger）惩罚这些失职者，而当他发现饥饿成功地令他们心甘情愿去劳动和服从时，他高兴不已。兰格伦跟同时代众多受过教育者或精英分子一样，也煞费苦心地区分所谓值得救助的穷人——他们因为无力养活自己而有资格获得施舍——以及大瘟疫后涌现的海量假乞丐和懒人。本书的叙述者来自同一社会阶层，也怀有同样的思想观念。

　　当领主们祈祷世界很快回归常态的时候，普通民众却在欢庆自己的好运，并在他们有能力判断的范围内追求自己的切身利益。农民、雇工、佃农和工匠，尤其身份最贱、能力最弱的人，都被更高等级的人讨好着，他们的日常生活变得没那么凄惨，也较堪忍受了。曾经大半生与自己的同类拼命竞逐报酬微薄的工作，毫无指望地期盼有朝一日得到一块土地或一间农舍，甚至有能力让自己和家人勉强饱食暖衣的男男女女，现在发现，自己在雇主和地主那儿很吃香了。

开天辟地第一遭，底层民众感受到了自己的价值，这给了他们 251 满足感和自信。面对旧的做事方式、旧的租金和工钱水平以及旧的习俗，他们越来越不肯照单全收了。相反，他们有了一种感觉，即对事务的决定应当依据其价值，而不是依据先例。一些人甚至主张，租金和费用的标准应当是任何人愿意支付的任何金额，就是说，如果一个持有农准备提供每天 3 便士加食物，又有人准备按此价格出卖自己的劳动，那么谁也不应干预这一自由契约。至于罗丝夫人或埃德蒙·德韦尔斯有无支持自身要求的惯例，对这些人来说无关紧要。

很久以来，村子和庄园就按照习惯和先例运行。从来如此的惯例，便是决定事务的主要手段——谁应该继承，应该支付多少租金和税款，庄园林地上可以采集多少木材，公共牧场上可以放牧多少牲畜，夫人直领地上的一份劳役应该持续多久，甚至于应该向收割工提供多大的面包。但在新世界，惯例被证明成了讨人嫌的紧箍咒。虽然当领主和夫人威胁要打破惯例、增加村民负担的时候，农民社区曾一直坚决维护惯例，然而现在轮到他们有十足劲头自己打破惯例了。[2] 各种各样的人，从较富的佃农到没地的雇工，都想拥有挑选、谈判和拒绝的自由，只要对自己有利就行。

不只是从前的麻烦制造者在逃避自己的古老义务。即便以往遵纪守法甚至卑躬屈膝的民众，现在也经常需要费尽唇舌，才肯继续提供他们、他们的父辈以及祖辈先前曾经毕生供奉的所有地租、劳役、杂费和税金。很自然，其他人却从不同的角度看待乡巴佬的亨通财运，因为底层现在享受的福利改善，不可避免地是以更高等级的利益为代价。这让上层集团既愤怒又害怕，绅士的宅邸里、布道坛上的布道中都在哀叹新的世态。令约翰神父大为吃惊的是，他受邀请去了伊克斯沃思，聆听修道院院长批判现时之恶的布道，尽管约翰心底不愿承认，他还是发现布道的许多内容他都同意。

252   "当乡巴佬们因为种种痛苦和困扰而不堪重负，"修道院院长这样开场，"尽管被迫苦苦劳作，仍旧饥寒交迫、朝不保夕，此时他们值得我们施舍。但如今，他们的顽固之心和反叛之心日盛，既不工作又不听劝。他们占据了上风，因此非但不值得同情，反而只配得到严厉的管束和惩罚。如果不能让他们很快就范，他们将造成混乱和毁灭，并且激怒上帝，招致更多的灾祸。"[3]

修道院院长虽然愚蠢又势利，却是一个博学的人，熟知埃尔弗里克①和巴塞洛缪·昂格里库斯②，他继续宣称，那些生来就统治的人怎样知晓，世界因上帝的决定而分成三个永久的社会等级——战士（bellatores）、教士（oratores）、劳动者（laboratores）——保

---

① 埃尔弗里克（Aelfric，约 955—约 1010），英格兰修士，古英语散文大家，被誉为与"英国历史之父"诺森布里亚的比德比肩的人物，代表着本笃会改革和盎格鲁-撒克逊文学的最高峰。——译者注

② 巴塞洛缪·昂格里库斯（Bartholomew Anglicus，约 1203—1272），中世纪英格兰经院哲学家，方济各会修士，所著《物之属性》（约 1240 年）被誉为百科全书的先声，在中世纪被广泛引用。——译者注

卫并统治社会的贵族和骑士，祈祷和致力于治疗灵魂的教士，以及
那些以劳动谋生的人。他的听众中没几个人可能怀疑，对于世界的
福祉至关重要的是，社会底层的大批乡巴佬供奉劳役并且呈上地租
和其他税费，从而提供食物和财富来维系另外两个社会等级，即神
职人员与贵族士绅。"否则会有什么后果？"他问道，毫不担心有不
同意见，"要是他们不这样做，骑士和主教、修道院院长和乡绅、
律师和修士唯有自己变成犁地者和放牧者才能生存，也将被迫放弃
自己更高级的职业。这些本是上帝的诫条。上帝在降下我们刚刚承
受的恐怖灾祸之时，希望普通民众怀着恐惧和愧疚背离自己的罪恶
行径，可他们竟违抗神意，决心反对上帝的诫条，他们正以自身的
自私、傲慢和堕落，将世界拖入由上帝的怒火释放的另一场恐怖惩
罚的严峻危险。"（见图 38）

　　修道院院长的大部分听众都是高级神职人员、士绅、律师、
市民和商人，他们都点头赞同他对现时弊病的诊断。但普通民众
不这么看。他们无意起来反抗他们的领主，他们只是想在落到自
己跟前的众多机会当中，自由挑选最吸引他们的。他们的一生中
曾经受过严厉的教训，即乞丐无权挑选，但在短短几个月里，他
们已无须乞求工作和生计。相反，那些自命比他们高贵的人，现
在反倒要请求他们的服务和顺从。既然他们已不再屈从于困苦和
贫穷的重压，他们也就不再愿意任由庄园管家和领主欺凌。他们
经常告诉彼此，在胆子壮的时候也告诉他们领主和夫人的官员，
他们会自己选择何时以及要不要工作，何时以及要不要同意承租
某项田产；只要他们想，他们还要就自己的工钱、租金和劳役讨
价还价。

在沃尔夏姆村，恰如在整个王国的其他地方，领主们不安地意识到，普通人越来越不肯驯服，越来越多地质疑权威。这些日子，当底层的乡巴佬本该去工作的时候，约翰神父以及约翰·布莱基、埃德蒙·德韦尔斯却时常发现，他们花费大量时间和金钱去啤酒馆里饮酒，扎堆厮混，七嘴八舌地谋划怎么同更高社会等级作对，去当地市场和集市闲逛，玩不体面不正派的碰运气游戏，诸如扔骰子、打牌、掷币游戏（pennyprick），还偷猎兔子、鸟和鱼，以及组织足球比赛，后者不过是纵情狂欢的借口。并且，说起来难为情，现在对一些村民来说，带着狗有时还骑着马去打猎，以此假装自己是绅士，竟成了时尚。[4]

因为这种令人痛心的情景已泛滥全国，爱德华国王在整个夏季花了很长时间，跟他的宗教顾问做了虔敬的沉思。国王急于担负起领袖角色，在这样动荡而危险的时期这是任何一个好君王理当展现出来的，所以他不仅向麾下的贵族，也向王国内的教会领袖寻求应该如何行事的建议。他的顾问们表示，令自己既惊愕又憎恶的是，那些从疫情的猛烈打击中幸存下来的罪人，并没有被上帝施与的恐怖审判和教训给震慑住。大多数罪人非但没被吓倒，反而表现得不知悔改、忘恩负义和抗命不遵。不论在哪里，人们身上的罪恶和骄傲都在不断增长，慈悲之心则变得异常冷淡。国王担心，人们的罪责会触怒上帝，使得上帝肯定要向俗世降下更大的灾难，于是他决定给王国的所有主教致信，恳求他们竭尽全力确保每一个教区里每一个神父的教众都能忏悔其罪过，他希望，虔诚教徒的补赎和祈祷或许能令狂怒的上帝少安毋躁。

国王的信在 9 月初如期送出，[5]那时疫情已经去向英格兰的北端和苏格兰边界。几周后，伊克斯沃思修道院院长将一份副本传递给了约翰神父，院长还顺带提醒他要密切关注信件内容，并迅速按其要求行事。约翰读着信，国王对罪恶的持续存在甚至增长深感不安，这让约翰很欣慰。令约翰印象深刻的是，国王通过宣称"只要伴以恳求、谦虚、斋戒以及其他的美德抗体，祈祷就无所不能"，表明了自己是一名虔诚的基督徒。他也是一个谦逊者，因为他写道："我们身上没多少可靠的美德。"最后，他还是一个智者，因为他恳求神职人员："作为被选来代表人类为了赎罪而提供献祭和牺牲的人，理应为我们以及我们人民的救赎，向上帝奉上虔诚的祈祷和牺牲。"

国王的信对约翰神父是一个慰藉，他决定据此行事。他将遵照要求，不遗余力地说服他的教区居民听从国王的敦促，忏悔自己的罪过，专注于祈祷、斋戒和行善，并远离邪恶。他还会向他的教众承诺，只要他们能将自己内心的邪灵驱赶出去，上帝就会赐予他们和平、宁静以及身心的康健，此外有毒的空气和其他元素也将一去不返。但他的内心不完全相信，单凭神职人员就能挽救人类，因为此前他们所有的努力都没能阻止疫情的发展。更有甚者，他悲伤地注意到，自打疫情以来，有更多高阶和低阶教会人员自己就在展示出清晰的罪恶迹象，他们的行事方式既贪婪又自私，跟他们肆意嘲笑的普通人没两样。

约翰神父期望国王的深重担忧能够触动他的教区居民，但他还是决定举行一次布道，提醒他们生命的转瞬即逝以及他们刚同死亡擦肩而过，由此强行灌输这道讯息。大瘟疫之前，他曾一次次目睹，瞻仰遗体并为之哭泣如何让男男女女思量自己的死亡，他也经

255 常惊叹，在清除罪过方面死亡能够充当一种非常有效的刺激。但疫情如此可怕，尸体数量如此庞大，结果幸存者对于死亡威胁也就不那么敏感了，反倒沉溺于自负、享乐和纵欲中。因此，他会从圣马利亚教堂的布道坛上向他们发问："世上那些贪恋邪恶之徒，不久前还与我们同在，如今都去了哪里？那些傲慢之徒去了哪里，那些嫉妒、好色、饕餮之徒又去了哪里？"如果他们指望他提供答案，他就会告诉他们："他们曾无比贪恋财富、美食和奢侈，可如今他们一无所有，蛆虫已吞噬他们的身体。"[6]

在周日的大弥撒上，约翰神父如期朗读了国王的信，信中指出罪人竟迎着上帝的怒火怙恶不悛；他还提醒与会者，不久前爱德华国王给过他们另一道讯息，抨击那些拿不到离谱的工钱就故意不劳作的懒散仆人实属居心叵测。如此自私和破坏性的行径必将遭到上帝和国王的严厉惩治。罗丝夫人还有埃德蒙爵士和马格丽·德韦尔斯曾多次向他提出，要在布道中反对劳动者的贪得无厌，并要力劝教区居民遵守国王的《条例》，否则就得为自己的罪过承受地狱之苦。现在，他不需要进一步的敦促，因为他本人就憎恶那些在上帝安排的等级制度里不肯安分守己之人造成的无序和破裂，这驱使他严厉谴责教堂会众的懒惰、贪婪和傲慢。

"无论沃尔夏姆村内外，骄傲和贪婪之罪过都无所不在。你们当中谁都不要以为，仅仅有钱有势之人的胡作非为才会冒犯上帝，我告诉你们，就在本教区，你们许多人自身的劣行和罪恶同等严重地冒犯了他。因为心中的骄傲和贪婪之恶习，穷人的罪责可能和富人一样深重。沃尔夏姆村的每一个村民，如果忘记他或她的地位何等卑微，就会威胁到整个社会的福祉，并由此威胁到上帝为世界规

定的神圣秩序。你们在冒大险，可能促使他向我们所有人降下另一
场惩罚。国王和御前顾问力图恢复秩序，但他的《条例》遭到了无
视，奴仆对他们主人的侍奉每况愈下。[7]我们怎能怀疑，每一个懒
惰的劳动者都惹怒了上帝？他们一天就能结束的活，却经常两天都
干不完。这帮懒汉只想着他们的工钱，还有主人要向他们提供的饮
食，而不是好好完成契约上规定的工作。正如山羊不懂得怎样安于
现状，那么多奴仆也不懂得如何忠于职守，而是通过不断改换主人
来掩饰自己的恶劣品性。"

256

　　然后，为了让他的讯息更加深入他们的心灵，他选了一个身边
的例子："你们是有多固执，还不吸取上帝刚刚带给你们的可怕教
训，就在你们自己的教区和你们的家庭？你们那么快就忘了，上帝
是如何处置我们当中那些人的吗？他们拒绝履行自己在社会中的天
赐角色，反抗自己的世俗领主以及天国的救世主。那么我提醒你
们，在疫情之前的收割季，有十一个男人出于自私和傲慢，拒绝遵
照习俗和庄园法律的要求，在罗丝夫人以及已故的休爵士的大农场
耕地上为他们劳动，帮助收割领主的谷物，扎成捆，再运到谷仓。
这些人在接受他们的土地时都曾宣誓效忠，并且有义务服从他们的
领主，然而出于纯粹的反叛心理，他们一起密谋侵占了领主与夫人
的正当权益。他们辱骂庄头，无视他的合法召唤。但是，天主的召
唤他们可就没法无视了。他的命令雷霆万钧。他的惩罚比尘世的任
何折磨更加恐怖，根本无从逃避。那十一个反叛者之中，只有约
翰·拉斯和威廉·沃德活到了今日。因为我们的主通过疫情，让整
整九个人为其罪恶付出了死亡的代价。你们最好记住他们的名字：
沃尔特·奥斯本、罗伯特·莱内、罗伯特·斯普林戈尔德、彼得·

杰伊、威廉·克兰默、威廉·哈维斯、托马斯·富勒、托马斯·多姆尔和史蒂芬·库珀。如今我们只能在祈祷中纪念他们的灵魂，好让他们早日脱离苦海。[8]

"你们当中的那些罪恶和懒散之徒，也不要以为你们就此逃过了公正的惩罚。这种丰衣足食的时光不会永远持续下去，饥饿（Hunger）很快就要迫不及待地跟过来惩罚那些糟蹋世界的饭桶。只要想想今年的收成何其惨淡，是上帝降下的雨毁了它。只要看看罗丝夫人和埃德蒙爵士的谷仓，还有修道院院长的什一税谷仓，你们会发现，那儿储存的粮食从来没有这样寒酸过。你们要是去市场，会发现价格已经比去年稍高一点了，要是问问零售商，他们的预测是价格还会继续上涨。一旦食物价格高昂，你们的工钱也回落到先前水平，那时你们就知道辛勤工作，敬重比你们更高的等级了。一旦饥饿复归，你们就要对现在的贪得无厌悔之不及。"

约翰神父深感悲痛，自己不得不以这样的方式谴责他的教区居民。[9]他毕生都同情并怜悯穷人以及底层民众不得不忍受的沉重压迫；有些神父相信，必须用恐惧和惊慌来压制乡巴佬，好令他们俯首帖耳，他此前从不认同这种敌对情绪。可是现在他失望不已，一旦他们不必担心填不饱肚子，他们就如此桀骜不驯。他们还没有多少家底，如今在更高等级成员面前已不肯谦恭。他身边那些教区居民，仅仅几个月前还过着勤勉而恭顺的生活，如今只要拿不到离谱的工钱就拒绝劳作。更有甚者，当他们屈尊接受一份工作时，他们既懒惰又低效。然而一旦到了享乐时分——其中的许多乐子都有罪——村民们就尽情放纵，不可自拔。雇工、小持有农和乞丐都在大声地埋怨富人，可是在约翰神父看来，鉴于他们当前的表现，若是他们侥幸得了富贵，他们的行径会同更高等级一样坏。

　　约翰神父一直训导自己的教众，慈善捐助是最美好的善举之一。他以身作则，许多时候还尽自己绵薄之力，提供金钱、食物和避身之处来帮助那些时运不济的倒霉蛋。他始终相信，这些不幸的民众完全有资格接受救助。但最近他日渐担忧，沃尔夏姆村的许多男男女女，既有陌生人也有本地居民，都不愿诚实劳动，而是刻意选择一种游手好闲和四处乞讨的生活。面对送上门的工作，他们就假装生病或残疾；尽管身体康健，能够自食其力，他们仍乞求施舍。因为有些同胞急于行善，散起财来似乎太过随意，他们就靠骗取这些同胞的善良过活。

　　他想到，国王的《条例》不仅关注贪婪的劳工，还企图从王国里清除那些体格强壮的乞丐，这些人在疫情之后出现，过着无所事事和有罪的生活，有时还靠偷盗或其他犯罪活动过活。所以约翰神父又读了一遍他保存的国王《条例》复本，他的眼神落到了一段文字上，其中宣称应当关押"所有打着同情或救济的幌子，向任何能够自食其力者提供任何赠予，从而助长他们懒惰之人"。他很震惊，因为他觉得对于做出善行的基督徒，即便他们这样做时不够谨慎，这种惩罚并不公正。所以，他想起自己在学校所学，[10] 并将加图（Cato）和格里高利（Gregory）的建议进行了比较，他发现比较喜欢加图的观点，亦即我们应该留意我们救济了谁，从而免于因为能够自持的人冒领了不该得到的礼物，真正的穷人反遭剥夺。格里高利的指令是有求必应，眼下未免不合时宜，因为在那些值得赈济的人，以及那些通过装穷扮弱来破坏基督律法和国王法令的人之间，布施者务必仔细选择。[11] 如今，有必要区分那些不能工作的老幼，

258

以及那些不愿意工作的人；区分那些因为有太多孩子而不堪重负的人，那些真正生病、四肢扭伤或眼睛失明的人，以及那些有能力但懒惰成性的人。

那些施舍假乞丐的人，是否应该被定下罪责呢？约翰神父花了很多时间反复思考这个问题，他的结论是不应该。除非，就是说，施舍者行事时太愚蠢，或出于鲁莽而自私的纵容心理。大多数情况下，应当承受谴责和罪过的是假乞丐。那么，如果富有同情心的布施者遭到了精明的懒汉欺骗，又是否应该为自己的赠予而获得任何精神回报呢？不管他怎么努力，他都无法解决这个更加困难的问题。正是在面对类似疑难的时候，他就渴望获得自己毕生的好友，贝里修道院的医护修士理查德在智慧上的支持与陪伴。但三个月前，理查德就同他的四十名教友一起去世了。那座著名修道院尽管最近才招了许多男孩子，年龄小到几乎不能离开母亲，可是宿舍现在仍旧没有住满一半。

9 月末，有消息称鞭笞者兄弟会（the Brotherhood of Flagellants）的一群追随者首次登陆英格兰，[12] 立即在整个教区引起一阵轰动。约翰神父知道，这些狂热分子是在疫情引起的混乱和歇斯底里情绪下，像洪水一样席卷全欧洲的，他经常用学者的方式，反思有关他们那些疯狂行为的传闻。他发现，他们的名字来自鞭子（flagella），他们就用鞭子来抽打自己。他们还被称为"持十字架的人"，因为他们在旅行中总是手持十字架，此外他们扑倒在地时总把手臂外伸，姿态也似十字架一样。约翰神父专心地聆听着那些引人入胜的叙述，比方说，数也数不清的大帮鞭笞者当中既有男人又有女人，来自社会各阶层，他们穿过海外的许多国家，威胁着教会的权威，还要求处死犹太人和其他不信上帝的人。这帮人沉浸在极度的忏悔情绪中，乞求上帝万万不可息怒，他们列队穿过沿途的村镇，齐声哼唱，既鞭打自己又鞭打彼此，直到鲜血止不住地顺着后背和肩膀往下流（见图 39）。据说，许多人都在狂热状态下因为鞭打而死去。不管他们走到哪里，总有成百上千的人争先恐后加入他们，总有成千上万的人欢迎他们进入自己社区，然后同他们一起唱响鞭笞者的圣歌，期盼他们的屈辱和痛苦能保证自己的村镇能幸免于上帝降下的无情灾祸：

> 把双手举到头顶上
>
> 上帝保佑我们无灾荒
>
> 现在将胳膊举起来
>
> 上帝的垂怜要从天降

但据约翰神父所知，英格兰的任何地方还尚未发生过如此歇斯底里或如此暴力的事情。可是现在，米迦勒节盛宴刚过，一群激动的村民就在教堂门口拦住了他，告诉他超过一百个鞭笞者兄弟会的虔诚信徒坐船从佛兰德斯到了伦敦。他们兴奋地把神父领向附近的一个啤酒馆，他们向他保证，他会在那里遇见一个马车夫，此人见过这些圣者在伦敦城里的圣保罗（St. Paul）教堂内部和周围列队行进。约翰加紧赶路的同时，他竭力梳理自己的思路。一方面，他很确定，忏悔游行能对上帝产生积极的影响。更何况，那个年轻的　260

神父曾告诉贝里修道院的修士们，1348 年春季正当疫情在阿维尼翁肆虐之时，教皇克雷芒六世自己也好几次加入了一群鞭笞者的行列。另一方面，约翰也听说教皇随后改变了主意，目前正考虑禁止这项运动，因为蜂拥加入的人数之巨以及一些追随者的狂热程度，令他和其他教会领袖都大为惊恐。鞭笞者是没有获得许可的平信徒，他们正在通过公共祈祷和布道来挑战教会的权力。一些人还宣称，他们和他们的同仁可以拯救人类摆脱致命的疫情，而教会却没能够做到。

他们走近的时候，约翰神父看到，一个陌生人在艾丽斯·派伊的酒馆外面逗得一大群村民喜笑颜开。当马车夫看到神父，就宣布他要把故事重新讲一遍。这样做以前，他先俯身拿起一壶新啤酒，这是一名听众给他买的。"那天，我正在那座伟大城市中心的大河附近忙活，从不同的批发商那儿挑选货物，往我的马车里装上这一带的热销物件，此时，我遇到的每个人都催我快去圣保罗教堂，那儿能看到一群奇怪的虔诚的人，包括许多贵族，他们是从低地国家过来，为的是将你我的罪过背负在他们的肩头，拯救我们摆脱瘟疫。所以我匆匆赶到那个庞大的教堂，站到聚集在教堂外面的一大群人当中。当我们模模糊糊听到击鼓声和哀唱声传来，所有人都安静下来。随着鼓声和吟唱声变大，我看见远处高举着许多颜色鲜艳的旗子。他们越走越近，我可以看见那些举旗的人后面是手持十字架的人，戴着奇怪的头巾、裹着白布，在他们后面真是好一幅奇观呢，这个兄弟会的成员列成了长长的队伍在行进。那些弟兄们着装相似，他们列着纵队，彼此步调一致，合着吟唱的拍子行进。他们走近时，我看到每个人都赤着脚，光着膀子，裹着一块白布，从腰垂到脚踝。他们头顶的帽子前后都画着一个红色十字，右手握着一条鞭子，鞭子上有三根鞭梢。鞭梢都系进一个结里，我还看到有些鞭子的结里嵌入了尖锐的钉子。他们缓慢地行进，一边走，一边用　261
这样的鞭子抽打自己赤裸裸、血淋淋的身体。四名领头人用自己的母语吟唱，其他人则似乎以连祷加以回应。然后，我们正在合拢双手祈祷的时候，游行队伍停了下来，队伍中的每个人都脸朝下扑倒在地，把胳膊和身体摆成十字架的形状。然后，他们一边继续吟唱，一边从队列最后一个人开始，每个人都轮流向前跨越其他人，一边跨越，一边对着躺在身下的每个人抽一鞭子。他们一直这样做，直到所有躺着的人都起来，履行相同的仪式。他们这样重复了两遍，直到鲜血淋淋、通体无力，才终于穿上了平时的衣服，回到他们的住处。"

　　当马车夫完成了叙述，有十几个甚至更多的听众转过头，向约翰神父急切发问："这是什么意思？难道上帝想让我们在沃尔夏姆村也这样做，然后才能阻止疫情复返吗？"神父只能回答："对于上帝的旨意，这些人的了解不可能比教会的神职人员和最高级领袖更多。他们这样做有欠考虑。"[13]

第 17 章

1350 年

黑死病之后那些年份的一个显著特征，是劳动力严重短缺，恰在这个时期，妇女享受到了前所未有的就业机会。[1]国王和御前会议规定，只要有人要求，身体健康的妇女以及男人就必须去工作；此时他们认识到，要想填补供需之间的缺口，女性劳动力的角色至关重要。急切的雇主大量存在，不仅意味着妇女的工钱更高了，还意味着可供选择的职业比以往多多了，包括充任助手以及熟练工匠的差事。违反《劳工条例》和《劳工法令》的罪犯起诉记录显示，当时存在多个劳工团伙，团伙中既有男性也有女性，甚至还有单身女性，这些人"从一处搬到另一处"，总是为自己的工作要求过高的工钱。

对农户来说，比起荒废掉重要农事，支付高工钱通常更加合算，于是，各阶层的雇主相互激烈竞逐少数可以找到的劳动者，而且为了吸引和留住他们，一般都要提供免费食物、衣物以及现金奖励和实物奖励。君主政府较早便设立了专门委员会（commissions），派遣官员前往英格兰东部，加强《劳工条例》的贯彻执行。1350年2月，治安法官（justices of the peace）被派往剑桥和诺福克两郡，它们分别与萨福克郡的西境和北境接壤，随后不久又派去萨福克郡南边的埃塞克斯郡。萨福克郡是设立 1350 年 11 月和 1351 年 3 月两个专门委员会的主因，两个委员会都由约翰·德亚斯帕勒爵士（Sir John de Aspale）牵头。第一个萨福克郡专门委员会开宗明义道，针对违反《条例》的投诉已送达御前会议，正是这些投诉促成了专门委员会的设立；已专门派遣法官来惩罚所有的违反者。法官的到访激起了巨大的恐慌和怨恨。

264 　　平常年份里，农民每逢收获季节总要承受最沉重的压力，因为此时他们必须在很短的窗口期将庄稼收割完，并赶在腐坏之前储存妥当，于是很自然地，劳动者们总要急不可耐地抓住一切机会挣到尽可能多的收入。因此并不令人惊讶，在 1350 年的普遍动荡中，秋收时节的状况尤为混乱。全国直领农场的统计数据显示，在 1350 年的收获季，小麦和大麦的收成仅略高于平常年份的 70%，燕麦则大约是 60%，也就是说，比上一年的灾难性歉收好不到哪儿去。结果是，接下来几个月物价开始攀升。

　　在后世看来，中世纪晚期发生的长期变化呈现出一种清晰性和必然性，但是对于经历了黑死病之后最初几年的人们而言，这些变化肯定完全谈不上一目了然或是命中注定。这里描述的是疫情后最初的几周或几个月，此时，大规模死亡带来的冲击导致了普遍的困惑和怀疑，这在宗教和精神生活中表现得最为显著。对于 14 世纪中期的幸存者而言，疫情无疑是上帝的作品。但是，哪种类型的上帝会实施如此残酷的毁灭，原因又何在？许多教士的信仰必定遭遇了严峻的考验，平信徒同样如此。平信徒更加急切地渴求道德上和精神上的指引，为此，他们不仅寻求自己的神父的帮助，也转向日益增加的各类宗教文献。理查德·罗尔①的作品尤其受欢迎，他在 1349 年丧生于瘟疫。然而，无论神学上还是性情上，没几个教士的素养足以满足平信徒的全部需求。此外，许多虔诚的民众学识不足，倾向于要么断章取义地理解教义，要么过度生搬硬套地应用教义。

疫情带走了曾经人数充裕的大部分自由职业者和助理教士，他们要么死亡要么高升，由此成倍加重了教区神父的工作负担。即使富有经验的教区神父，都可能经不住引诱，受聘在私人礼拜堂为逝者的灵魂唱弥撒，这原是祈唱堂神父的轻松活；或到教区行会去，靠主持宗教仪式捞钱；或是在富人家里，充当告解神父和神修导师。此外，许多继续在自己教区里辛勤劳作的更勤勉、更严谨的教士，发现自己已跟时代严重脱节，无法胜任时代抛出的艰巨的、经常彼此冲突的挑战。这些挑战五花八门，比方说，一些虔诚的人提出了似乎颇为大胆的要求，想更多地了解人神关系的奥秘；而那些极力在失序的世界里浑水摸鱼的家伙，更表现出危险的不虔不敬，他们正在颠覆神圣秩序，招致进一步天谴的威胁。

265

---

① 理查德·罗尔（Richard Rolle，约 1300 —1349）是一名英格兰隐士、神秘主义者和宗教作家。也被称为汉波尔的理查德·罗尔（Richard Rolle of Hampole），因为他在生命的最后阶段住在汉波尔（现位于南约克郡）。他是 15 世纪最受欢迎的英语作家之一。——编辑注

尽管罗丝夫人拥有其他庄园和不动产，她还是严重依赖沃尔夏姆庄园农场的收益来维持自己的家计，因此当她得知犁耕的活儿不仅遭到延误，还干得很草率时，她大为震惊。圣诞节过后不久，她的司库带来了进一步消息，庄园状况就很糟糕，他刚前去收取了杰弗雷·拉斯售卖农产品攒下的一部分现金。于是，夫人急忙把布莱基和她儿子亨利派回沃尔夏姆庄园。拉斯对他们的到来毫无预警，当他们视察农场的时候，那儿几乎无人劳作，拉斯很是惊愕。第二天，当他和庄园看守官陪同亨利爵士和布莱基巡视时，来访者发现，土地几乎没有施肥，犁地和播种的情况也很糟糕。许多篱笆和围栏都破了，沟渠塞住了，谷仓的屋顶千疮百孔，奶场乱七八糟。下午，当夫人的特使视察直领农场的家畜时，他们的悲观情绪更加强烈了，他们发现，牲口的状况非常差劲，许多动物明显呈现出了营养不良、罹患疾病和没人照管的迹象。

杰弗雷试图让亨利爵士和布莱基相信，正在采取一切可行的举措纠正错误，并且已有进展，但他们对他的借口嗤之以鼻。于是，杰弗雷开始把牲畜的惨状归咎于人手短缺，羊身上的疥癣病则都怪天气潮湿。他抱怨，因为可靠的仆役在疫情中去世了，他好不容易才找来少数几个顶替的羊倌和牧人，可他们经验不足，然而亨利爵士没心情听这些。他的母亲正焦头烂额，因为她所有地产的收入都减少了，其中沃尔夏姆庄园的运营尤其糟糕。祸不单行，罗丝夫人已再次被迫把自己收入实质改善的希望推迟到下一次收成，可即便如此，亨利爵士根据自己之所见判断，哪怕 8 个月之后的下一次收成，也没太大指望。他已忍无可忍，自己母亲的权益就这样遭到无能又恶毒的乡巴佬践踏。其中，庄头及其狐朋狗友的行径让他最为

恼火。为了取悦亨利爵士，杰弗雷穿上了自己最精美的服装，结果　266
反倒激怒了他。

　　"怪不得庄园运营得这么糟糕，"亨利爵士向约翰·布莱基咆哮
道，"这个微不足道的低级庄头，看起来更像个骑士而不是奴仆。
他对自己的着装比对农场的状况要上心多了！他哪儿来的钱购买这
样的奢侈物件？简直是什么规矩和体面都不要了。"

　　布莱基没有回答，而是努力抚慰夫人的儿子，跟他说事态肯定
会很快恢复正常。与此同时，他们也得保持耐心。

　　亨利爵士对杰弗雷·拉斯的行径暴怒不已，于是开始在沃尔夏
姆庄园到处询问村民对他们的庄头的看法（见图 40）。很快，他从
那些心存不满的人那儿得知，拉斯面对贫穷的乡巴佬跟他应对罗丝
夫人一样罪行累累。于是，杰弗雷发现，自己要遭受审问了。对于
庄头曾收受一系列小额贿赂的证据，亨利爵士未予理会，因为他知
道，这在每一个庄园都司空见惯。他集中关注更大的指控，包括拉
斯屡次将自己那匹新买的好马饲养到庄园宅邸的马厩里，在那儿吃
掉了罗丝夫人的大量燕麦，此外，他总是离谱地夸大他雇用的劳工
的工钱，又总是在账目中大幅少记他售卖谷物、牲畜和其他农产品
的收入。杰弗雷立刻承认，曾将自己的马拴入庄园宅邸的马厩，但
声称他很少这样做，仅仅在他为夫人处理紧急事务又迫不得已时才
如此，比方说——为了阻止她谷仓里的粮食遭到偷盗。他坚决否认
做了假账或骗取了夫人的钱，还断言，这些指控全是那些捣蛋分子
编造的，因为他拒绝按过高的工钱雇用他们，或是拒绝以低价把谷
物卖给他们。他去自己的农舍拿回了一捆账目棍（tally sticks），他
在上面记录了六个月前他成为庄头以来的每一笔重要交易。但亨利

爵士置之不理，表示它们可能也是假账。

亨利爵士尤其担忧的是，庄头和庄园看守官似乎跟乡巴佬们过于亲近。实际上，亨利清楚地感觉到，这两人经常跟村民串谋起来对付他母亲。正如布莱基所预言的，亨利每一次尝试说服杰弗雷对佃农采取强硬措施，杰弗雷都会狡辩，声称更合理的举措是提供妥协来努力争取他们，还警告，过分严苛会迫使他们放弃自己的持有地。最终，亨利爵士再也无法忍受，指示约翰·布莱基传唤杰弗雷·拉斯，告诉他，要在即将到来的 2 月庭审中提审他，并对他的多重失职施以重罚。[2] 跟布莱基预想的差不多，杰弗雷对此的回应是威胁要离职，他一边咒骂着布莱基和亨利爵士，一边夺门而出。

接下来几天，情绪冷静下来了，一项妥协也达成了：只要杰弗雷发誓改过自新，就撤回对他的指控。杰弗雷心明眼亮，太清楚自己对于罗丝夫人的价值了。他确信，要是他离开，她甭想找到跟他能力相当或是更加诚实的人来取代他。当然了，在庄头的第二人选约翰·诺贝尔身上，她也不会找到她期待的那些品质。因此，他决定不去改正自己的行为，而仅仅是更小心地掩盖好自己的行迹。

在新的一年，阿格尼丝·查普曼认认真真参加弥撒，每逢为新近死去者的灵魂举行祈祷，她从未缺席。这样的场景很频繁，每到此时，她总是满心烦扰，为她丈夫约翰的苦难而忧惧，他离世的时候没有完全忏悔，此外，她那三个死去的兄弟也遭遇了相似的命运。当约翰的生命从她眼前溜走时，阿格尼丝都没能将他从胡言乱语中唤醒，她还愚蠢地忘记了悼亡晚祷词的准确内容，[3] 她相信这会导致他遭受炼狱里的折磨，并且比他应得的惩罚还要长久得多。

更糟的是，她不断回想起最近到访沃尔夏姆村的那个云游托钵修士的刺耳言辞，他警告说，另一场灾祸肯定会很快降临，以惩罚他们的怙恶不悛。他认为，最近疫情的大多数罹难者此刻都在地狱，因为他们死亡时都没有得到赦免。他对惊恐的听众宣扬："在地狱，一个人流的泪会比尘世所有的水都多——救济、弥撒和祈祷都无法帮到他。天堂只属于那些事奉上帝的人，而那些在疫情中死亡之人并没有事奉上帝。"（见图 41）[4]约翰神父把托钵修士从教区赶了出去，对他的错误观点嗤之以鼻，但仍有一些人心存疑虑。

　　阿格尼丝站在拥挤的教堂里，神父盼咐他们"为所有在炼狱的痛苦中等待上帝施恩的灵魂祈祷"，[5]她强烈地乞求圣凯瑟琳，她最喜爱的圣人，务必请上帝留意到众人的祈祷，从而让她亡夫的灵魂蒙受恩泽。但疑惑经常涌入她的脑海。她知道，炼狱里的灵魂无法为自己祈祷，他们要依靠生者的祈祷，而她担心，集体祈祷可能没太大作用。因为教士与平信徒都认为，祈祷献给的死者人数越多，赋予每个灵魂的裨益就越少。[6]当然，令约翰神父更感不幸的是，新近死亡的人数多得无法计数。不过与此同时，约翰神父的话也给了阿格尼丝宽慰，他不断提醒他的教众，在圣马利亚教堂的弥撒中由教士念诵并且得到会众回应的祈祷，是最强有力的。尽管如此，只要阿格尼丝手头的钱够，她就会购买一根蜡烛，把它放到祭坛左边新涂漆的圣母像前。阿格尼丝每天还会多次在圣凯瑟琳的小神龛前祈祷，那是她设在她农舍的窗户旁。此外，她每到吃饭前总要念《哀悼经》（De Profundis），能记起多少就念多少，这是曾在伊克斯沃思修道院当仆役的一位老妇人劝她做的，老妇人向她保证，在吃饭前诵经会滋养她丈夫的灵魂，让其更有耐力承受炼狱之痛。

仅仅几个月前的疫情前夕，阿格尼丝还有丈夫、四个兄弟和一个女儿。现在，她只剩下女儿了，因为她最近得知，两年多前离开村子的兄弟亨利也死了。阿格尼丝永远亏欠约翰·沃德比特，因为他悉心照顾她的宝贵女儿挺过了疫情的最黑暗日子，而恰好，沃德比特家蒙受了上帝和命运的眷顾，仅遭遇了疫情的轻微伤害。在近亲中，沃德比特失去的只有自己的嫂子马格丽。因为深怀感激，阿格尼丝每周继续为约翰工作一两天，在他的家里做饭和打扫，照看他的猪和家禽，尽管他支付的酬劳只比疫情之前多半便士，这比她在别处能挣的少得多。

跟沃尔夏姆村所有的寡妇和单身女人一样，阿格尼丝也考虑过再婚或同居。可是，尽管她期望在她的小块持有地上得到更多协助，她还没有收到有足够吸引力的提婚，令她愿意放弃自己的独立生活。当疫情过去几周后，约翰·沃德比特的妻子突然死于中风时，她的心怦怦跳。但她的希望破灭了，因为他很快就跟一个年轻女子混到了一起，并在短短几周后娶了后者。阿格尼丝仍旧深爱着这个家族，但对于约翰没有邀请她参加自己的婚礼派对，她并不难过。而随后不久的 11 月，他那个也叫阿格尼丝的女儿跟埃德蒙·莱内举行了婚礼，她却非常高兴成为盛大宴会的宾客。[7] 约翰·沃德比特认为这桩婚事非常般配，因为埃德蒙是沃尔夏姆村最富有的村民之一。可是阿格尼丝有一点难过，因为尽管埃德蒙送给了新娘很多礼物，但他至少比这个年轻女子老了二十岁。

随着艾丽斯的预产期临近，阿格尼丝和她这个嫂子的情谊更加深厚了。但与阿格尼丝不同，艾丽斯迫不及待地想要找人接替她的亡夫，在她的儿子降生不久，她就跟约翰·帕卡德混到了一起，后者的妻子死于瘟疫。艾丽斯不得不孤身打理一个大农场，尽管阿格尼丝承认艾丽斯独木难支，但她不喜欢帕卡德，也怀疑他的动机。帕卡德靠自己打拼当上了富裕持有农，但他也有着贪婪和欺诈的恶名。阿格尼丝禁不住感觉，他追求艾丽斯并愿意承担养育她孩子的负担，是为了染指她掌控的土地。但令阿格尼丝反感他的最大缘由，或许还是帕卡德家和沃德比特家之间经久不衰的敌意，起因是十年前，帕卡德的妻子跟约翰·沃德比特的母亲围绕一项未清偿的债务发生争吵时，前者血腥地攻击了后者。[8]尽管阿格尼丝持反对意见，艾丽斯还是在 1350 年 5 月嫁给了约翰·帕卡德。

1350 年 7 月末，阿格尼丝首次有了兴趣加入外出务工队，[9]此时，威廉·沃德正在村子里招募成员。她因为对自己的小块持有地、女儿和约翰·沃德比特投入了太多精力，至今都没有从沃尔夏姆村提供的高工钱中获得多少收益，现在她决心要更好地利用即将来到的收获季。即便在村子里满是愿意效命的劳动力之时，收割工作也一向能为抢收庄稼的人提供不错的工钱以及大量的啤酒和食物。现在，既然劳动力这样少，超高的工钱更是大有指望了，即便是在收割之后收集秸秆和绑扎秸秆的这类粗活儿也是如此。但沃尔夏姆村盛传，罗丝夫人跟埃德蒙爵士和马格丽·德韦尔斯签订了协议要压低工钱，还胁迫其他农户也这样做。更有甚者，据说，他们正威胁把国王的法官请过来，要将拒绝按照他们提供的工钱劳作的任何人绳之以法。

在村子的上层人物眼中，威廉·沃德是出了名的煽动分子。[10]甚至在疫情之前，人们就经常发现他指导雇工们认识自己的权益，教他们如何获得最好的工钱和工作条件。此刻，当他鼓励村民们在收获时节跟自己一起离开沃尔夏姆村，到周围村子寻找报酬更好的工作时，他更是在数量大增的听众那里引发了远胜以往的共鸣。沃德正在施展的影响力，令雇主及其工头们忧心忡忡，他们企图对他的主张大加奚落，宣称此人一无所有，是一个为了偿还债务而被迫两次抛售手头的小块土地的废物。[11]但他们没能阻止他赢得大批普通人的信任。因为沃德可不只是空谈家，他更是一个实干家。早在两年前，他就因为在罗丝夫人的直领农场上组织收割工人罢工而出了名，在疫情期间，他也是沃尔夏姆村最早要求大幅增加工钱的人之一；遭到拒绝后，他立刻在不远的伊克斯沃思找到了报酬丰厚的工作。

罗丝夫人的大总管约翰·布莱基极力降低人们的期待，他发誓只会按旧的工钱水平为即将到来的秋收雇用帮工，他还劝诱埃德蒙爵士和其他大农户也这样做。如此一来，沃德根本不愁给自己的团伙招募人手。人们对在自己的村子里遭受的迫害极为震怒，而沃德提供了一条出路：跟他一起离开，去别处找活干。不过，埃德蒙爵士和马格丽·德韦尔斯的庄头已经私下跟沃德谈过，还提出了有诱惑力的条件来雇用 10 个帮工，所以他打算先收割他们的庄稼再说，只要他们履行承诺支付高薪就成。随后，他打算带着他的雇工团伙离开沃尔夏姆村，到邻村寻找他们能拿到的最高工钱。耳闻目睹都令沃德确信，他们在任何地方都会受到农户的欢迎，这些农户急于在最适宜的时间把自己的庄稼收进来，因而愿意为此慷慨解囊。沃德还知道，作为工头，他能为自己争取到优厚的奖金。

在希拉里·泰普托夫特的鼓励下，最终，阿格尼丝·查普曼去

罗伯特·兰波伊尔的啤酒馆里找到了威廉·沃德。他热情的问候和
愉快的乐观情绪令她极为激动。他告诉阿格尼丝，她会非常受欢
迎，还向她保证，不管她想要多少工作，他都不难帮她找到，每天
能拿 2 便士，而在沃尔夏姆村她每天能拿到 1 便士就算走运了。她
要是想带上她的小女儿，也不成问题。当阿格尼丝提出疑问，农户
会不会雇女人来做通常由男人完成的工作，沃德放声大笑，他说，
在收获时节，他们什么人都会要——哪怕是小孩和老朽。"几个星
期后，各处的农户就要迫不及待地收割庄稼了。他们只能支付我们
想要的工钱，否则他们就要眼睁睁看着自己的庄稼烂在地里。向我
们多付区区几个先令，怎么都比损失掉价值几镑的小麦、大麦和燕
麦要合算吧？"然后，沃德提高声调，对酒馆里的所有人说，"这里
的富人威胁要剥夺我们应得的报偿，但周边的所有村子都会有农户
欢迎我们，把我们当成他们祷告的成果。你们可以信赖我，在每块
田地里收割，都能揽到最为划算的交易。除了工钱，我保证你们吃
到的食物也会是从来最好的，全都免费提供。给我们不会是不新鲜
的生冷蔬菜或者大麦面包，也不是廉价啤酒。[12] 只会给热食，还有
堆得满盘的肉片、小麦面包，并且搭配价值 2 便士的上好啤酒。"

　　看到阿格尼丝怀疑的神色，沃德耸耸他的肩膀："要是他们不
付钱，那么我们只用去下一个农场就行了。他们很快就会得到教训
的，相信我。"

　　正在那时，两个年轻男子凑了过来，问沃德，如果他们跟他
走，他们能拿到多少工钱。沃德说，他会根据他们的工作量向他们
支付工钱，无论如何都不会低于每天 3 便士，外加食物。"当然了，
如果你比别人收割的麦子少，或者绑扎的麦捆比较少，那么你拿到

的工钱就比较少。但是如果你干得多，拿到的也就多。"

这两个男子随即看向阿格尼丝，于是沃德告诉他们，由于通常来说，女人完成相同工作量的时间比男人更长，她们拿到工钱比较少。可是老人、懒汉或小伙子也一样。这不过是公平起见。当然了，如果阿格尼丝请假照顾孩子，她会有金钱上的损失，但如果她后面格外努力地工作，她就会补偿回来。

阿格尼丝握手成交之时，沃德告诉她和那两个男子，任谁加入他的行列，他都有工作等着他们干，就在距离沃尔夏姆村 15 英里以内的三个农场上。猜到阿格尼丝的下一个问题，他向她保证，这个地区的任何角落都没有疫情的迹象。

几天后，阿格尼丝前去告诉希拉里·泰普托夫特，要跟她一起加入威廉·沃德的外出收割工队。但让她惊讶的是，希拉里竟然回答说她现在不会跟他们走了，因为她已经找到了更好的差事。希拉里毕生都在干家庭女佣，除了管食宿外，所得无几。她宣称，自己刚刚开始给当地一个盖屋顶的人做助手了，这是一份固定工作，一天能拿到 1.5 便士，外加带啤酒的免费正餐，这更是令阿格尼丝的惊讶变成了错愕。据希拉里所说，因为有那么多的工作要做，能找到的人又那么少，许多女人都成了砖瓦匠、木匠、泥水匠、管道工以及类似行当的雇工。实际上希拉里还听说，在附近的布拉德菲尔德村，一个女人在她丈夫死于瘟疫后，与她的女儿一起接管了铁匠铺。[13]

下一周的晚些时候，就在收获季的前夕，约翰·布莱基按照罗丝夫人的建议散布了一个谣言，声称国王的法官正从附近的剑桥郡赶往沃尔夏姆村，要到此强制懒人工作，还要对那些攫取了高工钱

的人施以罚款和监禁。他们的意图是令敢于反抗的雇工束手就擒，
然而效果却是促使他们逃之夭夭。威廉·沃德匆忙把他的雇工队伍
召集起来，带他们离开了沃尔夏姆村。很快，他们就在附近那些村
子赚了大钱。阿格尼丝得到了她期盼的最好工作，钱包里的钱比她
梦寐以求的还要多。

273

富有的克兰默家族里一串联的男性去世，让奥利维娅和希拉里
姐妹俩都在 30 多岁成了寡妇，拥有了大片土地，大部分在克兰默
绿地和高厅庄园的周围，她们为此只付了不高的地租。很自然地，
她们面临着与所有大农户相同的问题：仆役和散工太少，又太贵。
但是，她们比多数人的表现更出色，因为她们是非常棒并且富有创
意的管理者，对于如何最为高效地处置自己的事务拥有许多真知灼
见。尤其奥利维娅，更是有着精明贸易商的名声，她能够预测价格
如何波动，早在 14 世纪 40 年代，她就靠着贱买贵卖在谷物市场做
了成功的投机生意。[14]

姐妹俩得到遗产后，立刻作为合伙人开始一起工作，共同管理
她们的土地和资产。然后，她们决定专事畜牧业。事实将证明这项
决策十分精明，会给她们带来更大的财富。同沃尔夏姆村和萨福克
郡的其他农户一样，疏于管理并遭受雨涝的收成面临的糟糕前景，
还有找到足够雇工帮她们耕种土地的成本与困难，也让姐妹俩深感
沮丧。可是，她们并没有哀叹自己的困境，而是决定加以改善。她
们的策略是大幅削减栽培的庄稼，并扩大牛羊的数量。正如奥利维
娅向希拉里解释的，种植谷物和豆类需要的劳动力，要比照看牲畜
多得多。一年当中，每英亩耕地可能需要请人劳作 10 天，或者更

可能是 15 天：犁地、播种、耙地、除草、施肥、收割、捆扎等等。她们上哪儿去找自己需要的雇工呢，何况谷物价格那么低，收成那么可怜，她们怎么负担得起他们的工钱呢？而另一方面，即便大量的牛群和羊群，也只需要较少的人手就能照管，何况沃尔夏姆村有充裕的廉价牧场可用。此外，羊毛、黄油、奶酪、牛奶、肉和皮子的产出，要比小麦、大麦和燕麦稳当得多，价格也更好。奥利维娅和希拉里很快就会发现，疫情之后的几个月里，可以用非常便宜的价钱买到牲畜，尤其是从罗丝夫人以及埃德蒙和马格丽·德韦尔斯的庄头那里。所以，她们利用兜里从父亲那儿继承来的钱，着手以低廉的价格大批量购买上好的牲畜，并将其放牧在租来的地块以及自己的土地上（见图 42）。

　　克兰默姐妹的策略很快开始收到回报。因为随着沃尔夏姆村民急切地将自己新增收入的很大一部分花在更优质、更多样的食物上，对牛奶、黄油、奶酪和肉类的需求强劲增长。这样一来，奥利维娅和希拉里就发了财，即便她们的牲畜误入邻居的土地破坏了庄稼，她们也根本不觉得频频支付罚金有多困难。当她们的不少于 16 头母牛和小公牛冲破栅栏，闯到名为阿巴伍德（Abovethewood）的土地上，她们为了赔偿损失，甚至立刻给埃德蒙和马格丽·德韦尔斯的谷仓送去了 7 蒲式耳大麦。只不过，这一次姐妹俩倒是解雇了那个本该在照看她们牛群的男孩。

　　奥利维娅曾在 1338 年嫁给罗伯特·哈维斯，那是一桩强加的婚事，此前她在庄园法庭和教堂法庭上都遭受了罚款和羞辱，原因是她在前一年生下了一个非婚生孩子。[15]那场婚姻并不幸福，但幸运的是持续时间很短，奥利维娅也不想再结婚了。她享受自己的独立，最不情愿的就是找一个新丈夫来控制她的金钱和财产，这是庄园和英格兰法律的规定。但希拉里的想法不一样，她先是跟众多的追求者厮混，然后同一个经济独立的自由佃农约翰·马格丽确定了关系，两人于 1350 年结了婚。到这时，克兰默姐妹生意上的成功已经让她们在村子里出了名，罗丝夫人的儿子亨利没多久就知晓了这个结合。他深知希拉里的非自由身份，依照习俗她有义务向庄园夫人支付一笔婚嫁费，因此在 11 月的法庭上朝她索要了前所未有的 13 先令 4 便士。希拉里明明白白地告诉她的新婚丈夫，她会继续跟奥利维娅合伙经营养羊和养牛的生意，而约翰·马格丽意识到这些生意产生的喜人收入，高兴地赞同了他妻子的意愿。

尽管奥利维娅是这项合伙生意的主要驱动力，但事实表明，与她姐妹间的亲密合作有时对她也很有帮助，尤其当她的思虑开始转向去罗马朝圣之时。奥利维娅是基督圣体兄弟会的创始成员之一，随着她的财富和虔诚不断增长，以及许多同伴离世，她在兄弟会里已经升任显要角色。在一次私人弥撒之后，神父告诉集会者，教皇克雷芒早在大约七年前就以其卓越的先见之明，宣布今年是圣年（Roman Jubilee），[16] 这时，奥利维娅下定了决心要赴那座圣城朝圣。神父还预测，将有成千上万的朝圣者从基督教世界的各地去往那座圣城，进入荣福的使徒彼得和保罗还有圣约翰的大殿，在那儿感谢上帝拯救自己免于死亡，这就令人们更加兴奋了。当神父继续说道，教皇还曾宣布，在 1350 年全年的任何时候，每一个去往罗马的人只要彻底忏悔并真诚悔过，都会蒙赐大赦（plenary indulgence），她的决心又进一步增强了。神父无法解释清楚大赦的具体含义，但约翰神父说，每一个朝圣者因为毕生所犯的全部罪过

275

本该遭受的惩罚，都会得到完全的天赐赦免。[17]约翰神父说，教皇之所以能够这样做，是由于他握有一个巨大宝库的钥匙，宝库里存储着由基督、圣母马利亚以及所有的圣人、殉道者乃至其他至善之人毕生所累积的美德，这些美德除了确保他们自身得救，尚有剩余。

蒙赐大赦的希望，令奥利维娅异常兴奋。因为尽管上帝已经显示了对她的眷顾，在疫情中饶恕了她，但她青年时期的通奸过往，仍旧令她承受着沉重的负罪感。基督圣体兄弟会的其他成员都非常支持，因为他们认为，奥利维娅的朝圣之旅会给他们所有人带来巨大的精神福利。许多较富的成员请她为不能同去的他们争取赦免，她收到了许多捐赠作为这次旅行的开支。很快，奥利维娅得到确认，疫情已经在罗马消失好几个月了。实际上，她通过可靠渠道得知，早在那场可怕的灾祸离开沃尔夏姆村之前，就离开了那座城市，意大利全域都已经好几个月完全没有那种病了。就她所能收集到的信息来看，疫情如今只存在于世界上寒冷的北部区域，而她要走的路线会将她安然无恙带到南方。

但在这样一趟旅程中，还要面对许多其他的危险和阻碍。朝圣者走的路线穿过法国一直向南通往意大利，必须要非常小心地规划，因为英格兰和法国正在开战。所以，约翰神父带着奥利维娅去了贝里修道院的图书馆，那儿的老图书管理员拿出了马修·帕里斯（Matthew Paris）在13世纪末撰写的旅行指南。[18]他把推荐路线呈给她看，需要从加莱或者布洛涅向南一路去往阿尔卑斯山脉，再经由塞尼山口（Mont Cenis pass）翻越山脉。然后，奥利维娅还需要取得一份允许她前往国王敌人领土的特别许可证，她到剑桥的时候，从剑桥郡郡守的一个官员那里拿到了证件。几星期后，必定是出于天赐的好运，她听说有一艘船很快会从伊普斯威奇驶向加莱，船上有一小群前往罗马的朝圣者，因此她立马赶去了伊普斯威奇港。

　　理所当然的是，罗丝夫人仍在对沃尔夏姆庄园的状况坐立不安。只要约翰·布莱基和她儿子亨利有空，她就派他们去视察。尽管在几块稍微有点吸引力的空置地块上，出现了一些令人鼓舞的迹象，收益有了一种缓慢但断断续续的恢复，可是由于谷物价格上浮的影响，她无法确保她在沃尔夏姆庄园的佃农会更乐意遵从她的意愿。更有甚者，正如亨利多次警告过她的，今年的收成很可能比去年还要糟糕。

　　所以，亨利和布莱基启程去主持仲夏庭审的前一天，母亲召他去训话时，亨利以为母亲会围绕良好的商业实践和高效的农场管理发表长篇大论。但让他意外的是，母亲告诉他，他在沃尔夏姆庄园期间，她还有一项任务要他去办，她恳求他，比起恢复她的收益，此项任务更需郑重对待。她希望捐赠一座祈唱堂以纪念她的亡夫，神父会在祈唱堂为他，还为他们家族所有逝去成员的灵魂长颂弥撒。[19] 当亨利反驳称，在这样一个非常缺钱、神父薪金又非常高的时候建这么一座祈唱堂，成本过于高昂，罗丝同意了只聘用一名而不是两名神父，作为权宜之计。此外，在遭到进一步施压后，她姑且同意不再大兴土木，而是将祈唱堂设在靠近她庄园宅邸的那间小教堂里，只需用木制而非石头的屏风隔出一方显眼的空间即可。为了进一步迁就明显不满的亨利，她告诉他，神父也会为亨利的父亲

277

埃德蒙·德帕克南爵士（Sir Edmund de Pakenham）的灵魂唱弥撒，他在 1331 年去世之时亨利尚在襁褓。这些让步没怎么令亨利消火，因为他知道，花掉的是自己继承的遗产。但他的母亲不愿再让步了，她补充说，他们选的神父很快也得给她的灵魂唱弥撒，因为她不久后肯定会过世。而且，她坚称，如果他们只肯聘任一名神父来凑合，这名神父只能是约翰神父，这是她遇到过的最圣洁的教士之一，比起那些贪婪又不学无术的年轻狂徒，或者又疲又懒的退休老神父，他的祈祷更能触动上帝。

当亨利热情地同意约翰神父出任他们的祈唱堂神父时，罗丝夫人很高兴。但他赞成这位沃尔夏姆的教区神父，并非出于虔诚，而是另有所图。他知道聘请约翰神父花不了几个钱，因为他超脱尘俗，对金钱没什么兴趣。聘用这位清心寡欲的人，并在本地教堂中建一个小祈唱堂，是压低这个奢侈项目的成本的极好办法。

令罗丝夫人和她儿子遗憾的是，对于放弃教区神父职责、为了甜美的银币去唱弥撒这种事，约翰神父丝毫不肯考虑。[20] 所以，在一系列无果的说服尝试后，亨利转而雇了约翰神父的新助手担任祈唱堂神父。这个助手是一名有前途但非常年轻的教士，几个星期前才来沃尔夏姆村，他在前所未有的 22 岁年纪接受主教任命后，刚从诺维奇到此。[21] 他来报到的时候，交给了约翰神父一封主教的信，信中解释，由于最近这次灾难性的疫情，神父极度稀缺，教会各层级空缺的大量职位急需补充，因而对于最有前途的年轻执事，授予圣职的最低年龄降到了 25 岁以下。但是，主教只有在深知这些年轻人会被交给富有经验的神职人员管教时，才会这样做，主教还在信末说，他相信约翰神父有资格监督他的进一步培训。

　　疫情之前，约翰神父会怒斥这种降低标准的事，任命年轻、不成熟的人选必然导致这样的结果。但现在他承认，为了教区着想必须把空缺给补上，比起将圣职授予那些要么目不识丁，要么一窍不通，要么刚刚丧偶并缺少使命感的老人，任命虔诚的年轻人总要好一些。[22] 然而，约翰神父还没来得及甘心接受这名新的年轻神父，他就听说，诺维奇的主教正考虑劝说教皇给予特许，将圣职授予低至 20 岁的年轻人，因为他有那么多的教区都没有神父。[23] 约翰神父表达了反对意见，但他的抗议无济于事，1350 年 10 月，经过教皇的允许，主教将圣职授予了不下 60 个刚到这个稚嫩年纪的年轻人。但是，约翰神父高兴地得知，主教建立了一座学校来教育和培训年轻男孩成为教士，还在剑桥建了一座学院来保障他的主教管区拥有足够的受过良好教育的神父。[24] 同样令人鼓舞的是，在同一座城市，圣马利亚行会（Guild of St. Mary）和基督圣体行会（Guild of Corpus Christi）正考虑携手建立另一座新的学院，并为其捐赠充足的地皮和财产，从而使其长期为两重目标服务，即一方面为资助者的灵魂唱弥撒，另一方面为年轻人进入教会履职提供教育。

　　他刚刚招募的新人离职，前往罗丝夫人的家庭小礼拜堂就职，这事对约翰神父的打击特别大，而当另一个助理神父约翰·科比尔把从自己父亲那里继承的沃尔夏姆村的土地转租出去，并接受了附近一个教区的有俸圣职时，他的士气更加低落了。但约翰情绪消沉的原因，远不止于他在执行教区的所有必要任务方面迫切需要协助。世界的现状，以及他在纠正自己教众的行为还有弄清上帝行为背后的目的方面的无能为力，都让他陷入深深的绝望中。[25] 尽管约翰知道，剑桥附近的教区里有几个神父热情洋溢地谈起他们从伊利

279

主教那里收到的一连串训令，[26]但他在天性上就是一个极其独立的人，因此面对诺维奇主教的官员向他传达的宗教指引，他没什么工夫搭理，而对于伊克斯沃思修道院院长以及他那小修道院里幸存的少数几个修士时不时的干预，他则予以抵制。

尽管约翰神父极力重整教区的宗教生活的秩序，让大大小小的事务都恢复原状，他仍旧发现，新的忧虑和新的风潮朝他不断袭来。无论在礼拜还是在服饰与道德规范方面，新的风潮都五花八门，而最新的花样之一，则是庆祝教皇在疫情肆虐于阿维尼翁之时创立的一种弥撒，已被称为免死弥撒（Missa pro Mortalitate Evitanda）。[27]人们相信，这种弥撒通过恳求仁慈的耶稣（pie Jesu）和仁慈的圣母（Mother of Mercy）的宽恕，帮助那座城市终结了疫情。现在，一群虔诚但单纯，又颇具影响力的教徒开始要求，在圣马利亚教堂定期庆祝这种弥撒。有传言称，只要听弥撒的同时真正痛悔并告解，就能得到 260 天的赦免期，此外那些手握点燃的蜡烛连续跪听弥撒五天的人，必定不会遭遇猝死，所以，要求约翰神父答应的压力变得很强烈。但他拒绝了这些要求。不仅仅因为，他对这种弥撒会给予如此优厚特权的说法很是怀疑，还因为他很难找寻到一份礼拜仪式的可靠版本。

正当约翰神父踌躇的时候，基督圣体兄弟会聘任的那名热切的年轻神父已为他的雇主庆祝了一个荒诞的版本，几乎是他们想什么时候庆祝，他都照做。这个有奶就是娘的菜鸟——约翰神父这样叫他——总是先反复向热切的听众承诺，他们渴望的赎罪和免于猝死"毋庸置疑，并且已在阿维尼翁与附近区域得到了证实"，然后才滔滔不绝地背诵祷告："哦主啊，记住你立的约，并告诉带来灾祸的

天使'现在收手'，好让尘世不致沦为废墟，你也不会失去每一个
活生生的灵魂。"

约翰神父的另一桩烦心事，是他经常被叫到高厅庄园的宅邸，　280
照顾马格丽·德韦尔斯的精神需求。自从疫情以来，马格丽就花了
很多时间阅读宗教修行作品，最近又热衷于讨论一本书中包含的许
多问题，该书是她一个已故亲属的遗产，撰写者则是一位叫作理查
德·罗尔（Richard Rolle）的隐士。书名是《生命的形式》（The
Form of Living），[28] 用英语撰写，因为马格丽不懂拉丁文。她发现作
者的《爱之歌》（Song of Love）最吸引人，并虔诚地听从理查德·
罗尔的建议，牢记在心，她养成了习惯，每到用餐时以及一天当中
的许多其他场合都要吟诵：

> 爱你，王
>
> 感谢你，王
>
> 祝福你，王
>
> 耶稣，我所有的喜悦
>
> 你献出所有美好礼物
>
> 你为我洒下鲜血
>
> 在十字架上死去
>
> 你赐我恩典让我唱
>
> 你的爱之歌

记下和吟诵祷告，对马格丽来说还算简单，但当阅读书里的其

他段落时，她变得过度紧张，深感苦恼。约翰神父耐心地向她解释，罗尔是一位出名的隐士，他毕生致力于冥思，追求冥想式生活的完善状态，远离了日常世界。他的书绝非一本让马格丽这样的人不折不扣遵从的手册，她必须操持繁重的家务。读这本书，是为了获得关于理想生活的洞见，她这样的人只应去赞赏，而非去达至。约翰神父鼓励马格丽专注于书的结束部分，那里包含了为那些生活忙碌的人提供的出色指导，他们应做的是遵守诫条并且如同爱自己一样爱邻人。在多次拜访她的房间并长时间给予指导后，约翰神父很满意自己终于安定了马格丽的胡思乱想。

281　　　然而几天之后，他又接到了高厅的紧急召唤，到那儿后，他发现马格丽处于一种狂喜的状态。她示意让他进入她的房间，她坐在窗户旁，用手指兴奋地指向罗尔书里的一段话。那是书的献词："看，马格丽特（Margaret），我已经简述了生命的形式，以及你要如何臻于完善。"尽管他做了最大努力，包括向她揭示，罗尔献书的马格丽特是一名修女和隐士，而不是一位富有的寡妇；但马格丽还是将她们名字之间的相似性看作一种征兆，在随后的好多个月，她都力求自己一言一行的精神完善，在许多个场合她还进入了一种宗教入迷状态。这让约翰神父很沮丧，甚至很生气，他指责这样的书扰乱了淳朴民众的心智，他们只应信赖自己神父的教诲。约翰神父努力浇灭她的狂热时，得到了马格丽的兄弟埃德蒙的支持，他经常被她神秘兮兮的装腔作势逼得爆发出亵渎神灵的大骂。

　　同自己教区里大批虔诚到狂热的个人和团体打交道，对于约翰神父来说越来越变成一项日常负担，而不是喜悦和成就感的源泉。教区居民频繁地纠缠他，要他对上帝的意志做出越来越多的解释，对上帝的话语给予越来越多的阐明，这都远远超出了理当告诉他们的合适范围，有时也远远超出了约翰能够讲述的智慧界限。除非向他们提供频繁的布道和无数的弥撒，其中还要包含那些他们碰巧听说的任何仪式的最新版本，否则这些人不会满意。他们不再满足于听从他毕生所用的教导方式，比如带着敬畏观看宗教仪式并且学着背诵。现在，对于解释和参与，他们似乎有着无穷无尽的需求。托钵修士和徒步传教士在露天的肆意布道，他们在厅堂中与同伴的讨论，以及在自己家里无人引导的阅读，都激使他们以一种笨拙的方式极力解释上帝的意志以及教会的法律和程序，而这本该完全是精通这些事务的教士的天职。

同样困扰约翰神父的是，越来越多的人相信了预兆和魔法，他们开始更加关注邪恶的拈阄，老妇人的迷信把戏，以及鸟类的征兆和鸣叫，而不那么听从他一心一意地努力教给他们的无伪的信仰。[29] 但他严厉训斥他们的时候，他们回应说，既然派头十足、权柄无限的教会并没能转移上帝的怒火，而是让他们在疫情面前无依无靠，那么他们为什么要听从他的命令，不再信任老翁老妪的古老知识和魔力呢。

约翰看到，自己周围到处都是罪人，他们在日常生活中拒绝遵循旧轨，因为他们发现新路是如此诱人。他每天都在这个充满贪婪与欺骗的世界见证着自私和邪恶之举，他知道，这些行径肯定会再次招致上帝的震怒。那些没什么技能、只凭双手养活自己的底层雇工，那些没有使命感还不学无术的教士，都在要求远远超过他们工作价值的工钱，但处处都有雇主争着要他们效力并且如其所愿，这既违反了上帝的诫条，又触犯了国王的禁令。这导致底层民众傲慢自负，导致无知之人搞不清自己的职责。约翰神父虽然布道谴责和劝阻贪婪，可是仅凭旧标准的合理工钱，他也无力劝说雇工在自己土地上劳作，教士在自己教区奋斗。如今，契约和誓言都被轻视，随随便便就能违背。从古到今，沃尔夏姆村所有的佃农都要向领主或夫人宣誓效忠，[30]既要对他们忠诚，还要为自己租用的不动产承担相应的劳役。仅仅几个月前，许多人在自己亲属死于疫情后接受遗产之时，刚这样宣誓过。然而现在，这些暴发户正在打破自己的庄严誓言，在扣留、拿走、减少以及故意隐瞒应当贡献给领主的劳役和权益，从而正在犯下伪誓罪和偷盗罪。

许多乡巴佬，既有贫穷的"维兰"又有富裕的自由农，聚起来搞秘密集会并签订非法契约，诬告彼此也诬告领主的官员。不虔不敬就像毒药一样波及了村子。除了佃农拒绝在秋收时为夫人效力，还出现了一连串偷盗罗丝夫人谷物的事件。[31]这些偷盗不是为了让自己和自己孩子果腹的饥饿贫民干的，因为现在沃尔夏姆村没几个这样的人。犯事者都是贪婪之人而非穷困之人，是窃贼而非劳动者。只有几个小偷被辨认了出来，在庄园法庭上被罚了款，比如挤奶工约翰，还有约翰·莱维尔。但约翰神父特意在圣马利亚教堂的布道坛上点出了这些恶棍的名字，并给予了公开谴责。

约翰神父感觉累了，也日渐衰老。他还没有从疫情期间身心的极度操劳中恢复过来，他发现，越来越难以维持自己在教众面前的权威，或是自身对上帝的绝对笃信。3月初，当国王爱德华发令宣布英格兰全域都摆脱了疫情时，他曾有过短暂的欢欣鼓舞。几天后，当约翰神父在圣马利亚教堂念诵感恩祈祷之时，为了让聚在那里的村民的亢奋情绪平静下来，他特意警告他们国王先前发出了讯息，他们的罪恶和自大可能很快会引致另一场惩罚，而且或许更加可怕。他毫不动摇地继续传达这个讯息，但没几个人乐意倾听，至于乐意听从这位老人的就更少了。

1350 年的整个春季和夏季，约翰神父经常感觉不适，有些日子他发现自己起床都有困难，而在以前，他起床时间很少晚于 6 点。他曾经常常觉得，探望染病的或住得远的教徒是一件令人愉悦的差事，而现在他走上几步就累了。更糟的是，他开始动不动就感觉纳闷，这样的探访有许多是不是值得。9 月末，米迦勒节前的那个周日，约翰神父在主持弥撒期间举起圣体时感到胸痛，随即倒下，没有了呼吸，几分钟后就去世了（见图 43）。不幸之幸的是，他神圣的一生赢得了善终的回报。他弥留的时间足够长，两名冲到他身旁的神父听完了他的忏悔，而且他是在主的屋檐下逝去的，身旁围满了他虔诚的教众，此时他手握着主的身体，已经饮下了主的血。在这一天以及之后的许多年，这些教众的祈祷护佑了约翰神父的灵魂，让其更快地获得救赎（见图 44）。

后　记

　　黑死病直接引发的动荡消退后，未来一些年没有发生太多
进一步的剧变。事实上，许多社会和经济力量都在发挥作用，
令世界回归常态。教会职位的大范围空缺令主教们惊慌不已，
为加快神职人员的培养供应，他们采取了一系列举措，包括大
幅降低年轻人获准承担圣职的年龄，显著缩短从辅祭晋升到神
父的允准时间。作为这些措施以及学校和学院扩张的结果，获
得圣职的新神父在 14 世纪 50 年代初激增，此后也一直居高不
下。因为寻求社会跃迁者大有人在，教会又一直是有吸引力的
职业，事实表明，比起补充社会和经济等级体系底层的大群雇
工和小农，填补神职人员的空缺要容易多了。也因此，雇工很
大程度上保住了疫情赋予他们的更好的议价能力。尽管工资水
平在混乱的大瘟疫之年触及顶点后有所回落，但由于劳动力一
直很稀缺，工资仍保持高位。

　　1350 年灾难性歉收后，1351 年的收成更加惨淡，于是谷物
价格飙升，尽管 14 世纪 50 年代的剩下年份收成好转，价格仍一
直居高，结果地主和大农户倒是得到了某些喘息。高昂的食品

价格增加了农事的吸引力，提升了土地的价值，因此空置的持有
地不断得到重新填充，租金回升了，而领主们也受到鼓舞继续耕
种自己的直领农场。但是，正如沃尔夏姆庄园和高厅庄园的记录
显示的，领主在运营自己庄园时继续面临的严峻问题不仅仅是由
于雇工的稀缺和高成本。如何找到并留住忠诚可靠的庄头，已成
为一个主要问题，当约翰·帕卡德在 1350 年 9 月 29 日高厅庄园法
庭上拒绝被选为庄头时，埃德蒙和马格丽·德韦尔斯就遇到了这
个问题，尽管约翰·沃德比特倒是同意了担当他们的庄园看守官。

　　1350 年秋，杰弗雷·拉斯并没有再次当选沃尔夏姆庄园的
庄头，但做出决定的究竟是杰弗雷、罗丝夫人还是佃农们，我
们不得而知。不过很清楚的是，选举约翰·斯皮勒曼接替他，
给罗丝夫人和她儿子亨利造成了更大的问题。1350 年 11 月，任
职仅仅几个月的斯皮勒曼就被判定应对夫人庄稼在当年秋收中
蒙受的大部分损失负有责任，并被罚了 40 先令的巨款。他当庄
头的时间似乎也没维持多久，因为我们很快得知，杰弗雷返回
取代了他。对斯皮勒曼不满的一些原因，在 1351 年 1 月法庭上
得到了详细说明，当时他遭到了一长串的指控，包括没能在夫
人最近收割的地里"搭建公共［羊］圈"，滥用夫人的马车和
她木匠的时间，疏于管理夫人的林地，还偷了各种小物件。但
拉斯同样很快有了麻烦，也被控没能搭建羊圈以及牺牲夫人的
利益养他自己的马。夫人和其当地农民官员之间的紧张关系还
反映在，约翰·斯皮勒曼因为侮辱夫人的儿子亨利被罚了款，
杰弗雷·拉斯则因为侮辱约翰·布莱基被罚了款。事态并没有

286

改善，这一年晚些时候，杰弗雷·拉斯又一次因为没能纠正庄园的诸多疏失遭到重罚，此外，那两个庄园牧羊人也因为玩忽职守导致夫人的羊羔大面积死亡遭到了重罚。不出意料，拉斯在当年底没有再获任命。

根据沃尔夏姆庄园和高厅庄园现已残缺的记载，可以看出，两个庄园的领主同其佃农之间的纠纷在整个14世纪50年代持续升级。1353年秋季，罗丝夫人去世后不久，发生了一场前所未有的大型集体行动，有14名佃农拒绝在秋收时服劳役，随即又有34名佃农拒绝按要求履行冬季劳役，10名妇女拒绝按领主提供的工钱数额从事筛谷壳的劳役。其他的纷争迹象还包括，"维兰"擅自搬到别的村子或镇子并拒绝返回，逃避宣誓效忠，以及围绕租期、劳作、工钱等事务的持续争端和谈判。当身处的环境发生了急剧变化，大瘟疫的幸存者们都极力有所掌控，于是在英格兰全境成千上万的庄园里，在村民以及他们的地主和雇主之间，这样的小规模争端和艰难谈判不断上演。日复一日，它们就成了中世纪最重要的关系——领主与其佃农的关系以及土地和劳动力的关系——发生整体转变的最初征兆。著名的1381年英格兰农民起义是这场斗争中的一个里程碑，因为即便它并非如以往认为那样主要是为了反抗农奴制和地主，它也必定以一种令人生畏的方式展示了下层社会刚刚获得的自信与自主。

当然，对变化如此有条理的叙述，只能是历史学家利用后见之明加以构建的产物。不过即便是历史学家也很难阐明，紧随黑死病而来的混乱和不稳定时期发生了什么；至于那些撑过了这段动荡岁月的幸存者，要区分新的现实和暂时现象，区分持久变化和短期摇摆，必定是不可能实现的任务。领主和社会精英渴望世界回归常态，但此事发生的概率迅速消退，因为下一个十年刚开头，就传来了疫情再次肆虐世界的骇人消息。1361 年春季，又一场致命的流行病在英格兰暴发，这次的罹难者基本都是年轻人，随后又在 1369 年和 1375 年出现了全国性的大暴发。

黑死病释放出了具有无穷威力的影响，其中的许多影响是由 14 世纪后期和 15 世纪的一系列致命疫情不断造就的，它们导致了人口减少。农民和雇工因其稀缺性而获得的更大力量，将被证明是经济制度和社会制度的革命性变化——包括农奴制和封建主义的衰落，以及农民和雇工的黄金时代——背后的一种潜在驱动力。但应当永远谨记，平民开始享受的更高生活水准和地位改善，是以难以预测的高死亡率为巨大代价换来的。

288

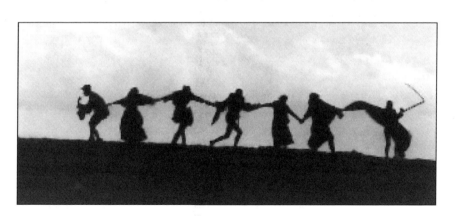

英格玛·伯格曼（Ingmar Bergman）执导的电影
《第七封印》（*The Seventh Seal*）中的死亡之舞

插图出处

1.《一座重建的农舍》, Weald and Downland Open Air Museum, West Sussex, England。

2.《〈埃尔斯米尔手抄本乔叟〉绘制的一名贫穷的教区神父》, Huntington Library Art Collections and Botanical Gardens, San Marino, California。

3.《主持弥撒：举起圣体》, Cambridge University Library, Ee.4.24, f.25r。

4.《嘲弄》, British Library, Royal 6E VII, f.500。

5.《临终病榻的场景》, British Library, Royal 6E VI, f.302。

6.《圣母的半身雕像》, Metropolitan Museum of Art, New York, Cloisters Collection。

7.《世界末日壁画》, St. Thomas Church, Salisbury, courtesy of the Ecclesiological Society。

8.《克雷西之战》, Bibliotheque national de France, MS FR2643, f.165v。

9.《收贮麦捆》, Bodleian Library, Selden Supra 38, f.21v。

10.《耶稣诞生的场景》, Corpus Christi College, Cambridge, Parker MS 53, f.8r。

11.《教皇在疫情时领导一场忏悔游行》, Les tres riches heueres du Duc de Berry, Musee Conde, Chantilly, MS 65, courtesy of Art Resource, New York。

12.《对瘟疫的恐惧》, Stained glass window, north aisle, Trinity Chapel, Canterbury Cathederal。

13.《桑纳姆帕尔瓦祭坛装饰画》，Thornham Parva church，Suffolk。

14.《圣母乳汁的神迹》，British Library，Egerton 2781，f.24v。

15.《上帝画像》，Church of St. Mary and St. Clement，Clavering，Essex。

16.《虔敬的鹈鹕》，Church of St Martin，Tuddenham St Martin，Suffolk，courtesy of Simon Knott。

17.《〈启示录〉里的场景》，Corpus Christi College，Cambridge，Parker MS 20，f.16v。

18.《地狱的折磨》，Corpus Christi College，Cambridge，Parker 20 MS f.66r。

19.《一场教士游行》，Fitzwilliam Museum，Cambridge，MS 298，f.1。

20.《〈埃尔斯米尔手抄本乔叟〉绘制的卖赎罪券者》，Huntington Library Art Collections and Botanical Gardens，San Marino，California。

21.《在教堂庭院里布道》，Fitzwilliam Museum，Cambridge，MS 22，f.55。

22.《拿着圣餐布的助手》，British Library，Royal B VII，f.207v。

23.《墓地》，British Library，Royal 6E VI，f.267v。

24.《感染腺鼠疫的患者》，Public domain image courtesy of Oracle ThinkQuest。

25.《死神来袭》，Fitzwilliam Museum，Cambridge，Macclesfield Psalter，f.235v。

26.《抓住一个未忏悔者灵魂的恶灵》，British Library，Royal B VII，f.214v。

27.《安葬瘟疫罹难者》，Bibliotheque Royale de Belgique，MS 13076 – 7，courtesy of The Granger Collection，New York。

28.《献给瘟疫罹难者的弥撒》，Bodleian Library，Douce 313，f.394v。

29.荷尔拜因：《死神在驱犁》，Hans Holbein the Younger。

30.《圣体节游行》，Trinity College，Cambridge，MS B11.3，f.155r。

31.《雇工挖地》，Bodleian Library，Douce 104，f.39。

32.《犁夫》，Fitzwilliam Museum，Cambridge，Macclesfield Psalter，f.77r。

33.《法庭场景》，British Library，Royal 6E VI，f.233。

34.《饮酒的游戏》，British Library，Add. MS. 42130，f.157v。

35.《跳舞的男女》，Bodleian Library，Auct. D. 32，f.238。

36.《挖树的男人》，Beinecke Rare Book and Manuscript Library，Yale University，Le livre de Lancelot du Lac，f.169。

37.《耙地》，British Library，Add. MS 42130，f.171r。

38.《向上层人士组成的听众布道》，Thomas Arundel preaching，from a medieval tapestry。

39.《鞭笞者》，Bibliotheque Royale de Belgique，MS 13076－7，courtesy of The Granger Collection，New York。

40.《〈埃尔斯米尔手抄本乔叟〉绘制的庄头》，Huntington Library Art Collections and Botanical Gardens，San Marino，California。

41.《堕入危境和折磨中的灵魂》，Corpus Christi College，Cambridge，Parker MS 20，f.20。

42.《赶着母牛和一头公牛的两个妇人》，British Library，Royal B VII，f.74b。

43.《一名教士的死亡》，Les tres riches heueres du Duc de Berry，Musee Conde，Chantilly，MS 65，courtesy of Art Resource，New York。

44.《死亡之舞》，The Seventh Seal，dir. Ingmar Bergman，Svensk Filmindustri，1957。

注　释

中世纪的沃尔夏姆村

这本书基于的关键原始记录是 14 世纪沃尔夏姆村的庄园法庭卷轴，已编辑并翻译成两卷：Ray Lock, *The Court Rolls of Walsham le Willows, 1303 - 1350 and 1351 - 1399* (Suffolk Records Society, volumes XLI and XLV, 1998 and 2002)。R. Lock, "The Black Death in Walsham le Willows," *Proceedings of the Suffolk Institute of Archaeology*, xxxvii (1992)，内含有趣的材料。希望进一步了解威洛斯河畔的沃尔夏姆村之历史和地理的读者，可以研究 S. E. West and A. McLaughlin, *Towards a Landscape History of Walsham le Willows*, Suffolk (East Anglian Archaeology, Suffolk County Council, 1998), K. M. Dodd, *The Field Book of Walsham le Willows*, 1577 (Suffolk Records Society, xvii, 1974)，以及 D. Dymond, "The Parish of Walsham le Willows: Two Elizabethan Surveys and their Medieval Background, *Proceedings of the Suffolk Institute of Archaeology*, xxxiii (1974)，并参阅蓬勃发展的 Walsham Village History Group (www.walsham-le-willows.org/historygroup) 的 Audrey McLaughlin 及其他成员持续推出的出版物。最后，具有启发性和洞察性的 Mark Bailey, *Medieval Suffolk: An Economic and Social History*, 1200 - 1500 (Woodbridge, 2007) 提供了一种富有吸引力的方法，有助于进一步了解沃尔夏姆村周边地区以及整个中世纪。

第1章

[1] 乔叟对"一名贫穷的教区神父"的描述包含在《坎特伯雷故事集》的"总引"里，有无数现代版本。不幸的是，约翰神父最喜欢的手册是帕古拉的威廉（William Pagula）的 *Oculus Sacerdotis*，本书选择它的原因是它写于黑死病之前，而它并未出版。但有一部写于 14 世纪 80 年代的手册的现代版，大量引用了 Pagula: *John Mirk's Instructions for Parish*

Priests, edited by G. Kristensson（Lund, 1974）。对教区神父角色的讨论，以及一系列当时资料的摘要，可见于 J. Shinners and W. J. Dohar, eds., *Pastors and the Care of Souls in Medieval England*（University of Notre Dame Press, 1998）；以及 R. N. Swanson, ed., *Catholic England: Faith, Religion, and Observance Before the Reformation*（Manchester, 1993）。

［2］沃尔夏姆村的庄园法庭卷轴上有关于助理神父罗伯特·谢泼德的大量文字，显示他在 1329 至 1348 年间参与了放债和土地交易活动（如 Lock, *Walsham Court Rolls*, I, pp.172, 173, 195, 204, 207, 231, 238, 297, 298, 307, 312）。

［3］这方面，他不像奥古斯丁修会教士约翰·米尔克（John Mirk）讽刺的"现代"神父。（引自 Owst, *Literature and Pulpit*, pp.276-277）。

［4］选自乔叟的"总引"，"糟糕的牧羊人"也如此。

［5］对助理神父约翰·贝克和助理神父约翰·科比尔的首次提及，见 Lock, *Walsham Court Rolls*, I, pp.305, 32。

［6］这一段以及后面段落包含的内容，是基于 *Oculus Sacerdotis*。对这本著作及其作者的讨论，见 W. A. Pantin, *The English Church in the Fourteenth Century*（University of Notre Dame Press, 1962）, pp.195-202；更长篇幅的引用，见 Shinners and Dohar, *Pastors and the Care of Souls*, pp.138-151。

［7］帕古拉所推荐的这种宗教指导程序，由大主教佩查姆（Pecham）在 1281 年的兰贝斯教省宗教会议（Provincial Council of Lambeth）上颁布，也被约克大主教托雷斯比（Thoresby）用作他 1357 年教理问答的基础（Pantin, *English Church*, pp.193-194, 199-200）。

［8］按照帕古拉的威廉的建议（Pantin, *English Church*, p.199）。

［9］关于如何对待通奸和非婚生育的最近研究，见 J. M. Bennett, "Writing Fornication: Medieval Leyrwite and Its Historians," *Transactions of the Royal Historical Society*, 6th ser., 13（2003）。

［10］1345 年 11 月 12 日开庭的沃尔夏姆庄园法庭，记录了对凯瑟琳·库克"因婚外生育"而处以罚款以及她的死亡（Lock, *Walsham Court Rolls*, I, p.286）。

第 2 章

［1］对中世纪晚期英格兰的临终病榻、殡葬服务和安葬的戏剧性情节以及礼拜仪式的描写，包含在 E. Duffy, *The Stripping of the Altars*（New Haven, 1992）, pp. 301-337；P. Binski, *Medieval Death: Ritual and Representation*（British Museum, 1996）, pp.33-50；以及 C. Daniell, *Death and Burial in Medieval England, 1066-1550*（London, 1997）, pp.30-64。

G. R. Owst, *Literature and Pulpit in Medieval England*（Cambridge，1933），pp.335 – 347，提供的许多图片引用自当时关于死亡考验的布道，这些考验包括恶魔引诱、身体腐坏、炼狱和地狱的痛苦等等。

［2］威廉·沃德比特的死亡通告，以及他的持有地、继承人、遗产税等细节，在 1345 年 9 月 24 日开庭的高厅庄园法庭上记录了下来（Lock，*Walsham Court Rolls*，I，p.283）。

［3］F. A. Gasquet, *Parish Life in Medieval England*（London，1907），是关于教区神父的法衣和穿着以及关于送葬队伍的一部非常有益的指南。

［4］Gasquet, *Parish Life*, pp.204 – 205.

［5］Gasquet, *Parish Life*, pp.203 – 204.

［6］Duffy, *Stripping of the Altars*, p.314（来自 Julian of Norwich, *A Book of Showings*）。

［7］Duffy, *Stripping of the Altars*, p.315（来自 *Monumenta Ritualia*, III）. 中世纪晚期的教会非常清楚圣像崇拜的危险。

［8］这些段落是基于 John Mirk, *Instructions for Parish Priests*（引用于 Shinners and Dohar, *Pastors and the Care of Souls*, pp.195 – 196）。

［9］关于威廉·沃德比特在 1317 到 1345 年间生活中的偶发事件，许多记录可见于 Lock 的 *Walsham Court Rolls*；他同约翰·鲍德间引人注目的商业冒险，在第 92 页有简短描述。

［10］Owst, *Preaching in Medieval England*（Cambridge，1926），p.342（来自 *The Boke of the Craft of Dying*）。

［11］John Mirk, *Instructions for Parish Priests*（引用于 Shinners and Dohar, *Pastors and the Care of Souls*, p.210）。

［12］这一描述来自编年史家托马斯·沃尔辛厄姆（Thomas Walsingham）对 1376 年"黑太子"之死的叙述。

［13］关于沃德比特同帕卡德和赛尔的交易的记载，可见于 Lock, *Walsham Court Rolls*, I, pp.165, 245。

［14］拉丁文是大多数礼拜仪式，以及神父祈祷的最高形式所用的语言。它被认为比日常语言更神圣。平信徒中能懂的人只有一小部分。

［15］威廉·沃德比特捐赠的任何礼物都没有得到记录，但威廉·莱内几年前捐赠的那些礼物，见 Lock, *Walsham Court Rolls*, I, 135。

［16］关于举行临终圣礼以及可能发生的事故的描述，见 M. Rubin, *Corpus Christi: The Eucharist in Late Medieval Culture*（Cambridge，1991），pp.77 – 82。

［17］来自 Mirk, *Instructions for Parish Priests*（引用于 Daniell, *Death and Burial*, p.43）。

［18］《旧约·诗篇》51：7。

［19］ 见 John Mirk's *Festial*（引用于 Owst, *Preaching in Medieval England*, p.268）。

［20］ *Gesta Romanorum*（引用于 Owst, *Preaching in Medieval England*, p.342).

［21］ 来自 14 世纪的 *Book of the Craft of Dying*（引用于 Swanson, *Faith, Religion, and Observance Before the Reformation*, p.139）。

［22］ 来自约翰·德布罗亚德（John de Bromyard）, *Summa Predicantium*（引用于 Owst, *Preaching in Medieval England*, p.343）。

［23］ 布道的其余部分，是基于约翰·米尔克关于 14 世纪晚期为安葬死者而布道的例子（引用于 Shinners and Dohar, *Pastors and the Care of Souls*, pp.208 – 211）。

［24］ 关于 1329 年威廉·莱内葬礼那天在沃尔夏姆村举行的奢侈"公共盛宴"的细节，见 Lock, *Walsham Court Rolls*, I, 135, 另外还根据莱内的遗愿，花钱从巴布威尔（Babwell）请了一名托钵修士去往位于庞蒂弗拉克特的兰开斯特的圣托马斯神龛。

第 3 章

［1］ 对法庭卷轴及其所含信息的性质，以及许多现存汇编的细节的讨论，见 Z. Razi and R. Smith, eds., *Medieval Society and the Manor Court*（Oxford, 1996）。M. Bailey, *The English Manor, c. 1200 – c. 1500*（Manchester, 2002）是一部关于中世纪庄园及其最重要记录的出色而容易理解的指南。对黑死病之前几十年的英格兰农村的描述和分析，见 E. Miller and J. Hatcher, *Medieval England: Rural Society and Economic Change, 1086 – 1348*（London, 1978）；以及 M. Bailey, "Peasant Welfare in England, 1290 – 1348," *Economic History Review*（1998）。关于收成以及谷物和牲畜价格的数据很丰富，因为在给地主编制的关于直领农场运营的全面账目里有非常详细的记录，留存下来的非常多。比如，对这些记录的全国性汇编，见 D. H. Farmer in *The Agrarian History of England and Wales*, vols. 2 – 3（Cambridge, 1988 and 1991）。

关于百年战争初期的简明叙述，见 B. Tuchman, *A Distant Mirror: The Calamitous Fourteenth Century*（1978）, pp.70 – 79。关于黑死病的海量书籍中，大多数都关注这场毁灭性流行病的起源和传播，有许多试图进行详细讨论。尤其见 O. Benedictow, *The Black Death, 1346 – 1353: A Complete History*（2004）, pp.44 – 67；以及 M. W. Dols, *The Black Death in the Middle East*（Princeton, 1977）, pp.35 – 67, 两本书都考察了加布里埃莱·德穆西的证言。

［2］对末日审判画作的描述，是基于索尔兹伯里的圣托马斯教堂祭坛拱门上方的绘画。

［3］沃尔特·库珀和托马斯·贝克之间的纠纷，可见于 Lock, *Walsham Court Rolls*, I, pp.282 - 286。

［4］威廉·沃德比特孩子们的那些风波，连续记录在高厅庄园法庭卷轴里：Lock, *Walsham Court Rolls*, I, pp.283 - 284, 290 - 291, 295 - 297, 299 - 300, 307 - 308。

［5］对克雷西之战的描述是基于当时著名的宫廷编年史家让·傅华萨（Jean Froissart）的叙述。

［6］14 世纪后期的著作频频抨击托钵修士，他们多半在英格兰教会等级制度的管辖之外活动，并通过分走教区神父的收益，挑战他们在宗教事务上的竞争，对地方的正规教士构成了威胁。这名出现于沃尔夏姆村的方济各会托钵修士的许多缺点，来自乔叟《坎特伯雷故事集》"总引"里对托钵修士的刻画。

［7］象棋是中世纪很流行的游戏，布道坛上经常通过对象棋游戏加以道德化来阐明观点。这段布道是基于 C. Smyth, *The Art of Preaching: A Practical Survey of Preaching in the Church of England, 747 - 1939*（SPCK, 1940）, pp.89 - 90 n. 2。

［8］恶灵是 14 世纪布道的共同特征，尤其是图迪维鲁斯（Tutivillus）（Owst, *Literature and Pulpit*, pp.512 - 514）。

［9］14 世纪是气候恶化的时期，包括明显的雨量增加和气温降低（M. Bailey, "Per Impetum Maris: Natural Disaster and Economic Decline in Eastern England, 1275 - 1350," in B. M. S. Campbell, ed., *Before the Black Death: Studies in the "Crisis" of the Early Fourteenth Century*［Manchester, 1991］）。1315 年至 1322 年的饥荒和农业危机是欧洲有史以来最糟糕的之一：I. Kershaw, "The Great Famine and Agrarian Crisis in England, 1315 - 22," *Past and Present* 59（1973）。

［10］基于一个不知名的佛兰德斯教士富有想象力的叙述，他依靠的是路易斯·海利根（Louis Heyligen）从法国南部阿维尼翁的教廷发出的一封信（引用于 P. Ziegler, *The Black Death*［New York, 1971］, p.14）。

［11］大体基于皮亚琴察的加布里埃莱·德穆西，他对疫情早期传播的叙述依靠了旅行者的故事（引用于 R. Horrox, *The Black Death*［Manchester, 1994］, pp.16 - 18，这是当时文献的最出色汇编）。

［12］伊多妮娅·伊莎贝尔的反叛事例，可见于 Lock, *Walsham Court Rolls*, I, pp.238, 284, 295。

第4章

[1] 确定疫情在已知世界的准确传播日期是一项困难的任务，因为当时的资料和现代历史学家的著作都是不连续和不准确的。最新也最全面的大事记见于 Benedictow, *The Black Death*。Gui de Chauliac 对阿维尼翁疫情的描述和分析，包含在他的 *Chirurgia*，关键段落的英文翻译见于 S. K. Cohn Jr., *The Black Death Transformed: Disease and Culture in Early Renaissance Europe*（2002），p.87。关于贝里圣埃德蒙兹小镇和修道院的历史，见 M. D. Lobel, *The Borough of Bury St Edmunds: A Study in the Government and Development of a Medieval Town*（Oxford, 1935）；以及 A. Goodwin, *The Abbey of St Edmundsbury*（Oxford, 1931）。关于修道院生活的各方面，包括饮食、健康和医务室的新近叙述，见于 B. Harvey, *Living and Dying in England: The Monastic Experience*（Oxford, 1993）。对修道院编年史家的讨论，参见 A. Gransden, *Historical Writing in England: c. 1307 to the Early Sixteenth Century*（Cornell, 1983）。

[2] 中世纪广泛使用这种模型，见 B. Hamilton, *Religion in the Medieval West*（1986），p.74。

[3] 贾尔斯·利姆斯（Gilles li Muisis），法国北部图尔奈的圣贾尔斯修道院院长（引用于 Horrox, *Black Death*, p.47）。

[4] 从阿维尼翁教廷逃走的这名年轻教士的证言，是基于教廷的一名年轻乐师路易斯·海利根在疫情期间写的一封信，他是彼特拉克的挚友，信是写给他在布鲁日的一个朋友，结果被抄录在佛兰德斯一部匿名的编年史中。长篇的节选引用于 G. Deaux, *The Black Death 1347*（New York, 1969），pp.100 - 103；以及 Horrox, *Black Death*, pp.41 - 45。

[5] 应该注意，教士在疫情初期的肺炎阶段就逃离了阿维尼翁。

[6] 当时普遍认为，瘟疫是由逃离卡法的热那亚船只带到欧洲的，卡法是被鞑靼人围攻的一个黑海沿岸的贸易港口。

[7] 1215 年的第四次拉特兰会议劝诫病人首先要寻求治疗他们灵魂上的疾病。当精神健康恢复了，药物和物理治疗就会提供更大的益处。

第5章

[1] J. Sumption, *Pilgrimage: An Image of Medieval Religion*（London, 1975），提供了对朝圣之旅和圣所的通俗介绍；关于沃尔辛厄姆，见 J. C. Dickinson, *The Shrine of Our Lady of Walsingham*（Cambridge, 1956）。这部关于疫情传播的大事记基于许多资料，中世纪的和现代的都有。关于公主琼在波尔多之死，见 N. F. Cantor, *In the Wake of the Plague: The*

Black Death and the World It Made（New York，2002），pp.42－52。

［ 2 ］关于利用萨福克郡的教堂庭院来进行各种体育和娱乐活动，见 D. Dymond，"God's Disputed Acre，"*Journal of Ecclesiastical History* 50（1999）。

［ 3 ］这幅涂漆并镀金的祭坛装饰画，现在被称为桑纳姆帕尔瓦祭坛装饰画（Thornham Parva Retable），最近被修复了。

［ 4 ］赋予马格丽·沃德比特的一些性格，是借自马格丽·肯培（Margery Kempe），她是 14 世纪与 15 世纪之交生活在金斯林的一个著名的异常古怪的神秘主义者。对其表示同情的描绘，见 "The Making of Margery Kempe：Individual and Community，" in D. Aers, ed., *Community*，*Gender*，*and Individual Identity*（Routledge，1988）。

［ 5 ］关于圣人可以帮助找到丢失的钥匙的信念，见 Owst，*Literature and Pulpit*，pp.147－148。

［ 6 ］有大量 14 世纪朝圣者的徽章和纪念品保存下来，其中许多跟今天卖给游客的物件一样劣质。一本图文并茂的权威参考书：B. Spencer，*Pilgrim Souvenirs and Secular Badges*（London，1998）。

［ 7 ］对圣母祠及其陈设的描述，包含在 S. Morrison，*Women Pilgrims in Late Medieval England: Private Piety As Public Performance*（London，2000）；以及 Dickinson，*Shrine of Our Lady*。

［ 8 ］朝圣者表达的关于疫情的各种观点都取自当时的资料。比如，参见以下引文：Cohn，*Black Death*，pp.224－226。

［ 9 ］罗伯特·德戈丁顿爵士对阿维尼翁疫情的叙述，是基于 1347—1348 年间路易斯·海利根在教廷时所写的一封信（大篇幅引用于 G. Deaux，*The Black Death 1347*［New York］，pp.100－103；Horrox，*Black Death*，pp.41－45）。

［10］海员对流传于布鲁日的故事的转述，是基于海利根寄给他在布鲁日的一个朋友的信件（引用于 Ziegler，*Black Death*，p.67；Horrox，*Black Death*，pp.41－45）。

［11］这句形象的话来自 Cola di Rienzo，一个有趣的罗马人，疫情时期流亡在意大利阿布鲁齐（Abruzzi）。

［12］加布里埃莱·德穆西，见 Horrox，*Black Death*，pp.20－21。

［13］包含忏悔和圣餐的临终圣礼，通常还要加上"退火"，即给身体涂上油。

第 6 章

［ 1 ］这些信件的摘选见 Horrox，*Black Death*，pp.111－118。对薄伽丘、贾尔

斯·利姆斯和诺伊贝格那名编年史家的引用，见 Horrox, *Black Death*,
pp.26, 49, 70。关于英格兰首次暴发疫情的日期，以及围绕从微生物和
其宿主首次被感染到在人类社区发现瘟疫之间的可能时长的讨论，见
Benedictow, *Black Death*, pp.57 – 60, 126 – 133。

[2] 约翰神父读的信结合了约克大主教在 7 月 28 日写的信以及巴斯暨韦尔
斯主教在 8 月 17 日写的信的段落。诺维奇主教写的信没有留存下来。

[3]《旧约·诗篇》94；"因耶和华为大神"，《旧约·诗篇》95 的一个
版本。

[4] 取自巴斯暨韦尔斯主教在 1349 年 8 月 17 日写的信。

[5]《旧约·约拿书》3：9 – 10。

[6]《旧约·诗篇》79：8。

[7] 约翰神父所表达的情感取自这一时期的许多主教信件，直接反映了教
会领导者的普遍态度。

[8] 中世纪后期，占星学被广泛用于解释事件。这些论述取自巴黎医学会
（Paris Medical Faculty）关于疫情起因的报告，完成于 1348 年 10 月
（Horrox, *Black Death*, pp.158 – 163）。

[9] 这个故事来自约克郡莫城修道院（Meaux Abbey）的编年史，由 Thomas
Burton 撰写（Horrox, *Black Death*, pp.69 – 70）。

[10] 匈牙利安德鲁国王在 1345 年 9 月被谋杀，他的遗孀乔万娜一世被怀疑
是同谋。她逃到阿维尼翁，教皇克雷芒六世在那儿宣判她无罪，并允
许她再婚（路易斯·海利根从阿维尼翁发出的信，见 Horrox, *Black
Death*, p.40）。

[11] 许多编年史家批评了贵妇们在黑死病之前那些年举行的锦标赛上的行
为，包括穿男装，同骑士和冠军通奸或乱伦。这段话引自亨利·奈顿
（Henry Knighton），参见 Horrox, *Black Death*, p.130。

[12] 14 世纪中期，服装潮流的变化速度非同寻常，招致了许多批评。裁缝
的话是基于一位匿名的威斯敏斯特编年史家对 1344 年的记录（Horrox,
Black Death, p.131）。

[13] 这个非常有趣的沙文主义言论来自亨利·奈顿的编年史作品，其中告诉
我们，法国各处都写有这种诗行，声称教皇是法国人无足轻重，因为
"耶稣变成了英格兰人"（Pantin, *English Church*, p.82）。

[14] 就像雕像和画像一样，彩色玻璃窗户是中世纪教堂里对平信徒进行指导
的重要途径。

[15] 由教区居民建立的宗教行会在中世纪后期大量出现，其中在东安格利
亚区域（East Anglia）尤其多，见 V. Bainbridge, *Guilds in the Medieval
Countryside: Social and Religious Change in Cambridgeshire*（Boydell,

1996)。沃尔夏姆村曾有条会馆街（Guildhall Street），但不知其行会何时创立。

[16] 对圣体节的狂热及其在 14 世纪的兴起的具体研究，见 Rubin, *Corpus Christi*。关于剑桥的基督圣体行会的介绍，还可参见 C. P. Hall, "The Guild of Corpus Christi and the Foundation of Corpus Christi College," in P. Zutshi, ed., *Medieval Cambridge: Essays on the PreReformation University* (Woodbridge, 1993), pp.65－91。

[17] 鹈鹕是基督圣体的常见象征。

[18] 可追溯至 13 世纪的祈祷文（Rubin, *Corpus Christi*, p.311）。

[19] 其他善举是施食于饥者，施饮于渴者，施衣于裸者，帮教囚犯。

[20]《旧约·以西结书》33：11。

[21] 来自对帕多瓦疫情的叙述（Horrox, *Black Death*, p.34）。人们相信自己亲眼看见和亲身经历的证据，即使同医生和学者的医学分析相冲突。他们这样做是对的，因为我们现在知道，瘟疫病人的房子里和衣服上很可能都藏有带菌的老鼠和跳蚤。

[22] 1348 年，所有主要作物的收成都比前两年大幅增加，并显著高于长期平均数。结果，谷物价格剧降，有时几乎下降一半（D. L. Farmer, "Crop Yields, Prices, and Wages in Medieval England," *Studies in Medieval and Renaissance History* [1983], p.125; *Agrarian History*, II, p.791）。

[23] 来自多明我修会托钵修士约翰·德布罗姆亚德在 14 世纪中期的一次布道（Owst, *Literature and Pulpit*, p.293）。

[24]《新约·启示录》6：8。传教士的其他宣言来自《新约·启示录》6－12。

[25] 来自加布里埃莱·德穆西（Horrox, *Black Death*, p.15）。

[26] 这些地狱幻象来自当时的大量布道，许多引用于 Owst, *Preaching in Medieval England*, pp.336－337。

[27] 来自 *Fasciculus Morum*，一部 14 世纪的传教士手册（引用于 Daniell, *Death and Burial*, p.41）。

[28] 引用于 W. J. Dohar, *Black Death and Pastoral Leadership*, p.62。

第 7 章

[1] 伦敦疫情信息的匮乏让人极其沮丧，大多数的一般书籍和文章都倾向于重复为数不多的证据。但新著可参见 B. Megson, "Mortality Among London Citizens in the Black Death," *Medieval Prosopography*, 19（1998）；以及 R. Britnell, "The Black Death in English Towns," *Urban History* 21（1994）。既易懂又信息量大，只是有点陈旧的关于中世纪魔法的记述，见 K. Thomas, *Religion and the Decline of Magic*（London, 1971), pp.27－

56。巴斯暨韦尔斯主教的信，见 Horrox, *Black Death*, pp.271‐273。

［2］这些安排的细节，在 1348 年 10 月 24 日的沃尔夏姆庄园法庭上记录了下来（Lock, *Walsham Court Rolls*, I, pp.312‐313, 315）。

［3］伦敦主教的信见 Horrox, *Black Death*, pp.113‐114。

［4］来自温彻斯特主教于 1348 年 10 月 24 日发给其主教管区所有主要官员和教区神父的一封信。其文本见 Horrox, *Black Death*, pp.115‐117，其中作为悔罪诗篇的是《旧约·诗篇》6、31、37、50、101、129、142，作为讲道诗篇的是 119‐133。

［5］本次法庭的庭审，出版在 Lock, *Walsham Court Rolls*, I, pp.312‐316。

［6］Shrewsbury, *Bubonic Plague*, p.60.

［7］来自温彻斯特主教在 1348 年 10 月 24 日的信（Horrox, *Black Death*, p.116）。

［8］一名锡耶纳的编年史家有过类似的叙述，他写道："而我，阿尼奥洛·迪图拉（Agnolo di Tura），人称'胖子'，用我自己的手埋葬了我的五个孩子。"W. M. Bowsky, ed., *The Black Death: A Turning Point in History?* (1971), pp.13‐14.

［9］据说疫情已经在 12 月末消退，在 1 月又明显暴发了（Shrewsbury, *Bubonic Plague*, p.84）。

［10］来自对游行的叙述，可能是约翰·米尔克的著作（Owst, *Preaching in Medieval England*, p.20）。

［11］在忏悔时隐瞒一个小罪过的这名虔诚妇人的情感以及故事，来自 *Fasciculus Morum: A Fourteenth-Century Preacher's Handbook*, edited by S. Wenzel (University of Pennsylvania Press, 1989), p.497。

［12］这 个 表 述 来 自 Sarum Manual（*Manuale ad Usum Percelebris Ecclesie Sarisburiensis*, edited by A. Jefferies Collins［Henry Bradshaw Society, 1960］, p.4)。面包作为圣体的象征得到分发，被认为是病人的药，还能抵抗瘟疫（Thomas, *Religion and the Decline of Magic*, pp.31‐33）。

［13］见 C. Paine, "The Chapel and Well of Our Lady of Woolpit," *Proceedings of the Suffolk Institute of Archaeology and History* 38 (1993)。

［14］这句话来自 Robert Rypon, 14 世纪末达勒姆郡的修道院副院长（Owst, *Literature and Pulpit*, p.140）。

［15］来自关于"摩西十诫"的一篇不知名作者的论文（Owst, *Literature and Pulpit*, pp.140‐143）。

［16］这种特准及其理由，在巴斯暨韦尔斯主教 1349 年 1 月 10 日发布的一道授权令里有详细说明（Shinners and Dohar, *Pastors and the Care of Souls*, pp.284‐285）。

[17] 关于向神父忏悔的特有力量的这段话，来自威廉·兰格伦在 14 世纪后期的诗 *Piers the Plowman* （Penguin ed.），p.169。

[18] 在 1346 年和 1347 年，附近的伊利主教区任命了特别多的教士担任诵经员（first tonsure）和圣职。J. Aberth, "The Black Death in the Diocese of Ely: The Evidence of the Bishop's Register," *Journal of Medieval History* 21 （1995），p.283.

第 8 章

[1] 关于威斯敏斯特修道院的医护修士一职以及医务室的运作，见 B. Harvey, *Living and Dying in England, 1100 - 1540: The Monastic Experience* （Oxford, 1993），pp.81 - 111。对中世纪医药的易于理解的介绍，见 C. Rawcliffe, *Medicine and Society in Later Medieval England* （1995）。

[2] 古希腊作家希波克拉底与盖仑的著作，构成了中世纪医学教育的基础。他们的著作首先在中东被重新发现，然后通过翻译自阿拉伯语文本的拉丁语和希伯来语译本传到西方。关于盖仑的理论，见 R. E. Seigel, *Galen's System of Physiology and Medicine* （Basel, 1968）。

[3] 没有证据显示，盖仑的时代或之前有过黑死病这样的疾病。

[4] 对盖仑所说的三种 emunctoria （排泄部位）和瘟疫症状的简短讨论，见 Cohn, *Black Death Transformed*, pp.68 - 71。

[5] 《医学的艺术》的节选收录在 *Galen: Selected Works*, edited and translated by P. N. Singer （Oxford, 1977）。引用自第 369 页。

[6] 这是医生以及疫情小册子的作者给出的最确定也最普遍的建议（Cohn, *Black Death Transformed*, p.118）。

[7] 以弗所的鲁弗斯首次提出他的预防和治疗方法 1300 年后，这些方法又在黑死病期间得到采用（Deaux, *Black Death*, pp.60 - 61）。

[8] 用于制作教堂蜡烛的蜡的价格在 1349 年暴涨，但油的价格缺少信息（Thorold Rogers, *History of Agriculture and Prices*, vol. 1, pp.445 - 450）。

[9] Duffy, *Stripping of the Altars*, pp.91 - 130，提供了中世纪后期英格兰的弥撒的很多信息。还可见 M. Rubin, *Corpus Christi*。

[10] 在威克里夫（Wyclif, 即约翰·威克里夫［John Wyclif, 约 1330—1384］）和罗拉德派（the Lollard）之前很久，一些虔诚的平信徒就表达了这些情感，他们有意远离他们认为过度的展示和仪式（如, Owst, *Preaching in Medieval England*, p.133）。

[11] 对卖赎罪券者的刻画，见乔叟《坎特伯雷故事集》的"总引"。J. J. Jusserand, *English Wayfaring Life in the Middle Ages* （Methuen, 1961），饶有兴味地讲述了卖赎罪券者，还有云游传教士、托钵修士、草药医生

和江湖骗子。

［12］前者见《旧约·哈巴谷书》3：5。后者见《新约·马太福音》24：7-8。

［13］对当时防范感染的医学建议的生动调查，见 J. Kelly, *The Great Mortality: An Intimate History of the Black Death*（London, 2005），pp.170-175。

［14］Horrox, *The Black Death*, pp.101-106，对占星学和体质论在中世纪医学中的地位提供了简明的介绍。更深入的信息，见 E. J. Kealey, *Medieval Medicine: A Social History of Anglo-Norman Medicine*（Baltimore, 1981）；以及 N. G. Siraisi, *Medieval and Early Renaissance Medicine*（Chicago, 1990）。

第 9 章

［1］疫情在萨福克郡暴发的具体情况，可见于下列出色的大事记，Bailey, *History of Medieval Suffolk*, pp.176-184。Benedictow, *Black Death*, pp.123-145，对黑死病在不列颠群岛传播的相关证据提供了最新的考察。关键的沃尔夏姆村庄园法庭卷轴及其对佃农死亡的通告，出版在 Lock, *Walsham Court Rolls*, I, pp.317-327。大斋期和复活节的庆祝活动，以及中世纪后期礼仪年的其他节庆，描述于 Duffy, *Stripping of the Altars*, pp.11-5。

［2］1349 年初，许多庄园的土地市场异常活跃，因为人们试图在疫情到来前安排好后事（Bailey, *Medieval Suffolk*, p.179）。

［3］根据是，在 5 月中旬到 5 月末新的神父已经被安排在这些教区里（*The Register of William Bateman, Bishop of Norwich, 1344-55*, vol. 2, edited by P. E. Pobst［Canterbury and York Society, 1996］, pp.88-93）。

［4］对零售商和贸易商，尤其食品和饮品商的这些抱怨，在 14 世纪后期的道德文学中非常普遍。

［5］来自当时的一次大斋期布道（Owst, *Preaching in Medieval England*, p.147）。

［6］圣周的庆祝仪式，描述于 Duffy, *Stripping of the Altars*, pp.22-29。

［7］来自当时的一次布道，引用于 Owst, *Literature and Pulpit*, p.508。

［8］复活节墓穴的礼拜仪式，描述于 Duffy, *Stripping of the Altars*, pp.29-37。

［9］Duffy, *Stripping of the Altars*, p.110.

第 10 章

［1］关于黑死病性质的激烈争论，体现在研究这场大流行病的两部最新学术著作中：Cohn, *The Black Death Transformed*；以及 Benedictow, *The Black Death, 1346-1353*。两书都包含对于当时的疫情证据，以及关于

瘟疫的现代医学知识的大篇幅描述和分析。但是，两书的解释截然不同，科恩（Cohn）坚称，黑死病"根本不是基于老鼠（rat-based）的腺鼠疫"；本尼迪克托（Benedictow）则坚持，它只能是基于老鼠的腺鼠疫，肺鼠疫和败血症型鼠疫则不那么重要。这里的叙述基于大量一手和二手资料，这些资料像德穆西那样，提供了即便不总是一致，也非常宝贵的线索（Gabriele de' Mussi, *Historia de Morbo*, translated in Horrox, *Black Death*, pp.24 - 25）。

［2］这一段陈述的证据，可见于沃尔夏姆庄园和高厅庄园法庭卷轴里的许多记录。比如，阿格尼丝·黑尔珀和约翰·查普曼的婚姻记录在 1345 年 4 月 16 日的高厅庄园法庭卷轴里（Lock, *Walsham Court Rolls*, I, p. 281），他们女儿阿格尼丝的名字和年龄记录在 1349 年 5 月 25 日的法庭卷轴里（Lock, *Walsham Court Rolls*, I, p.319）。

［3］引用于 Duffy, *Stripping of the Altars*, 310。

［4］来自 *Fasciculus Morum*, edited by Wenzel, p.35。

［5］来自约翰·德布罗姆亚德在 14 世纪中期的一次布道（Owst, *Preaching in Medieval England*, p.343）。

［6］悼亡晚祷词（Placebo）是葬礼弥撒《亡者日课》的通俗叫法，因为 Placebo 是祷文的第一个词。

［7］高厅庄园法庭记录道，约翰·戈什和他的妻子死后留下两个儿子，10 岁的沃尔特和 2 岁的约翰；而彼得·戈什和他的妻子死后留下一个儿子，4 岁的约翰（Lock, *Walsham Court Rolls*, I, p.325）。庄园法庭卷轴里不会提及女儿，因为如果还有儿子幸存，女儿就没有继承权。

第 11 章

［1］英格兰各地庄园死亡率的大量例子，见于 Benedictow, *Black Death, 1346 - 1353*, pp.342 - 379；以及 J. Hatcher, *Plague, Population, and the English Economy, 1349 - 1530* (1977), pp.21 - 25。对沃尔夏姆村的死亡率和死亡模式的估计，还可见 R. Lock, "Black Death in Walsham"。这次布道是由诺维奇的修士托马斯·布林顿（Thomas Brinton）做的，他后来成为罗切斯特主教，他在黑死病期间幸存下来。引用于 Owst, *Preaching in Medieval England*, pp.206 - 207，其中还包含许多其他例子，正如 Owst, *Literature and Pulpit*。这一时期许多编年史的节选，见 Horrox, *Black Death*。

［2］1327 年到 1348 年间平均每年发生 6 例佃农死亡，相比之下，1349 年有 109 例（Lock, "Black Death in Walsham," p.322）。

［3］这一描述，特别参考了薄伽丘和海利根的文字（Horrox, *Black Death*,

pp.32 – 33, 44）。

[4] 腺鼠疫患者中，未经治疗而自行康复的可能超过20%。

[5] 来自 *Book of Dying*，引用于 Swanson, *Catholic England*, p.126。

[6] 当时对疫情期间的社区的描述，普遍流露出类似情绪。

[7] 疫情时期以及之后，人们经常提出这样的问题，比如，讲道者在布道中多次尝试以反问的形式回答这些问题。还可见威廉·兰格伦的哀叹，"自从大瘟疫以来，托钵修士和其他冒牌货都设计出各种神学问题，就为了取悦自以为是之徒"（*Piers Plowman*, Attwater ed., p.78）。

[8] 温彻斯特主教在1348年10月写下如下文字的时候，也在苦苦思索一个类似的问题，"理解上帝的计划不在人力范围内。但应该感到恐惧的是，最可能的解释在于，人类的纵欲——那欲火因亚当之罪而熊熊燃烧，从青春期开始就一直刺激劣行——现在已陷入了更深重的恶，导致的大量罪过激怒了上帝，上帝才通过公正的裁决，实施这样的惩罚"（*Horrox, Black Death*, p.118）。

[9]《旧约·创世记》6：5。

[10] 这一段包括引文，大致基于托马斯·布林顿关于疫情的布道，采用了"Be Watchful"（*Horrox, Black Death*, pp.144 – 148）。

[11] 来自兰格伦在14世纪后期的诗《农夫皮尔斯》（*Piers Plowman*, Attwater ed., p.78）。

[12] 这是坎特伯雷的克赖斯特彻奇修道院里处理瘟疫罹难者遗体的做法。

[13] 来自剑桥基督圣体行会的经历（Hall, "The Guild of Corpus Christi and the Foundation of Corpus Christi College," p.69）。

[14] 后面三个段落，都是根据当时对各社区在疫情期间的行为的一系列描述，尤其在佛罗伦萨，比如薄伽丘的描述。见 Boccaccio. G. H. McWilliam, ed., *Decameron*（Penguin Classics, 1972）。

[15] 再一次，来自薄伽丘。

[16] 正如亨利·奈顿在他对黑死病影响的记述中所强调的（Dobson, *Peasants' Revolt*, pp.59 – 63）。

第12章

[1] 高厅庄园留有极好的法庭卷轴，但不幸的是，其他庄园的记录很少留存下来，沃尔夏姆庄园在15世纪前的记录甚至更少。将14世纪70年代的高厅同15世纪的沃尔夏姆的记录卷轴进行比较，显示沃尔夏姆每年的价值可能有高厅的5倍之多。高厅和沃尔夏姆的所有记载都存放在贝里圣埃德蒙兹的萨福克档案馆（Suffolk Record Office）。鉴于这个主题的内在意义，对黑死病期间以及刚结束时的农村社区研究相当少，不

足以补充具有开拓性的 E. Levett, "The Black Death on the Estates of the See of Winchester," in P. Vinogradoff, ed., *Oxford Studies in Social and Legal History*, vol. 5 (Oxford, 1915)。但可参见 P. D. A. Harvey, *A Medieval Oxfordshire Village: Cuxham, 1240 – 1400* (Oxford, 1965); 以及 B. Harvey, "The Abbot of Westminster's Demesnes and the Black Death of 1348 – 1349," in M. Meek, ed., *The Modern Traveller to Our Past* (2006)。关于黑死病期间的萨福克郡的宝贵证据，包含在 Bailey, *Medieval Suffolk*, pp.176 – 184。采用某种更长视角的研究，包括 R. H. Britnell, "Feudal Reaction After the Black Death in the Palatinate of Durham," *Past and Present* 128 (1990); 以及 J. Hatcher, "England in the Aftermath of the Black Death," *Past and Present* 144 (1994)。

[2] 法庭于 5 月 25 日开庭 (Lock, *Walsham Court Rolls*, I, pp.318 – 319)。

[3] 1349 年 7 月 23 日举行的下次庭审报告了这些死亡，以及另外 3 个佃农的死亡 (Lock, *Walsham Court Rolls*, I, pp.325 – 326)。

[4] 瘟疫消失的时间通常比其出现的时间更难确定，但 1349 年最初几个月，索尔兹伯里以及巴斯暨韦尔斯主教管区登记的死亡数呈现出显著的下降态势 (Shrewsbury, *Bubonic Plague* [Cambridge, 1970], pp.59, 64)。

[5] 关于圣体节的日间游行和争抢好位置，见 Rubin, *Corpus Christi*, pp.243 – 271。

[6] 基于 15 世纪初种植作物的面积 (Suffolk Record Office, Bury St. Edmunds, HA504/3/5)。

[7] 地方上的农民庄头通常负责聘用帮工在领主农场上工作，但他们支付的工钱要得到他们上级的批准。在现存的许多庄园账目中，庄头要求的工钱数额都因为太高而被查账员划掉了。关于庄头和庄园司库如何处理工钱和额外奖励的证据，见 Hatcher, "The Aftermath of the Black Death," pp.20 – 25。

[8] 1349 年末要求大幅提升工钱的证据非常多 (如 Harvey, "Westminster's Demesnes and the Black Death," pp.293 – 295; 以及 Harvey, *Cuxham*, pp.168 – 171)。

[9] 威廉·兰格伦笔下那个桀骜不驯的雇工，将皮尔斯和他的犁的价格压低为一粒豆，见《农夫皮尔斯》(Attwater ed., p.55)。

[10] 当时的著述，充满了对劳动者的高成本和低生产力的抱怨 (Hatcher, "The Aftermath of the Black Death," pp.13 – 19)。诗人约翰·高尔 (John Gower) 在 14 世纪 70 年代写道："一个农民坚持索要的工钱比过去日子里两个人的还多……然而 [那时] 一个人干的活比现在三个人干的还多。"按威廉·兰格伦的刻画，雇工在本该工作的时候坐着，饮着啤

酒，还唱着歌（*Piers Plowman*，Attwater ed.，p.54）。

[11] 亨利·奈顿在他的《编年史》（*Chronicon*）里这样描述这个时代："先前值 40 先令的一匹马现在只要半个马克［6 先令 8 便士］就能买下来，一头肥牛要 4 先令，一头母牛要 12 便士。"（Dobson，*Peasants' Revolt*，p.60）奈顿似乎有些夸大其词，但他的证言仍基本属实，从当时庄园账目中收集的统计数字可以验证。

[12] 仆役和雇工要求的饮食在黑死病之后几周内明显改善，丰盛的食物成为他们额外福利的主要部分。兰格伦生气地写道，普通雇工拒绝接受便宜的啤酒、豆子面包、蔬菜和培根，而是要求新鲜肉和炸鱼（送上时还需热腾腾的），配上优质的小麦面包和大量的好啤酒（*Piers Plowman*，Attwater ed.，p.58）。

[13] 称为制服（livery）的服装，经常提供给签订长期契约的仆役，这也成为双方讨价还价的报酬的一部分。当时的文学和布道中包含了许多对低级仆役和雇工的有趣描述，他们穿着那些作者眼中不得体到令人发笑的服装。也有人担心社会秩序正在遭受破坏，1363 年国会通过了一项法令，禁止"各色人等穿着不符合自身等级和地位的离谱而夸张的服装"。

[14] 沃尔夏姆庄园没有租佃簿留存，但高厅庄园留存了两本 14 世纪 30 年代的租佃簿。

[15] 根据普通法和庄园法，庄园领主有权强迫非自由民接手空置土地，尽管在人口众多的早前年代，几乎没必要这样执行（Hatcher，"English Serfdom and Villeinage，" *Past and Present* 90，1981）。

第 13 章

[1] Lock，"Black Death in Walsham，" pp.329 - 336，提供了一份宝贵的名单，列有 1349 年去世的沃尔夏姆村佃农的名字、他们的持有地、所付的租地继承税，以及他们的继承人（如果有的话）。对诺福克郡的科尔蒂瑟尔（Coltishall）庄园在 1349 年至 1350 年间持有地转给后嗣和继任人的情况进行的有益分析，包含在 B. M. S. Campbell，"Population Pressure，Inheritance，and the Land Market in a Fourteenth-Century Peasant Community，" in R. M. Smith，ed.，*Land*，*Kinship*，*and Life-Cycle*（Cambridge，1984），p.98。

[2] 这份极重要的法庭卷轴被翻译并出版在 Lock，*Walsham Court Rolls*，I，pp.319 - 325。

[3] 关于为 14 世纪农村社区里的弱势成员提供的社会保障，见 E. Clark，"Some Aspects of Social Security in Medieval England，" *Journal of Family History*（1982）。

［4］ 法庭卷轴条目上记录着，理查德·科比尔持有地的继承人"是他的儿子约翰，助理神父，已经接手"（Lock, *Walsham Court Rolls*, I, p.324）。

［5］ 施行双倍的罚款，大概是因为双胞胎，这在英格兰的记载中可能是独一无二的。

［6］ 1350 年到 1399 年的沃尔夏姆庄园和高厅庄园法庭卷轴上，找不到克兰默家族的任何男性成员（Lock, *Court Rolls of Walsham*, II）。

第 14 章

［1］ 1349 年 6 月 11 日，御前会议在一次紧急会议上通过了《劳工条例》，文本翻译在 A. E. Bland, P. A. Brown, and R. H. Tawney, eds., *English Economic History: Select Documents*, pp.164 - 167。《条例》试图约束制鞋工和裁缝等工匠索要的价格，以及农业雇工的工钱。对这项法律进行的经典研究，见 B. H. Putnam, *The Enforcement of the Statutes of Laborers During the First Decade After the Black Death, 1349 - 1359*（New York, 1908）。1348 年和 1349 年的两次收成之间，小麦的价格比上一年低了 1/3，黑麦、大麦、燕麦和豆子的价格低了 45%—53%（*Agrarian History*, III, p.791）。

［2］ 在高厅庄园，所有佃农死亡的 75% 发生在 5 月 25 日之前，在沃尔夏姆庄园则所有死亡的超过 95% 发生在 6 月 15 日之前。1349 年 8 月 1 日举行的下一次沃尔夏姆庄园庭审中，只记录了 5 名佃农"自上次开庭以来死亡"；随后 11 月 18 日的沃尔夏姆庄园庭审和 11 月 30 日高厅庄园的庭审中，没有记录死亡。

［3］ R. S. Gottfried, *Bury St. Edmunds and the Urban Crisis, 1290 - 1539*（Princeton, 1982）, pp. 51 - 52. 诺维奇的情况，见 Harper-Bill, "The English Church," p.97。

［4］ 后黑死病时代的大量"哀怨文学"（complaint literature）中，充斥了对雇工和农民大众的懒惰和蛮横的哀叹。一份概述，见 Hatcher, "England in the Aftermath of the Black Death," pp.13 - 19；更全面的研究，见 J. Coleman, *English Literature in History, 1350 - 1400: Medieval Readers and Writers*（Hutchinson, 1981）。

［5］ 来自 Henry Knighton, *Chronicon*（Dobson, *Peasants' Revolt*, p.62）。奈顿近乎在同一时代的陈述，再次得到了历史学家收集的价格统计数据的证实（Thorold Rogers, *History of Agriculture and Prices*, I, p.591）。

［6］ 结婚数量猛增是对黑死病的普遍反应，沃尔夏姆庄园和高厅庄园也不例外。法庭卷轴对结婚数量的记录并不准确，即便涉及不自由的佃农时也如此，但值得注意的是，1347 年全年的沃尔夏姆庄园庭审记录中，

只提到了 6 例结婚，而仅仅 1349 年 11 月 18 日的庭审记录就提到了 8 例结婚。中世纪英格兰的农民结婚情况，见 P. R. Schofield, *Peasant and Community in Medieval England, 1200–1500* (Palgrave Macmillan, 2003), pp.90–127。

[7] 特瓦尔德于 1349 年 8 月 13 日得到任命，记录在诺维奇主教管区登记簿里 (*The Register of William Bateman, Bishop of Norwich, 1344–55*, II, ed. P. E. Pobst [Canterbury and York Society, 2000], p.134)。

[8] 奈顿写道，"用 10 英镑或者 10 个马克也极少招到一名助理神父，（而）疫情之前，用 4 到 5 个甚至 2 个马克并包伙食就能招到"（Dobson, *Peasants' Revolt*, pp.61–62）。1 个马克折合 13 先令 4 便士。

[9]《条例》规定，"如果城镇或庄园的领主妄图以任何形式违反本《条例》……那么将对他们提出指控"，并且"在被判处监禁后，任何人均不得妄图以怜悯或施舍为由，给予那些有能力以劳动谋利者任何东西"。

[10] 黑死病之后的那些年一直回响着上层集团的保守主义声音，并在约翰·高尔可能写于 14 世纪 70 年代后期的一首诗中有生动的表达 (Dobson, *Peasants' Revolt*, p.97)：

> 但是，眼见上流等级
> 竟受"维兰"阶级之威胁
> 必是大错。
> 我觉得，冷漠
> 已让领主们沉睡
> 让他们不去提防
> 凡夫的蠢行。

第 15 章

[1] 对于驱动中世纪后期的经济和社会变化的力量的分析，见 J. Hatcher and M. Bailey, *Modelling the Middle Ages: The History and Theory of England's Economic Development* (Oxford, 2001), pp.106–120。关于黑死病的影响的考察，见 J. Bolton, "The World Turned Upside Down: Plague as an Agent of Economic and Social Change," in M. Ormrod and P. Lindley, eds., *The Black Death in England* (Stamford, 1996); 以及 C. Platt, *King Death: The Black Death and Its Aftermath in Late-Medieval England* (London, 1996)。关于人口一直到 16 世纪初都在持续下降和停滞，见 J. Hatcher, *Plague,*

Population, and the English Economy, 1348 - 1530 (1977)。

最长也最连续的收成系列数据，系从温彻斯特主教 40 座直领农场的记载计算而来，提供于 J. Z. Titow, *Winchester Yields: A Study in Medieval Agricultural Productivity* (Cambridge, 1972)。其中显示，1349 年的收成比 1316 年这个荒年后的任何一年都低，而 1316 年又比 1211 年之后的任何一年都差。农民的收成数据均无留存。

高厅庄园在 1327 到 1377 年间的账目都留存了下来。其中显示，在正常年份，德韦尔斯可以期望从租金、法庭收入和其直领农场的农产品销售中收到 10—15 英镑。这一总额要减去各种成本，尤其是农场仆役和农场雇工的工钱，以及农具和农场建筑的修理费，最后能净剩 5—7 英镑的现金。除了这笔现金，直领农场还可以为其家庭提供食物和其他产品。高厅很可能是德韦尔斯的唯一庄园。

［ 2 ］有相当多的证据表明，地主在其官员的协助下，普遍实施了在经济上理性的政策，以利用自己的农业资产。D. Stone, *Decision-making in Medieval Agriculture* (Oxford, 2005).

［ 3 ］7 月 23 日的法庭庭审记录出版在 Lock, *Walsham Court Rolls*, I, 325 - 326。

［ 4 ］有一点租金总比没有租金好，按照这一基本推理，这是一个非常普遍的权宜之计（J. Z. Titow, "Lost Rents, Vacant Holdings, and the Contraction of Peasant Cultivation After the Black Death," *Agricultural History Review* 42 [1994]）。

［ 5 ］11 月 30 日的高厅庄园法庭裁决奥利维娅和希拉里须缴付 7 蒲式耳大麦，以赔偿她们拥有的 16 头母牛和公牛在领主的大麦田里造成的毁坏（Lock, *Walsham Court Rolls*, I, p.330）。

［ 6 ］艾丽斯在 1349 年 11 月 18 日被罚了款，原因是她把自己圈里的 30 只羊放到了村民共用地上（Lock, *Walsham Court Rolls*, I, p.328）。

［ 7 ］这也是威斯敏斯特修道院在伍斯特郡的至少三个庄园的经历（Harvey, "Abbot of Westminster's Demesnes," p.294）。

［ 8 ］尽管没几个雇主受到劳工法规的惩处，但还是不断有抱怨称，他们收留逃奴，还通过提供过高的工钱彼此竞争（Hatcher, "Aftermath of the Black Death," pp.19 - 20）。

［ 9 ］这一逸事是基于一名在奈茨布里奇（Knightsbridge）做货仓的木工，他拒绝宣誓服从《劳工法令》，拿到了每天 5.5 便士的非法的高工钱（Hatcher, "Aftermath of the Black Death," p.24）。

［10］这是一个叫约翰·毕肖普（John Bishop）的外出务工的罪证，他在沃里克郡遭到劳工法官起诉（Hatcher, "Aftermath of the Black Death," p.25）。

［11］Lock, *Walsham Court Rolls*, I, p.327.

［12］Lock, *Walsham Court Rolls*, I, p.327.在 1349 年 8 月 1 日的同一场庭审中，托马斯·赫里沃德（Thomas Hereward）和威廉·杰伊（William Jay）虽然"擅自不给夫人效力"，却得到了原谅。

［13］来自威廉·兰格伦描绘的一个场景（*Piers Plowman*, Attwater ed., p.54）。

［14］有证据显示，收获季大受延误；比如，在山旁博尔顿（Bourton-on-the-Hill），直到 10 月 25 日才结束（Harvey,"Abbot of Westminster's Demesnes,"p.294）。全国范围的数据显示，在 1349 年的收获季，平均来说地主的小麦收成只有种子的 2.34 倍，大麦只有 2.81 倍。

第 16 章

［1］黑死病在农村制造的紧张关系导致了农民起义，对这个令人敬佩的观点的重述见 C. Dyer,"The Social and Economic Background to the Rural Revolt of 1381,"in R. H. Hilton and T. H. Aston, eds., *The English Rising of 1381*（Cambridge, 1984）。国王的信，印行于 Horrox, *Black Death*, pp.117 - 118。

在 Book VI of *Piers Plowman*（Attwater ed., pp.51 - 59）中，兰格伦首次描写了这样一派田园氛围，其中的每一个人，包括一名骑士和"可爱的女士们"，愉快地做着自己最适合的工作。但农民和雇工因为吃得很好，很快变得懒惰和好斗，拒绝工作，并侮辱地位更高的人。直到皮尔斯叫来"饥饿"惩罚"这些毁坏世界的酒囊饭袋"，懒鬼们才开始劳动（Hatcher,"The Aftermath of the Black Death,"pp.14 - 15）。

［2］直到 14 世纪，习俗在规范地主和佃农之间的关系上都极其重要，但黑死病之后，曾在土地稀缺时期保护过农民的习俗，到了土地充裕的时期则有可能具有剥削性（Hatcher,"English Serfdom and Villeinage,"pp.36 - 39）。

［3］修道院院长的布道取自 14 世纪后期的大量布道和说教，以及巴塞洛缪·昂格里库斯的观点，他在 13 世纪这样预见性地描写普通民众，"当他们不因为忧虑而垂头丧气，他们的心就要膨胀，就要傲慢地对待他们君王的戒律"（Miller and Hatcher, *Rural Society and Economic Change*, pp. xiii - xiv）。

［4］如约翰·高尔所述，"他们想要大人物的消遣，但他们没有资产来养活自己，却也不想当仆从"（引用于 Hatcher,"Aftermath of the Black Death,"p.17）。

［5］印行于 Horrox, *Black Death*, pp.117 - 118。

［6］ 来自约翰·德布罗姆亚德在 14 世纪后期的一次布道（引用于 Owst, *Literature and Pulpit*, pp.293 - 294）。

［7］ 亨利·奈顿，引用于 Dobson, *Peasants' Revolt*, p.69。

［8］ 反抗者的名字列在 1348 年 10 月 24 日的法庭卷轴里，死者的名字列在 1349 年 6 月 15 日的法庭卷轴里（Lock, *Walsham Court Rolls*, I, pp.315, 319 - 325）。

［9］ 约翰神父的情绪，也是当时的许多教士和道德家所流露的。一份包含许多语录的简洁述评，见 Owst, *Literature and Pulpit*, pp.361 - 370。

［10］ 基于 Langland, *Piers Plowman*（Attwater ed., pp.61 - 62）。

［11］ 黑死病之后，人们密切关注了对值得帮助的穷人以及不值得帮助的穷人加以区分的需要，见 G. Shepherd, "Poverty in Piers Plowman," in T. H. Aston et al., ed., *Social Relations and Ideas: Essays in Honour of R. H. Hilton*（Cambridge, 1983）。

［12］ Ziegler, *Black Death*, pp.84 - 97, 以及 Kelly, *The Great Mortality*, pp.262 - 268, 对这场运动提供了介绍性的概述。这里使用的对伦敦鞭笞者的描述，是基于阿韦斯伯里的罗伯特（Robert of Avesbury）的叙述（Horrox, *Black Death*, pp.153 - 154）。

［13］ 这句话是托马斯·沃尔辛厄姆所说，他是圣奥尔本斯（St. Albans）的一名修士，他在其伟大的编年史中简短评论了鞭笞者到访英格兰，见 *Historia Anglicana*（Horrox, *Black Death*, p.154）。

第 17 章

［1］ 黑死病对女性劳动者的前程的影响，见 M. Mate, *Women in Medieval English Society*（Cambridge, 1999）; S. Bardsley, "Women's Work Reconsidered: Gender and Wage Differentiation in Late Medieval England," *Past and Present* 165（1999）; 以及 J. Hatcher 和 S. Bardsley 的争论，见 *Past and Present* 173（2001）。D. Aers, "Justice and Wage-Labor After the Black Death: Some Perplexities for William Langland," in *The Work of Work: Servitude, Slavery, and Labor in Medieval England*, edited by A. J. Frantzen and D. Moffat（Glasgow, 1994），提供了独立和流动的女性雇工出庭的许多例子。萨福克郡在 1361 至 1362 年间的法律诉讼报告称，"罗伯特·勒古斯（Robert le Goos），雇工，前往其他劳动者那里，警告和建议他们不要接受少于每天 3 便士加食物的工钱"（D. Aers, *Community, Gender, and Individual Identity: English Writing, 1360 - 1430*［London, 1988］, pp.28 - 29）。B. Putnam, *The Enforcement of the Statute of Laborers During the First Decade After the Black Death*（Columbia, 1908）仍是关于劳

工立法早期的权威著作（涉及早期专门委员会的部分，在第 12—13 页和 32*—35* 页）。

[2] 拉斯并没有在 1350 年 2 月出庭，但在 1351 年 1 月的法庭上，他因为一系列的玩忽职守和欺诈指控遭到了重罚，其中一些要追溯至一年多前，包括因为侮辱约翰·布莱基被罚了 3 先令 4 便士（Lock, *Walsham Court Rolls*, II, pp.27‑31）。不幸的是，1350 年的沃尔夏姆庄园法庭记录没有全部留存。

[3] 悼亡晚祷词（Placebo）是《亡者日课》的通俗叫法。

[4] 对这些观念的简短讨论，包含在 Dohar, *Black Death and Pastoral Leadership*, pp.61‑62。

[5] 在 15 世纪前的一种普遍的乞求方式（Duffy, *Stripping of the Altars*, p.346）。

[6] 或者，如兰贝斯教省宗教会议所说，"不要让任何人认为，带着纯洁意图为一千人祈祷的一场弥撒，可能等同于同样带着纯洁意图［为一个人］祈祷的一千场弥撒"（Daniell, *Death and Burial*, p.16）。

[7] 关于约翰·沃德比特的婚礼以及他女儿的婚礼，见 Lock, *Walsham Court Rolls*, I, pp.326, 331, 332。

[8] 关于十年前帕卡德的妻子血腥攻击沃德比特的母亲的一些细节，见 Lock, *Walsham Court Rolls*, I, p.245。1366 年，帕卡德牵扯进了跟他的继子约翰·黑尔珀的一场纠纷，当时后者到了能够继承他父亲的租地的年纪（Lock, *Walsham Court Rolls*, II, pp.86‑87）。

[9] 劳动力"勾引者"或"掮客"的行为，描述于 S. A. C. Penn and C. Dyer, "Wages and Earnings in Late Medieval England: Evidence from the Enforcement of the Labour Laws," *Economic History Review*, 2nd ser., 43 (1990)。流动雇工团伙里的女性情况，见 Bardsley, "Women's Work Reconsidered"。

[10] 沃德是在 1348 年的收获季拒绝为罗丝夫人劳作的十一名佃农之一（Lock, *Walsham Court Rolls*, I, p.315）。

[11] Lock, *Walsham Court Rolls*, I, pp.302, 311.

[12] 取自兰格伦对卑微的领薪雇工要求的免费饮食种类的描述（*Piers Plowman*, Attwater ed., p.58）。

[13] 数量远超以往的妇女被雇用为工匠助手，并且这些助手的工钱增速比工匠还要快（Hatcher, "Debate, Women's Work Reconsidered"）。

[14] 1347 年 2 月 27 日的法庭裁决，约翰·邦德须向奥利维娅交付一夸特小麦，很可能是他跟她借钱而欠下的（Lock, *Walsham Court Rolls*, I, p.299）。

［15］这一段提到的几件事，记录在法庭卷轴里（Lock, *Walsham Court Rolls*, I, pp.216, 222, 334；II, 37）。

［16］圣年、大赦以及到罗马朝圣，都是重大事件（J. Sumption, *Pilgrimage: An Image of Medieval Religion*, London, 1975, pp.231 - 242）。

［17］关于罪责（guilt）是否会得到免除，则存在普遍的困惑。

［18］这条路线以及其他路线，描述于 D. J. Birch, *Pilgrimage to Rome in the Middle Ages*（Woodbridge, 1998），pp.43 - 58。

［19］对祈唱堂的简短介绍，见 Harper-Bill, "Church and Religion after the Black Death," pp.111 - 113。

［20］对于那些为了祈唱堂神父的轻松生活而放弃教区职责的神父，当时有很多批评。

［21］大瘟疫之后，大多数主教管区内授予圣职的数量都猛增，这不可避免地导致了待领圣职者年龄的下降。不幸的是，诺维奇主教管区内授予圣职的记录都未留存下来。

［22］基于亨利·奈顿对那类在疫情之后"争当神父"的人的批评（引用于 Dobson, *Peasants' Revolt*, p.62）。

［23］Harper-Bill, "Church and Religion After the Black Death," p.87.

［24］主教在 1350 年建立了三一学堂；1352 年建立基督圣体学院的故事，可参考 Hall, "The Guild of Corpus Christi and the Foundation of Corpus Christi College"。

［25］Harper-Bill, "Church and Religion After the Black Death," 对黑死病之后教士和教会面临的一些问题提供了介绍。关于约克主教管区的个案研究，见 Hughes, *Pastors and Visionaries*。

［26］关于在黑死病之后，约克主教管区和赫里沃德主教管区提供的牧灵支持和牧灵教育的最新研究，见 J. Hughes, *Pastors and Visionaries: Religion and Secular Life in Late Medieval Yorkshire*（Boydell, 1988），pp.127 - 173，以及 W. J. Dohar, *The Black Death and Pastoral Leadership*（Philadelphia, 1995）。

［27］这种新弥撒描述于 Duffy, *Stripping of the Altars*, p.293；礼拜仪式翻译在 Horrox, *Black Death*, pp.122 - 124。

［28］关于理查德·罗尔及其著名作品，见 M. Glasscoe, *English Medieval Mystics: Games of Faith*（London, 1993），pp.58 - 115；还有 Hughes, *Pastors and Visionaries*。

［29］这个表述来自 *Memoriale Presbiterorum*，这是写于 1344 年的一篇论文（引用于 Pantin, *Church in the Fourteenth Century*, p.209）。

［30］沃尔夏姆庄园和高厅庄园花了非常大的精力来坚持宣誓效忠。那里的实

施情况，见 M. A. Williams, "The Nature of Fealty and the Tenants of the Manors of Walsham and High Hall, Suffolk, in the Fourteenth Century" (M. Phil. thesis, University of Cambridge, 2003)。

[31] 1349 年 11 月 18 日的法庭记载了异乎寻常的大量小偷小摸行为 (Lock, *Walsham Court Rolls*, I, pp.327 - 330)。

译后记

————

    犹记得接下本书的翻译任务时，正值新冠疫情在大洋彼岸初显威力。那个时候全球舆论里充满着各种难以置信的情绪，因为现代的人们，已经倾向于相信多年来积累的科技力量，业已打败了由来已久的"天启四骑士"之一——瘟疫。而前几年的真实经历告诉我们，它并没有退为人类历史中遥远的背景，却是一不留神就可能再次喷涌而出的暗流，带来很多立竿见影的创痛，也可能留下足以改变历史进程的影响。我们正处在这样一个承受影响的未竟过程中，急切地想要看清此后的去路。然而，身在此山中的迷茫，会阻挡我们的视线，左右我们的判断。

    正因如此，我们才会再一次把目光投向历史，期望历史和故去的先辈们留下的镜子，能够让我们看到一些人、事通常的发展轨迹，从而尝试去定位当下的情境，预判未来的走向。在这方面，黑死病作为迄今为止人类遭遇过的最严重的瘟疫及自然灾祸，显然是最有代表性的历史案例。

    那么，本书对我们理解这个历史案例，又有什么别样的意义呢？按照作者在前言中的说法，对黑死病的研究可谓汗牛充栋，用传统的研究路径已经很难写出新意，提出新的洞见，而他采取的方法，是"将历史与虚构相结合的一次实践"，基于一个村庄留下的相对翔实的资料，以及其他同时代的可参考资料，辅以符合时、地、人特性的合理想象，由此产生"带有文学性质的纪录电影"。

这样的一种方法，虽然作者给出了一个新的名字，我却倾向于将它归为微观史学在黑死病研究中的一次应用，是《蒙塔尤》《奶酪与蛆虫》及《马丁·盖尔归来》之后，这种研究路径的再一次延展。或许作者是认为微观史学的提法时至今日已经没有了足够的研究号召力，才会选择使用新的名词来给自己和同仁们定位？

对此，我认为《马丁·盖尔归来》一书代译序（刘永华译，海南出版社 2023 年版）中引用的娜塔丽·泽蒙·戴维斯的一段话颇有启发，她在解释制作电影的意义时说："电影有着微观史的某些优点，能够展示具体的表现，它会迫使你去想象某些事情是如何发生的，而那是你只用文字写作时不会费心去思考的。也许可以主要将电影视作一场在实验室中进行的实验，一场思想试验，而不是在讲述真相。"她所说的电影，和本书想要"拍就"的纪录电影，其实都是针对理解社会和人类历史而进行的思想试验，这些，与爱因斯坦爱用的思想试验方法并没有本质的区别；其中构建出的或许并不是真实时空中确切发生过的"真相"，但导致试验中所想象的场景可能发生的，却是真正的、驱动历史/自然运转的原理。

我们在这样的一场试验中，时而以跳脱特定时空之外的"系统全观者"视角沉思，时而又凭借同理心将自己带入角色之中去感受：本书的主人公约翰神父或许并未真实存在过，但他身上有众多中世纪"好牧师"的影子，他们带着哪些特征，身在沃尔夏姆村当时的情境中，于是必然会采取这样的行动？书中所涉的其他各色人物，以及非人的力量，因为哪些动机、情感或驱动力，终究会以这样或那样的方式，走向生或死？而他们的种种行动怎么汇聚在了一起，最终形成当时谁也料想不到的合力，主导了历史下一步的走向？涉及的所有这些和那些因素，在当下的新时空当中，又正在怎样分别发力及汇为合力，于是，倾向于形成怎样的新动向？

但愿我们读过本书之后，能够找寻到这一场思想试验中的关键因素及其起作用的方式，并在自己的思想试验和真实实践当中加以验证，获得真知良效。

本书翻译分工如下：欧阳敏负责中文版序、前言、引言及第1到4章，王晓燕负责第5章到最后。两位译者均为人类学出身，对微观史学的方法很有共鸣，但在中世纪史实方面很有欠缺。非常感谢本书责任编辑刘鑫先生的细致审校，以及出版前夕本书作者高足许明杰老师的专业把关，让我们得以避免不少问题。仍然存在的错漏之处，敬请读者朋友不吝指出。译者联系邮箱：yymanyan25@163.com。

欧阳敏

2024 年 3 月于上海